臨床家のための
デジタル補聴器入門

テオドア H・ベネマ 著

中川 辰雄 訳

KAIBUNDO

Compression for Clinicians, 2nd Edition
by Theodore H. Venema

Copyright © 2006 by Thomson Delmar Learning, a part of The Thomson Corporation.
Japanese translation rights arranged with Cengage Learning Inc.,
through Japan UNI Agency, Inc., Tokyo.

Copyright © 2008 by KAIBUNDO PUBLISHING CO., Ltd.
2-5-4 SUIDO, BUNKYO, TOKYO 112-0005

目　次

まえがき　v
著者について　x

第1章　蝸牛，有毛細胞とコンプレッション
　はじめに 1
　蝸牛の解剖図と生理学 1
　内有毛細胞と外有毛細胞：構造と機能 6
　受動的で非対称性の進行波 7
　外有毛細胞と能動的な進行波 10
　損傷された有毛細胞と聴覚障害 14
　　　老人性難聴：聴覚障害の最も一般的なタイプ 15
　　　損傷された蝸牛のための補聴器 16
　要約 18
　復習問題 18

第2章　蝸牛死滅域の考え方──補聴器フィッティングへの示唆
　はじめに 23
　蝸牛死滅領域とは何か？ 24
　TEN検査のCD：その説明と手続き，そして原理 26
　蝸牛の死滅領域を一般に伴う聴覚障害 27
　　　TEN検査と中等度の低音障害型感音難聴 28
　　　TEN検査と高度の高音急墜型の感音難聴 29
　　　「谷型」の感音難聴 31
　TEN検査：dB SPLの旧版とdB HLの聴力検査 31
　　　TEN検査による症例研究 32
　死滅領域と増幅との関連性 35
　有毛細胞の死滅領域内での音の知覚 37
　新版TEN検査 38
　要約 39
　復習問題 39

第3章　どうしてこんなにたくさんの異なった補聴器フィッティング法があるのか？

  はじめに 43
  目に対するレンズと耳に対する補聴器 44
    可聴性の問題 45
    騒音下の音声の問題 46
  補聴器技術の簡単な歴史 49
    リニア補聴器 52
  リニアに基づいたフィッティング法の簡単な歴史 54
    利得によってオージオグラムをちょうど「反射させる」ことはできないか ... 55
    ライバーガーのハーフゲイン法 57
  要約 62
  復習問題 62

第4章　コンプレッションとDSLそしてNAL-NL1フィッティング法

  はじめに 67
  ラウドネスの増加とダイナミックレンジの狭まりの影響 69
  コンプレッションと正常なラウドネスの増加 73
  DSLフィッティング法 74
  NAL-NL1フィッティング法 83
  DSLとNAL-NL1：どのように比較するか 86
  フィッティング法についていくつか熟考すべきこと 90
  要約 93
  復習問題 94

第5章　コンプレッションのさまざまな側面

  はじめに 97
  入出力図に関する用語 99
  入力コンプレッションと出力コンプレッション 103
    出力コンプレッション 104
    入力コンプレッション 105
    入力コンプレッションと出力コンプレッションの臨床での利用 106
  コンプレッションの制御：従来のものと「TK」 107
    従来のコンプレッション制御 108
    TKコントロール 109
    アウトプット・リミッティング・コンプレッションの制御と
    TKコンプレッション制御の臨床での利用 110
  アウトプット・リミッティング・コンプレッションと
  ワイド・ダイナミック・レンジ・コンプレッション (WDRC) 113

アウトプット・リミッティング・コンプレッション 113
ワイド・ダイナミック・レンジ・コンプレッション (WDRC) 115
アウトプット・リミッティング・コンプレッションと WDRC の臨床応用 ... 116
BILL と TILL：WDRC の二つのタイプ 120
臨床上よく見られるコンプレッションの組み合わせ 122
高度から重度の聴覚障害のためのコンプレッションの組み合わせ 123
軽度から中等度の聴覚障害のためのコンプレッションの組み合わせ 124
コンプレッションの動的な側面 128
ピーク検出 130
自動音量制御 (オートマチック・ボリューム・コントロール) 130
音節コンプレッション 131
適応的コンプレッション (Adaptive Compression^{TM}) 132
平均検出 132
コンプレッションの固定的側面と動的側面の相互作用 134
要約 135
復習問題 137

第6章　多チャンネル・プログラマブル補聴器

はじめに 141
プログラマブル補聴器 142
多チャンネル補聴器 145
要約 154
復習問題 154

第7章　デジタル補聴器

はじめに 157
「デジタル」と「アナログ」 158
オープンプラットフォームとクローズドプラットフォーム 161
インシチュー検査 162
デジタルアーキテクチャ：チャンネルとバンド 163
自動フィードバック抑制 169
コンプレッションのデジタル組み合わせ 172
デジタル補聴器の動的なコンプレッションの特徴 176
適応的ダイナミックレンジの最適化 (ADRO^{TM}) 177
エクスパンション 179
デジタル騒音抑制 (DNR) の方法 181
デジタル補聴器におけるデジタル騒音抑制 (DNR) 184

   典型的なDNRの例外 187
   音声強調 188
  初期のデジタル補聴器の2事例 188
  デジタル補聴器：最新技術と将来 191
  要約 193
  復習問題 195

第8章　指向性マイクロホンとデジタル騒音抑制の臨床上での利点

  はじめに 199
  指向性マイクロホン 200
   指向性マイクロホンの機能 202
   指向性マイクロホンの測定法 206
   指向性マイクロホンの現状と将来 210
  デジタル騒音抑制 212
   DNRの臨床上の利点 213
   どうして単チャンネルのデジタル補聴器にはDNRがないのか 216
  指向性マイクロホンとDNRをチームとして 218
  要約 219
  復習問題 220

付録A 補聴器アンプのクラスA, B, D, H：Cクラスはどこに？ 223
付録B 復習問題の解答 227
訳者あとがき 229
英語索引 231
日本語索引 235

まえがき

　本書は聞こえの専門家である言語聴覚士や補聴器技能者になるために勉強している人たちを意識して書かれました。また，何年間も現場で実践し，補聴器の知識を新たにしたいと考えている臨床家のためのものでもあります。

　過去15年間で世界がいかに大きく変化したかは驚きです。1990年に私がオージオロジーにおいて博士号を取ろうとオージオロジーの臨床を辞めたときは，ハーフゲイン法に基づくフィッティング法を用いて，リニア補聴器をフィッティングすることが慣例になっていました。1990年から1993年まで学校で忙しく勉強していた間に，アナログ補聴器技術の世界は，たとえばKアンプ（KAmp^{TM}）回路，多チャンネル・プログラマブルWDRC補聴器，そしてもちろんCIC補聴器などと，かなり発展しました。これらの製品に沿って，新しい「閾値上の」補聴器フィッティング法もよく知られた雑誌のほとんどで紹介され始めました。こうした発展は，蝸牛に関する知識が1980年代の後半に指数関数的に増加した直後に生じました。耳音響放射の発見は，内有毛細胞の働きとは異なる外有毛細胞の役割を明らかにする新しい方法を予見していました。他の方法では近づくことさえできない蝸牛へ開かれたこの窓が，感音難聴者のために設計されたコンプレッションの方法に影響を与えたのです。私が大学から実社会に再び戻ったとき（1995年のこと），遅れを取り戻すためにやらなければならないことがたくさんありました。

　私は1995年にユニトロン社で働き始め，会社からたくさんのことを学び続けました。1990年代後半は補聴器の発展にとって興奮に満ちた日々でした。私の考えでは，この時がコンプレッションにとって「黄金時代」であったと思います。コンプレッションに関するセミナーがどの会議でも満ち溢れていました。補聴器はすべてまだアナログでしたが，この事実のゆえに，あるタイプのコンプレッションにするか，他のものにするかに限られていたのです。臨床家はこれらのタイプについてよく知らなければなりませんでした。なぜなら補聴器の選択やそのセッティングはこの知識にまったく依存していたからです。

　本書の初版は1998年に出版されましたが，実はその時点までの私自身の学習プロセスの産物でありました。それは私たちの臨床分野の状況を形作ってきた多くの概念を明らかにし組み立てようと企てたものでした。それは私たち臨床家のすべてが以前に耳にしたコンプレッションや補聴器についての概念を結びつけたり組み立てたりすることだったのです。読者は補聴器に新しい最先端の研究を見いだすことはありませんでした。む

しろ私としては，コンプレッションや補聴器に関係した多くのわかりにくい用語をはっきりと説明し，生活のために補聴器をフィッティングしている人たちに実際にわかってもらうことの方を望みました。そこで，当時考えたことは，今でも同じなのですが，この目的が達せられれば，コンプレッションの概念はアナログであろうがデジタルであろうがどんな補聴器のフィッティングにも当てはめることができるのではないかということです。これがそもそもの始まりです。

執筆の動機

　本書は1998年に出版した本の第2版です。ここ7, 8年にわたって，かなりの変化が継続して起こっています。今では，ほとんどすべての補聴器がデジタルです。今日の臨床家にとって本書が当を得たものであるならば，基本的に本書を新しくするには適当な時期に来ていたのかもしれません。この本はアナログからデジタル補聴器に変わる橋渡しを実際にしています。読者は歴史に関連する事柄に出くわすことになります。デジタル補聴器が標準となるまで，関連するハードウェアとフィッティングのソフトウェアの複雑性もまた増加し続けました。

　コンプレッションの黄金時代は過ぎてしまったというのが私の意見です。というのも臨床家はデジタル補聴器のフィッティングをするために，もはやコンプレッションを理解する必要がないからです。臨床家はオージオグラムをただ入力し，いくつかの変換を選択し，「クイックフィット」を押せば，後は自動的にフィッティングが行われます。そのフィッティングソフトウェアが予測したものを確かめるために，プローブチューブによる(実耳)測定が意外と頻繁には行われなくなっています。

　デジタルソフトウェアは臨床家ではなく，クライエントに焦点を当てるようになってきました。それ自体は悪いことではないのですが，フィッティングのソフトウェアはもはやコンプレッションの知識を特にそれほど必要としないフィッティングの解決策と一緒にロードされるようになってきています。今日のデジタル補聴器を合わせるために，臨床家はありとあらゆる種類の社会心理的な質問 (たとえば，あなたは第二日曜日ごとに左の端から20 mの距離から牧師さんの説教を聞くことに問題がありますかなど) に沿ってある特定の聴取環境をリストアップすることが求められています。

　コンプレッションの特徴そのものにかつては直接取り組んでいましたが，フィッティングソフトウェアのいちばん外側の層に埋め込まれる傾向にあります。臨床家が深いレベルで実際に何が行われているかしつこく調べようとすると，たいていのフィッティングソフトウェアではさらに調整するためにアクセスを許可はします。しかし，調整可能な特徴の配列がものすごく複雑なのと，いばらのやぶのように非常にたくさんの選択があって迷ってしまう危険性があるのです。メーカによってはこれを予測して，好奇心のある臨床家が製品の音質の妥協点を見いだそうとする選択の道を閉じてしまいました。私はこれ

が今日のフィッティングソフトウェアが，クライエント中心の聴取状況の質問アプローチになってしまった理由の一つだと考えています。

しかし，アナログ補聴器のコンプレッションを理解することは，きっとデジタル補聴器のコンプレッションを理解することの助けになると信じています。デジタル補聴器には単純に組み込まれたさまざまなタイプのコンプレッションがあり，またそれらを相互に組み合わせています。さらに，実耳測定による確認とともにコンプレッションやフィッティング法の知識がまだ必要です。デジタルフィッティングソフトウェアがちょっとばかり頭でっかちの不可抗力になったからといって，何が行われているか確認することも検証することもできないことを意味する訳ではありません。ソフトウェアは単純に実耳で何が起こっているかを予測し，その後の測定では予測したことが実際に起こるかどうかを示します。あまりにも多くの臨床家がそのソフトウェアに魅了されてしまって，実際に確認して詳しく調べる人が少なくなっているのです。

最後に私の考えを述べます。今日のデジタル補聴器を真に評価し理解するためには，コンプレッションの古い定義をまだ調べなければなりません。コンプレッションの知識があれば臨床の力がさらにアップします。目新しい市場の言葉に幻惑されるよりも，臨床家はそれらが実際に何を意味しているかを尋ねることができますし，またそうすべきです。コンプレッションの健全な知識で土台を補強することは，玄関先に絶え間なく届くデジタルの製品を比較したり対比したりする際に大いに価値を発揮します。

本書の構成

この本は八つの章と二つの付録からなっています。第1章では魅力一杯の蝸牛について簡単に記述し，有毛細胞の働きを一方通行ではない「対面交通の道路」として際立たせています。蝸牛の知識を基礎にこれらの重要な部分を加えることが，後の章で述べるコンプレッションのいくつかのタイプの根底をなしています。コンプレッション補聴器の大まかな働きを，動的で生きている蝸牛の精巧な働きと対比します。

第2章では，蝸牛死滅域の概念と，蝸牛で死滅した有毛細胞の領域の存在を検査する臨床的方法について述べます。もちろん，この方法は有毛細胞がない周波数領域にどうして合わせるかという，フィッティングの方法や補聴器に大いに関係しています。この概念の魅力的なところは，蝸牛の死滅した有毛細胞領域を検査する背景になっている原理を理解するために，臨床家は蝸牛の素晴らしい生理学について自学自習せざるをえなくなることです。

第3章は補聴器フィッティングの大枠を述べており，視能検査や目にレンズをフィッティングするのと対比しています。これら二つの分野の最大の違いが，まずどうしてそんなにも数多くの補聴器フィッティング法があるかという理由を説明する手助けになります。

第4章では，ラウドネスの増加とコンプレッションの必要性について述べます。また，二つの一般的なコンプレッションに基づくフィッティング法である，DSL と NAL-NL1 について簡単に記述します。これら二つのフィッティング法はかなり異なる独自の方法でラウドネスの増加を扱っていますが，補聴器におけるコンプレッションを前提としています。他方に対して一方の方法を用いてフィッティングする影響について，疑問が出されています。

本書の中心は第5章にあって，臨床家が今日利用できるコンプレッションの多くのタイプについて概要を述べ，比較や対比をしています。コンプレッションのタイプは感音難聴の二つの臨床群である，軽度から中等度と高度から重度の聴覚障害に要約され分類されます。この章ではコンプレッションのさまざまなタイプの応用についても述べています。

第6章ではさらに一歩進めて，補聴器の「プログラマブル」と「多チャンネル」という用語について簡単に述べています。

デジタル補聴器は特に第7章で扱います。もっぱらデジタル補聴器について見いだされているさまざまな特徴である，インシチュー聴力検査，バンドとチャンネルに関するデジタルアーキテクチャ，コンプレッションのタイプのデジタル組み合わせ，自動フィードバック抑制，デジタル騒音抑制を含みます。騒音抑制の特別なタイプについても詳細に論じます。

第8章は指向性マイクロホンとその機能に関する包括的な解説から始まります。この章は指向性マイクロホンとデジタル騒音抑制の臨床上の利点の解説で締めくくっています。補聴器回路の最近の進歩とフィッティングが精巧化されてきたにもかかわらず，人間の蝸牛の荘厳さを模倣するにはまだまだ遠い道のりにあります。

付録Aは今日，補聴器に用いられているさまざまなアンプクラスを簡単に記述したものです。付録Bに各章の最後にある復習問題の解答を掲載しています。

特徴

本書は初版の体裁とたいへんよく似ています。この第2版に加わった新しい特徴は，各章の最後に復習問題を付け加えたことです。いくつかの症例研究はこの本の一部に引き継がれ，この版では第2章と第4章にあります。

新しい改訂版

この本の初版から第2版にかけて多くの改訂がなされました。蝸牛の死滅領域の話題は初版ではまったく扱われていませんでした。この話題は第2章で特に包括的に扱っています。

第4章も大幅に改訂を行いました。初版では四つの異なる閾値上のフィッティング法

であるFig6とIHAFFとDSLそれにNAL-NL1を取り上げました．1998年以降はDSLとNAL-NL1が最も一般的に用いられています．これらを第2版ではより包括的に網羅しています．

また初版ではプログラマブル補聴器と多チャンネル補聴器を第5章で述べ，それによって不十分ながらもデジタル補聴器をカバーしていました．現在の第2版では，プログラム可能性と多チャンネルの概念は別々に述べて，第6章でそれらを補聴器自体に関係付けています．

第7章はデジタル補聴器にほとんどをつぎ込んでいます．デジタル補聴器に見られるコンプレッション，デジタル騒音抑制，自動フィードバック抑制，エクスパンションなどはこの章で特に包括的に述べています．

指向性マイクロホンはこの本の初版においては第2章の小見出しとして簡単に扱っていました．この第2版では，指向性マイクロホンに関する解説は第8章の半分以上を占めています．第8章ではまた指向性マイクロホンとデジタル騒音抑制のかなり違った利点も対比しています．

要約すると，第2版では，旧版の一つの章をまったくなくしてしまい（第6章），三つの新しい章を付け加えました（第2章，第7章と第8章）．かつては六つの章からなる本であったものが，現在は八つの章からなる本となっています．

謝辞

本書の初版と同じように，ユニトロン・ヒヤリング社の人たちに，そちらで働いていた6年以上にわたり頂いたご支援と機会に対して私はいつも感謝しております．ポール・ダークス氏はかつてユニトロンにいて，それからフォナック社に行き，今はユニトロンに戻っていますが，彼が私に補聴器について教えてくださったことに本当に感謝しています．私はまたジェニューム社のスティーブ・アームストロング氏，バーナフォン社のトム・シェラー氏それにユニトロン・ヒヤリング社のマーク・シュミット氏，レオナルド・コーネリー氏それにロバート・ワレッサ氏に，彼らのご支援とデジタル信号処理アーキテクチャのさまざまなタイプの基礎的な理解に私を導いて頂いたことに対して感謝いたします．

我妻のローラ・ベネマ，家事をたくさんこなし，私の度重なる不在にも我慢してくれたおかげで，この本を執筆することができました．ありがとうローラ，あなたがいなければ成し遂げられませんでした．私の二人の子ども，キャサリン・アシュレイ（11歳）とアンジェラ・ダウン（8歳）は，いつも私が最良の父親になるように励ましてくれています．

著者について

　テッド・ベネマは1977年にカルビン大学で哲学の学士号を取り，そして1988年に西ワシントン大学でオージオロジーの修士号を取った。トロントのカナダ聴覚協会で臨床オージオロジストとして3年間勤めた後，大学に戻り1993年にオクラホマ大学でオージオロジーの博士号を完成させた。次の2年間はアラバマ州のアーバン大学で助手を務めた。1995年から2001年までユニトロン・ヒヤリング社に勤め，そこで新しい補聴器の市場試験を行い，国内外で発表を行った。2001年から2006年まで西オンタリオ大学で助手を務めた。また，1995年から2004年までトロントのジョージ・ブラウン大学で補聴器技能者養成プログラムの非常勤講師もしていた。この9年間の職はユニトロン社の6年間と西オンタリオ大学の3年間にまたがる。2005年からキッチナーのコネストガ大学で新しい補聴器技能者養成プログラムを立ち上げるために働いている。テッドは聴覚障害や補聴器に関する最高の発表を続けている。

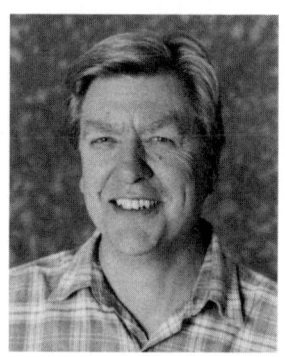

CHAPTER 1

蝸牛，有毛細胞とコンプレッション

はじめに

　この章は蝸牛とその働きに関する重要な概念を含んでいます。なぜなら，これらがコンプレッションとすべて関連しているからです。実際，この題材が補聴器のコンプレッションを完全に理解するのに基本となります。

　外有毛細胞と内有毛細胞の役割に特に注意して，蝸牛について全般的に広く記述されています。一組の有毛細胞は各々まったく異なったことを行っています。現在，外有毛細胞は内有毛細胞を助けてわずかな音を感知すること，外有毛細胞は内有毛細胞が悪化する前に通常の消耗によって損傷を受けることが知られています。こうした異なる役割があることによって，補聴器をフィッティングする際に用いることができるコンプレッションのタイプを分けることができるのです。外有毛細胞が損傷された結果，典型的に見られるのは40～60 dBあたりの感音難聴ですが，この程度の聴覚障害は今日最もよく見かける老人性難聴です。老人性難聴の補聴器フィッティングは，特に外有毛細胞の役割を模倣する必要があるかもしれません。この章では有毛細胞の損傷によってもたらされた問題の概要を述べ，第2章では蝸牛死滅領域の特徴について記述し，そして補聴器のフィッティングについて言及します。それ以降の章では，聴覚障害のさまざまな程度に対する増幅の目標や，補聴器フィッティングの方法，それに異なったクライエントたちにコンプレッションを適用する方法について述べます。

蝸牛の解剖図と生理学

　補聴器はその技術がいくら進んでも，またデジタルであろうとアナログであろうと，正常な蝸牛の働きを回復させることに少しでも近づくことはできません。別の言い方をすると，耳の中にはめ込んだ増幅器のプラスチックのかけらは，正常に働いている蝸牛やその有毛細胞の素晴らしさに勝るものではないのです。蝸牛（ギリシャ語の"kochlias"は

カタツムリの殻を意味する) は体の中で最も複雑な器官の一つですが, その目的とするところは一言で説明することができます。それは音を電気に変えることで, 電気は脳が理解する言語なのです。図の蝸牛の相対的な大きさは, 鼓膜の大きさに関連して大きく描かれることがしばしばあります。こうした間違った多くの図によって, 蝸牛を目玉と同じぐらいの大きさと考えてしまいがちです。これはまったくの間違いで, 蝸牛は実際にかなり小さく, だいたいあなたの小指の先ぐらいの大きさです。その直径はだいたい鼓膜と同じです。蝸牛は人間では $2\frac{1}{2}$ 回転しており, 他の哺乳動物では異なっているようです。たとえばチンチラの蝸牛は $3\frac{1}{2}$ 回転です。

　複雑な器官なので, 蝸牛とその働きはたいへん理解しにくいのです。カタツムリの形をした蝸牛をまっすぐに引き伸ばすことができたならば (図1-1), 迷路あるいは小室の関係やそれらの働きは理解しやすくなるでしょう。基本的に, 蝸牛は硬い壁の空洞 (骨迷路) の中に柔らかい壁のチューブ (膜迷路) が長く入り込んでいます。骨迷路は側頭骨の錐体部として知られている, 頭蓋骨の緻密な側頭骨の内部にある文字どおり穴です。"petrous" という言葉はギリシャ語が語源で, ピーター (Peter) という名と同じ意味で, 岩のように硬いことを意味します。膜迷路は一端が閉じています。膜迷路は実際, 蝸牛の広い基部では実際に最も狭くなっており, 狭い先端でいちばん広くなっています。膜迷路と骨迷路は化学的成分がまったく異なる液体によってそれぞれ満たされています (図1-1)。骨迷路 (鼓室階と前庭階) は脳脊髄液すなわちナトリウムが少なくほとんどがカリウムで構成されている外リンパで満たされています。膜迷路 (中央階) はナトリウムがほとんどでカリウムが少ない, 逆の混合割合になっている内リンパで満たされています。

回転をほどいた蝸牛

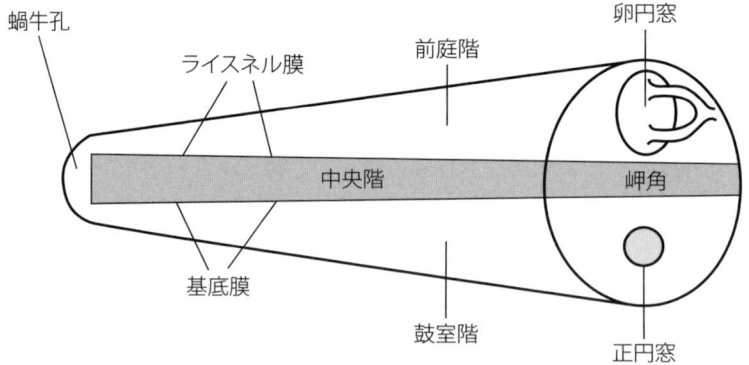

図1-1 蝸牛の渦巻きを伸ばすと, 前庭階と鼓室階が中央階を丸く包み込んでいるのがわかる。これら二つの小室は連続していて蝸牛孔でつながっている。したがって, それらは同じ液体を共有しているが, 内部の中央階とは成分が異なっている。中央階は小さくてとがった蝸牛頂が最も広く, したがって最も質量があることに注意してほしい。

膜迷路が骨迷路を上と下の小室にほとんど完全に分離していることに注意してください。まるで骨迷路は中間部で折れ曲がっていて，半分が折り重なっているようです。膜迷路は大きな骨迷路の上と下の層の間に位置していて，上部と下部に骨迷路を分離しています。こうした関係で三つの小室，柔らかい天井がある下層の硬い壁の小室（鼓室階）と，中間の柔らかい壁の小室（中央階），そして床が柔らかい上層の硬い壁の小室（前庭階）があります。骨迷路の上層と下層は屈曲部でのみつながっており，そこは蝸牛の頂あるいは先端（蝸牛孔）に位置します。前庭階にある液体は，したがって鼓室階の液体とつながっているのです。

実際，蝸牛はコイル状になって巻き上げられていて，頭蓋骨の中でごくわずかな長さを占めており，繰り返しますが小指の先ほどの大きさです。蝸牛を体内でいちばん密度の高い骨の一つである頭蓋骨の側頭骨にある錐体部に，ドリルであけたコイル状の穴か迷路と考えることは名案かもしれません。地面にあいた穴を見て，穴自身を掘り出すように求めるようなもので，穴はカップのように立っているように見えます。道理で人間の蝸牛は単体として抽出し表すことが難しいことがわかります。

巻き上げられた蝸牛の一巻きを輪切りにすると，述べたように三つの小室があることがわかります（図1-2）。柔らかい壁のいちばん小さな小室は中央にある小さな三角形に

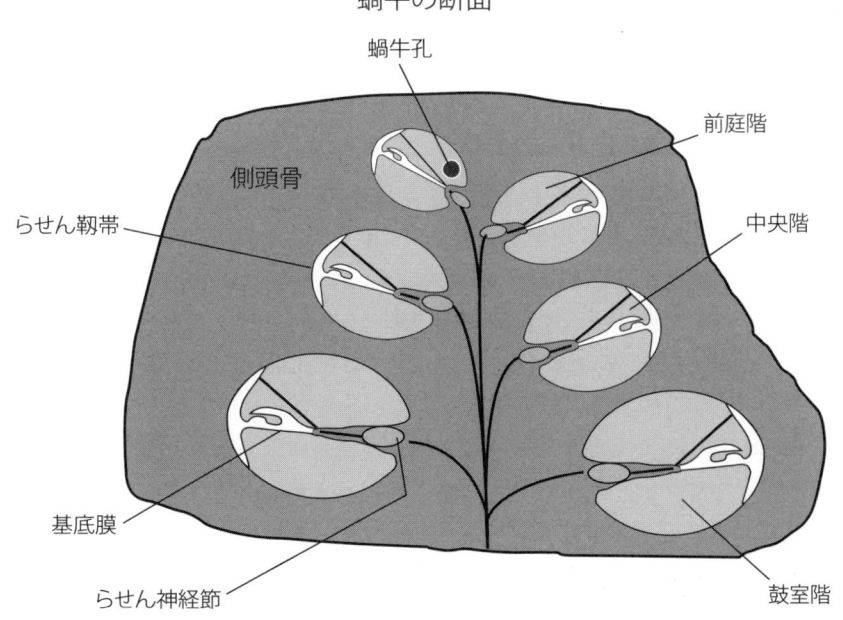

図1-2 人の蝸牛はカタツムリのような形をしていて，摘出や検査が容易であるかのように示されるのがしばしばである。しかし多くの小さな哺乳動物の蝸牛と違って，人の蝸牛は骨（図では灰色の部分）の中に完全に埋まったコイル状の迷路である。したがって，人の蝸牛は特にわかりにくい。また，蝸牛の小さくてとがった頂で中央階が最も広い（したがって最も質量がある）ことにも注意してほしい。

見えます。繰り返しますが，それが蝸牛の広い基部で最も狭くなり，狭い頂で最も広いことに注目してください。上と下の小室は半分に折れ曲がった硬い壁でできた迷路に当たります。

　上の小室は前庭階ですが，卵円窓に始まり蝸牛孔で終端すると言うことができます。同様に，鼓室階は蝸牛の正円窓に始まり蝸牛孔で終端しています。蝸牛の有毛細胞は中央階である中間の小室に位置しています。蝸牛で有毛細胞が立っている「床」のことを基底膜と呼びます。それは下の小室である鼓室階と，中央の小室である中央階を隔てています。基底膜は基部から頂まで蝸牛全長に沿って走っています (図1-1)。巻いているのを「ほどく」と，基底膜は約34 mm (約1インチ) の長さです (Yost, 2000)。

　入力音は蝸牛の卵円窓で終端している中耳の骨によって伝達され，前庭階と鼓室階を満たしている液体を振動させます。中耳の鐙骨あるいは耳小骨の踏み板に当たる卵円窓 (図1-1) が蝸牛への入り口で，入力音によって中に押される小さな膜でできています。正円窓 (図1-1) は卵円窓の下にある蝸牛表面にある別の小さな膜で，中耳のどの耳小骨とも連動していません。卵円窓が中に押されると，正円窓が外側にふくれます。その結果，前庭階と鼓室階の内部の液の前後への振動が，水平方向の動きとなることが考えられます。どの周波数の入力音もこの液体の振動を作ります。実際，前庭階と鼓室階における水平方向の前後の液体の動きは，それを作り出した音の周波数で生じます (Yost, 2000)。1000 Hzの音は鐙骨を1秒間に1000回，前後に振動させるのです。

　しかし，中央階をある特定の場所で曲げ，中央階にある有毛細胞を刺激するのは基底膜の垂直方向の上下振動です。水平方向の液体の振動がどのようにしてあるいはなぜ垂直方向の基底膜の振動に置き換えられるかはたいへん複雑な問題です。しかし，簡単に言うと，基底膜あるいは中央階の床は蝸牛頂 (図1-1) に比較して基部ではまったく異なる質量 (mass) とスチフネス (stiffness) を持っているからです。Yost (2000) によると，骨迷路の狭い頂では広く，したがって質量が大きく，骨迷路の広い基部では狭く，したがって質量が小さくなっています。また基底膜の広い先端はかなり柔弱で，狭い先端は硬くなっています。低周波数は質量があり弾性が低いものに共鳴し，高周波数は質量が小さく弾性が高いものに共鳴することがよく知られています。これらの異なる物理的な特性によって，入力音の異なる周波数によって，基底膜をある特定の長さのポイントで最大に共鳴させるのです。入力音の低，中，高周波数はそれぞれ基底膜の長さに沿ってある特定の箇所で最大の「垂直の」くぼみを生じさせます。この縦方向の振動は蝸牛の長さに沿ってある特定の箇所で起こるピークを伴う進行波の形になります。

　前庭階と鼓室階の外壁は硬い骨 (骨迷路) であり，それに対して中央階の壁は柔らかい膜 (膜迷路) であることを思い出してください。このようになっているので，進行波のピークが生じるのは柔らかい中央階なのです。中央階は前庭階と鼓室階内にある液体の動きから入力音によって間接的に刺激されます。中央階の有毛細胞は，入力音がある特定の

場所やポイントで中央の小室を刺激したり曲げたりするときに活性化されます。進行波のピークが蝸牛の広い基部で中央階を曲げてそこの有毛細胞を刺激すると，高い周波数の音を聞くことになり，同じことが頂すなわち蝸牛の狭い先端で生じると，低い音を聞くことになります。進行波とその形の特別な非対称性と，その結果生じる上行性マスキングについて，この章の後で振り返ることにします。

　前述したように，人間の小さな蝸牛は側頭骨の垂体部の体の中で最も硬く緻密な骨の中に完全に埋め込まれています (図1-2)。したがって蝸牛は少なくとも人が生きている間は，身体検査がまったく困難です。チンチラの蝸牛は一般に完全に研究されてきましたが，それは齧歯動物においては蝸牛が小さな蜂の巣のように中耳の空間に突出しているからで，この蝸牛は人間の蝸牛よりも摘出したり調べたりすることがはるかに容易です。耳音響放射 (OAE) が比較的最近発見されたおかげで (Kemp, 1978)，人間の蝸牛の生理学や機能を実時間で見ることができるようになっています。

　耳音響放射によって，外有毛細胞 (OHC) の機能は内有毛細胞 (IHC) とはかなり際立っていることが示されました。外有毛細胞は機械的に振動し，実際に伸びたり縮んだりします (Brownell, 1996)。外有毛細胞は絶えず活動して，弱い入力音を増幅し，進行波のピークを鋭くしています。この働きによって副産物を放出して，聞こえとは逆のプロセスである耳音響放射を行っています。耳音響放射は逆行する進行波として外有毛細胞に始まり，卵円窓を通り，蝸牛を抜けて中耳の耳小骨連鎖を逆走して鼓膜に達します。この場合は鼓膜がスピーカとして働き，中耳の耳小骨の機械的な振動を音波に変換します。耳は音を受けるだけでなく，音を作ることができるというのは奇妙なことですが事実なのです。

　中耳の話をするときに，最初にどうして我々には中耳があるのかの主な理由をここで示しておくのは良いことかもしれません。耳に入ったたいていの音は空気を通して鼓膜に到達します。しかし，この空気で伝わった音は液体が満たされた蝸牛を通過しなければなりません。誰もが知っているように，頭が水の中にあると，プールサイドで誰かが話す声の多くを拾いません。水を通り抜けることができるためには，何かで音の強さあるいは圧力レベルを上げなければなりません。その何かが中耳なのです。鼓膜の比較的広い表面をたたく音は，中耳の骨によって体の中で最も小さい鐙骨の踏み板の非常に小さな面にすべて注ぎ込まれます。広い範囲に拡散した力が狭い範囲に注がれると，その音圧 (デシベル) は大きくなります。これが中耳の主な働きなのです。

　耳音響放射に戻って，中耳を逆戻りするので，鐙骨の小さな踏み板部分にかかる音の強さが鼓膜の広い面に散らばってしまい音圧の低下が生じます (Hall, 2000)。これが自分自身 (あるいは他人) の耳音響放射を聞けない理由です。内有毛細胞と外有毛細胞の機能が異なることに関する知識が補聴器のコンプレッションに直接つながります。後の章で見ることになりますが，コンプレッションのあるタイプのものは，外有毛細胞の働きを特

に模倣するように設計されました。このように，聴覚障害者にできるだけ自然に聞こえるように，さまざまな音の強さの変化を増幅することに努めています。

内有毛細胞と外有毛細胞：構造と機能

　内有毛細胞と外有毛細胞をさらに詳しく調べていきましょう。内有毛細胞は小さな真珠に似た丸いフラスコの形をしています。各内有毛細胞の上には蓋膜とは接触していない50本の「毛」すなわち不動毛があります（図1-3参照）。内有毛細胞はほとんどが第八脳神経線維と連絡していて脳幹の下部で終端しています。さらに詳しく言うと，約30000本の第八脳神経線維は，ほとんどが各蝸牛の約3000個の内有毛細胞からのもので，左右の蝸牛を出て，左右の蝸牛核で終端しています。これらは脳幹の下部に位置しており，そこでは脊髄が橋に接続しています。

　ちょっと直感を働かせると，物事が違って見えるならば多分それらは異なったことをしているのです。図1-3が示すように，内有毛細胞と外有毛細胞は互いに違って見えますが，実際かなり違った役割を演じています。内有毛細胞はほとんどが求心性で，音情報を脳に送っています（Brownell, 1996）。内有毛細胞がなければ音に関する情報は脳に送ら

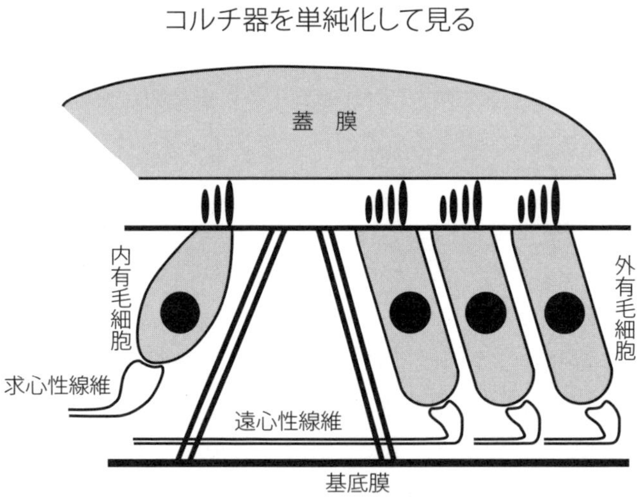

コルチ器を単純化して見る

図1-3　蝸牛の内有毛細胞と外有毛細胞は形がまったく違い，またかなり異なった役割を演じている。外有毛細胞の毛すなわち不動毛は蓋膜の下側に突き刺さっているが，内有毛細胞の不動毛はそうではない。図では内有毛細胞のみに求心性線維を，外有毛細胞のみに遠心性線維を示している。なぜなら，それぞれの有毛細胞に役割があるからである。しかし，実際に詳しく調べてみると，この配列はそんなに単純ではない（内有毛細胞に終端している求心性線維にいくつかの遠心性線維が接触していたり，求心性線維のいくつかは外有毛細胞自身にも接触している）。蝸牛に弱い音が入ると，外有毛細胞が縮んで蓋膜を下に引っ張り，それで内有毛細胞の不動毛が曲げられたりあるいは変形させられたりする。

れることはなく，基本的に聞こえは存在しません。内有毛細胞に損傷があると，「脳に行く」情報が影響を受けて，静かなところや特に暗騒音があるところでの音声の理解が困難になることがあります (Killion, 1997b)。

　外有毛細胞はまったく異なっています。内有毛細胞のように，各蝸牛の12000個の外有毛細胞は円筒形をしており試験管のような形をしています。各外有毛細胞の上には約100本の「毛」すなわち不動毛が蓋膜の底に埋め込まれています (図1-3)。外有毛細胞はもっぱら神経線維の束を通して脳幹の下部から伝達を受容しており，その神経線維は脳幹の下部を出て外有毛細胞で終端しています。これらの神経はオリーブ蝸牛束と呼ばれています。オリーブ蝸牛束の線維は，脳幹の下部にある左右の上オリーブ複合体に始まり，求心性の第八神経線維に沿って走り，違う側（交叉または反対側）と同じ側（非交叉または同側）の蝸牛にある外有毛細胞で終端しています (Brownell, 1996)。

　外有毛細胞は遠心性で，脳からの情報を蝸牛に戻しています。外有毛細胞は脳幹の下部にある上オリーブ核からの（それと恐らく高次の中枢からも）メッセージを受け取ります。ところで，外有毛細胞に遠心的に伝達するために，上オリーブ複合体はどのように求心性のすなわち入力メッセージを得ているのかという疑問が当然起こります。それに，外有毛細胞は入力音による進行波を機械的に増幅し鋭くするために信じられない速度で反応しなければなりません。したがって，外有毛細胞はどのような「活動の依頼」にも，より迅速に受け取る方法を持っているに違いありません。外有毛細胞は自身を引き伸ばしたり縮めたりするような化学的なメッセージを蝸牛内部から受け取っていることもわかっています (Brownell, 1996; Yost, 2000)。この時点で，全体的な求心性の内有毛細胞と遠心性の外有毛細胞のフィードバックループすなわちシステムがどのように働くかについては実際に知られていません (Bobbin, 1996; Norris, 1996; Killion, 1996a)。

　機械的な動作が全体としてもたらす効果は，ある段階で基底膜の機械的な特性を変更することです。弱い入力音に対して，外有毛細胞は特に強力な役割を機械的に果たし，内有毛細胞が弱い音を感知し進行波のピークを鋭くさせます (Brownell, 1996)。外有毛細胞がないと，中等度の (40～60 dB HL) 感音難聴になります (Berlin, 1994)。重度の聴覚障害（たとえば80 dB HL）があると，恐らく内有毛細胞も外有毛細胞も両方損傷を受けている可能性があります。これについては後でさらに述べます。外有毛細胞の影響を正しく認識するためには，外有毛細胞の活動をなくして受動的な進行波をまず調べなければなりません。

受動的で非対称性の進行波

　ハンガリーのノーベル医学生理学賞の受賞者であるジョージ・フォン・ベケシーの名前を聞いただけで，進行波のピークが基底膜に沿ってある特定の部位にある有毛細胞を刺激するという概念を連想することができるまでになっています。この蝸牛の膜は蝸牛の

中央階と鼓室階の間の仕切りを形成しており，有毛細胞はその「床」の上にあります。すでに述べたように，基底膜 (34 mm の長さ) は，蝸牛頂では質量が大きく比較的柔らかく，蝸牛の基部では質量が小さく硬いのです。特に，蝸牛の狭い頂では幅が 0.42～0.65 mm の範囲にあり，蝸牛の広い基部では幅が 0.8～0.16 mm の範囲にあります (図1-4)。蝸牛の小さな頂はしたがって約5列の外有毛細胞を収容する余裕がありますが，基部では約3列です。ところで，これが各蝸牛において内有毛細胞 (約3000個) に比べて外有毛細胞 (約12000個) が3倍以上多い理由でもあります。

質量と弾性という物理的特徴によって，音の特定の周波数が基底膜に沿ってある特定の場所でピークを持つ進行波を作り出すということを思い出してください。高い周波数の入力音は基部を刺激するピークを持つ進行波を作り，低い周波数の入力音は蝸牛の頂を刺激するピークを持つ進行波を作ります。繰り返しますが，この進行波の動きのピークが内有毛細胞の不動毛が曲がったりあるいはゆがみが生じたりする所なのです。

図1-4は低周波数刺激によって起こった進行波の例を誇張して示しています。ピークは狭い蝸牛頂の近くに現れ，そこでは基底膜が最も広くなっています。実際，進行波の大きさは小さいのです [死体の進行波を視覚化するために，フォン・ベケシー (Von Bekesy, 1960) は約 120 dB SPL で音を提示しなければならなかったのです]。蝸牛の進行波は非対称で，蝸牛の低い周波数の頂に向かって波の前面が急勾配になっており，逆に蝸牛の高周波数の基部に対して比較的長く浅い「しっぽ」のような勾配を後ろに持っていることに注意してください。非対称形の理由について，そして進行波がピークを持つ理由については，進行波が成長し蝸牛を駆け上がるにつれて速度が遅くなり，振幅が最大に達して

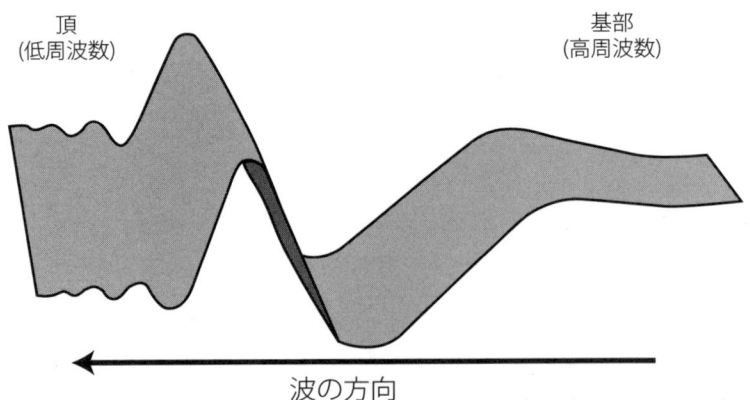

図1-4 基底膜は蝸牛の広い基部では狭くて硬く，蝸牛の狭い頂では広くて柔らかい。質量と弾性という物理的な特性によって，入力してくる低周波数あるいは高周波数の音によってどの有毛細胞が刺激されるかが決定される。蝸牛頂は基底膜が広いので典型的な外有毛細胞の3列よりも多くの列が図解されることがしばしばである。

止まるからです。進行波は蝸牛の回転に沿って上昇するにつれて抵抗がかかります。進行波は螺旋を移動するにつれてスピードが落ちるので，そのエネルギーがどこかに行かざるをえなくなり，それで進行波の縦方向の振幅のピークが生じます。

　進行波の非対称性は聴力検査と補聴器フィッティングに重要な意味を持っています。低周波数の有毛細胞が比較的大きな振幅の進行波に刺激されると，基底膜の全体が振動し高周波数領域の多くの有毛細胞も刺激されます。一方，高周波数の有毛細胞が大きな振幅の進行波に刺激されても，低周波数の有毛細胞はそう簡単には刺激されません。進行波に非対称性があることが，一般に知られている「上行性マスキング」に対する蝸牛の説明になります。心理物理学的同調曲線による古典的なマスキングの実験によって，高周波数のマスカに対する低周波数マスカの効率が比較的良いことが示されています (Bess & Humes, 2003)。要するに，高周波数が低周波数をマスクするよりも低周波数は高周波数をよくマスクするのです。通過するトラックのがたがた音はカナリヤがピーピー鳴く声を容易にマスクしますが，カナリヤのピーピーと鳴く声がトラックの音をマスクするのは相当たいへんです（いかにそのピーピーが大きくても）。上行性マスキングによって，補聴器を装用している人が暗騒音の中で聴取する際に大混乱を引き起こすことがあります。この話題については本章の後ほどでさらに述べます。上行性マスキングの現象があるので，補聴器のフィッティング法で低周波数の利得を高周波数に比較して少なくする傾向があります（第3章と第4章参照）。

　低音障害型のオージオグラムを持つ人（低周波数に中等度の聴覚障害があり，高周波数では正常聴力）の聴力検査も考えてみます。この症例の場合，実際の真の低周波数の聴覚障害はオージオグラム上で示されているよりも低下しているかもしれません (Thornton & Abbas, 1980; Halpin, Thornton & Hasso, 1994)。進行波の形が非対称であるために，50 dB HL以上のレベルで低周波数の純音検査をすると，正常に働いている高周波数の有毛細胞を間違って刺激してしまい，被検者に反応を起こさせてしまうかもしれないのです。同様に，高度な高音急墜型の感音難聴者を検査する場合，高周波数の閾値は蝸牛底で生き残っている有毛細胞からではない可能性があります。実際，これらの閾値は蝸牛頂の低周波数の健全な有毛細胞からくる「見せ掛けのアーチファクト」であるかもしれません。蝸牛の死滅領域の話題についてはさらに第2章で述べます。

　要約すると，Von Bekesy (1960) はピークが丸くなった受動的な進行波について記述しましたが，彼の研究では死体がもっぱら使用されていたことを思い出してください。もちろん有毛細胞も死んでいたのです。最近の研究は，有毛細胞が損傷している蝸牛でも同じく鈍くて丸くなったピークが見いだされることを示しています (Brownell, 1996)。鈍くて丸くなったピークを持つ受動的な進行波は，蝸牛がいかに互いに近い周波数に「細かく同調するか」ということを解明しようとする際に問題を投げかけています。たとえば，人が20〜20000 Hzの周波数を聞くことができれば，鈍い丸くなった進行波で，たとえば

500 Hz と 520 Hz の違いを区別することがどうしてできるのでしょうか。ちょっと考えれば丸いピークを持つ有毛細胞の刺激のおおまかな特徴について疑いを抱かざるをえないのではないでしょうか。蝸牛はどのようにして正確で細かなチューニングを行っているのでしょうか。Brownell (1996) によると，フォン・ベケシーの同僚 (Gold, 1948) は外有毛細胞が進行波のピークを鋭くする能動的な役割を担っていることを提案しましたが，この説明は証拠がないとしてフォン・ベケシーに無視されました。第八神経は同調曲線を鋭くすることが知られていました。フォン・ベケシーは細かな周波数の解析は聴覚系の指令回路のさらに上位で生じると信じていました。蝸牛発見の興味深いこれら発展の歴史的な説明は Hall (2000) の耳音響放射に関する教科書で見ることができます。

　外有毛細胞の損傷によって進行波が鈍く丸くなると，実生活では周波数の解像度が低下し，互いに近い周波数を弁別する能力が低下することを想像すると，騒がしい環境の中で音声を聴取することが困難になる経験を想定することはもっともなことではないでしょうか。補聴器を装用している人が暗騒音について苦々しく文句を言うのも道理です。補聴器は単に増幅器に過ぎません。外有毛細胞のように進行波を能動的に鋭くすることはできないのです。

外有毛細胞と能動的な進行波

　蝸牛の能動性と受動性の概念は比較的新しく，ようやく 1990 年頃以降になって初めて臨床家にとって蝸牛に対するこの見方が実際的な基礎知識になりました。耳音響放射の発見を通して，現在，外有毛細胞が蝸牛の仕組みの中で能動的な役割を担っていることがわかっています。

　外有毛細胞がかかわる能動的な (受動的に対する) 進行波を図 1-5 に示します。この例では，低周波数の有毛細胞がもっぱら進行波の刺激を受けています。進行波のピークは最も有毛細胞の刺激が大きい位置ですが，外有毛細胞がないとそのピークは丸くなります。聞こえの範囲が 20〜20000 Hz とすると，このような鈍く丸い進行波のピークは数多くの異なる周波数を一度に刺激してしまいます。

　外有毛細胞の活動がないと，内有毛細胞は独自に中央階の内リンパ液の動きによって刺激されます。これは 40〜60 dB SPL かそれ以上の入力音でのみ生じます (Bobbin, 1996; Killion, 1996a; Moore, 2001)。10 dB SPL のような，さらに小さい入力音に対しては，外有毛細胞が刺激されて機械的に動き (前に述べたように，恐らく蝸牛内からの化学的なメッセージによって)，内有毛細胞が弱い音を感知するのを助けます。外有毛細胞がなくても，内有毛細胞は約 40〜60 dB SPL から身体感覚またはラウドネスの不快レベルまで感じ取ることができます。内有毛細胞が独自にこれらのレベル以下の音を感じることはできません。外有毛細胞に損傷があると 40〜60 dB の聴覚障害を引き起こし，これは老人性難聴による聴覚障害にしばしば見かけられます。

1. 蝸牛，有毛細胞とコンプレッション　11

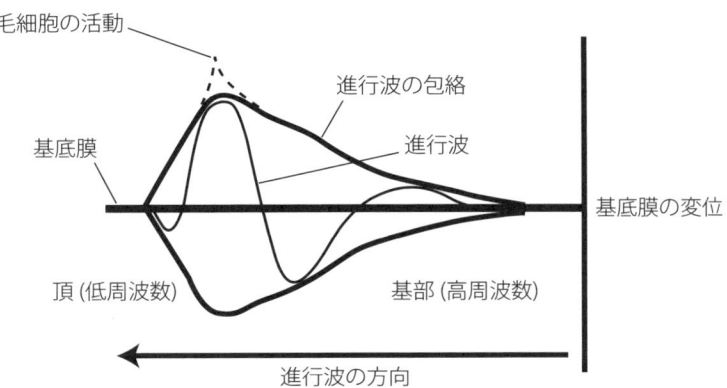

図1-5　基底膜は内有毛細胞と外有毛細胞がその上に乗っている「床」である。左側の蝸牛頂に低周波数の有毛細胞があり，右側の蝸牛の基部に高周波数の有毛細胞がある。進行波は基底膜を曲げ，それが有毛細胞を興奮させる。進行波の包絡が左右非対称であることに注目してほしい。外有毛細胞の活動がなければ，進行波のピークが鈍く丸くなる。この受動的な進行波のピークは同時にたくさんの付近の周波数を刺激する。ピークの振幅が上昇し鋭くなるのは外有毛細胞の活動によってである。振幅が上昇することによって弱い音を聞くことができるようになり，また鋭くなることによって互いに接近した周波数を弁別する能力が増す。

　内有毛細胞のために弱い入力音を増幅することに加えて，外有毛細胞の機械的な動作には進行波のピークを鋭くすることも含まれます (Brownell, 1996)。機械的に引っ張ったり収縮したりする動作によって，運動性の外有毛細胞は基底膜の物理的特性を一時的に変えて両側にある進行波の受動的なピークを機械的に鋭くします。これによって，互いに近い周波数間の弁別をする能力が高まります。鈍く丸い形をしたピークを持つ受動的な進行波では互いに近い周波数間の弁別ができません。繰り返しますが，外有毛細胞が損傷された人は，特に騒がしい環境では音声を弁別する能力が低下するかもしれないのは不思議なことではないのです。

　蝸牛全体の能動的なメカニズムはたいへん複雑です。前述したように，内有毛細胞による音の受容に影響するために外有毛細胞が移動しなければならないスピードを考えると，外有毛細胞は非常に速く移動あるいは反応することができなければなりません。実際，外有毛細胞はどの筋肉よりも速く移動する能力を持っています (Brownell, 1996)。弱い入力音によって外有毛細胞は縮みます。外有毛細胞の不動毛が実際に蓋膜に埋め込まれているので，外有毛細胞は縮んだときに蓋膜を引っ張り，これによって蓋膜と内有毛細胞の不動毛の先端の隙間を狭くします。内有毛細胞の不動毛の先端が蓋膜に接触すること

ができると，それらが曲がったりあるいは変形したりして，その際に音情報を脳に送ります。弱い音の入力に対しては，外有毛細胞が機械的に内有毛細胞の不動毛が接触するのを助けて，蓋膜によって変形されたり曲げられたりします。図1-5に，外有毛細胞が文字通り進行波のピークを高くしたり鋭くしたりする様子を表します。図1-5の能動的な進行波は非対称形で第八神経線維の同調曲線を思い出させることにも注意してください。

　30000本の第八神経線維のそれぞれは特定の同調曲線を持っています。どの一つの第八神経線維の同調曲線も，該当する線維が特定の周波数に特化していることを示しています。ある特定の周波数において，最も小さな強さでその特定の神経線維を発火させることができます。これがその神経線維の特徴周波数です。しかし，徐々に周波数が低くなったり高くなったりするにつれて，同じ神経を発火させるのにだんだん強くする必要があります。しかし，必要とされる強さは，特徴周波数より低い周波数より高い周波数に対してさらに急速に増加します。このように，どの第八神経線維の同調曲線も非対称なのです。

　この章で前に述べた心理物理学的同調曲線は同じように非対称の形をしています (Bess & Humes, 2003)。これらの同調曲線を見ることによって，ある特定の信号音の周波数をマスクするのに，どの程度マスキングの強さが異なる周波数において必要とされるかがわかります。この種のマスキングを臨床の聴力検査で行われる反対側へのマスキングと混同しないことが重要で，この場合のマスキングは通常の聴力検査から非検査耳の影響を除くために行われるものです。心理物理学的同調曲線を得るために行うマスキングは同側に行ったり，あるいは音場（おんじょう）で両耳に行ったりするもので，心理音響学に興味を持っている研究者が主に行っています。狭帯域マスキングが通常は用いられますが，それは被検者が信号音とマスカを区別するのに役立つからです。

　心理物理学的同調曲線は，最良のマスカは信号音の周波数に近い周波数であることを示しています。第八神経の同調曲線について，周波数がだんだん高くなったり，低くなったりすると，信号音の周波数を効果的にマスクするのに必要とされるマスキングノイズの強さがさらに必要になります。しかし，ノイズが信号音の周波数をマスクするのに必要な強さは，低い周波数よりも高い周波数に対してより急激に増加します。図1-4と図1-5に示した非対称の進行波や第八神経の同調曲線，それに心理物理学的同調曲線はすべて「上行性マスキング」として知られる現象で，低い周波数は高い周波数を逆の場合よりマスクしやすいという事実を指摘しています。外有毛細胞に損傷が生じると，進行波の鋭いピークがなくなり鈍くなって丸くなります。第八神経線維の同調曲線は広がり，特徴周波数の鋭さが失われ，その結果，マスキングの効果を示す心理物理学的同調曲線も広がってしまいます。これらはすべて互いに近い周波数間の弁別が困難なことを意味します。そしてまた，信号音を聴取しているときに，周辺の周波数によってマスクされやすいことを示しています。興味のある読者はYost (2000) を調べることを勧めます。

　要約すると，外有毛細胞は二つの目的を持っています。(1) 40～60 dB SPL以下の弱い

入力音を増幅し，内有毛細胞がそれらを感知するようにします。(2) 蝸牛の周波数解像度に微調整を加えます (図1-5)。外有毛細胞に損傷があると，相応する働きに障害が現れます。前述したように，40～60 dB (軽度から中等度) の感音難聴になります。聴覚障害が軽度から中等度よりも大きい場合は，内有毛細胞と外有毛細胞の両方に恐らく損傷があるでしょう。もちろん，感音難聴者のすべてで，内有毛細胞に損傷が生じる以前に外有毛細胞に必ず損傷が生じるというわけではありません。両方の有毛細胞に生じる損傷には何かしら交互作用があり，さらに，交互作用は同じ程度の感音難聴者の間でも違いがあります。しかし，一般に外有毛細胞の損傷は内有毛細胞の損傷よりも先に生じる傾向があります。

中等度 (あるいはそれ以上) の感音難聴者が補聴器を装用したとき，その蝸牛内で何が生じているか想像してみてください。増幅によって，鈍く丸いピークを持つ小さな進行波は増幅されて鈍く丸いピークを持つ大きな進行波になります (図1-6)。すなわち，聞こえを増幅しただけでは正常な聞こえにはならないのです。増幅することによって外有毛細胞の第一の役割である，特に弱い入力音に対して進行波のピークの大きさを増加させただけなのです。補聴器は進行波のピークを鋭くすることはできません。それができる

進行波：自然に鋭くなったものと増幅されたもの

自然の進行波：
　周波数が近い2音からの二つのピーク

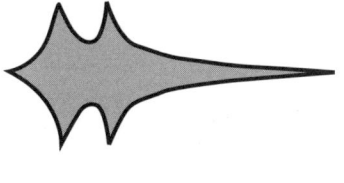

外有毛細胞に損傷がある感音難聴：
　ピークが小さく丸くなる

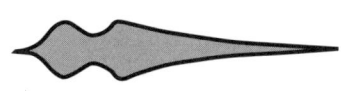

増幅された進行波：
　ピークは大きくなるが鋭くなれない

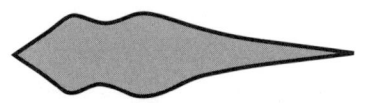

図1-6 これらの理想化した概略図は三つの進行波の包絡を示している。いちばん上は接近してはいるが異なる周波数の2音の刺激による，正常な進行波の包絡を理論的な略図で示している。中間は同じ刺激によるが，外有毛細胞が損傷された場合の進行波の包絡を示しており，振幅が低下しピークが丸くなっている。いちばん下は増幅によって生じると思われるものを示している。元の波形のサイズに回復されているが，ピークは依然として丸い。換言すると，接近した周波数を区別する能力は回復されていない。このことはまた増幅するだけでは暗騒音から音声を分離する能力は向上しないことを意味している。

のなら，開業している臨床家はいつも騒音下の音声の聴取が困難であるという不満を聞かなくて済むはずです。騒音下の音声の受聴を向上させるために，信号対雑音比 (SNR) を増加させなければなりません。すなわち，音声のレベルを騒音のレベルに比べて増加させなければならないのです。信号対雑音比を増加させると，有毛細胞が損傷されている人は暗騒音があるところでの音声の受聴の成績に改善が見られます。補聴器の指向性マイクロホンと，それよりは劣りますがデジタル騒音抑制（第8章参照）によって，これらの不満により明確に対応することができます。

損傷された有毛細胞と聴覚障害

正常な有毛細胞と損傷された有毛細胞を対比するために，図1-7と図1-8の電子顕微鏡写真を見てください。健康な正常な内有毛細胞と外有毛細胞が図1-7に見られます。各蝸牛の3000個のそれぞれの内有毛細胞の上に，40～60本の不動毛が浅いV字形をして並んでいます。各蝸牛の12000個のそれぞれの外有毛細胞の上には，100本程度の不動毛が馬蹄形をして3列以上になって並んでいます。

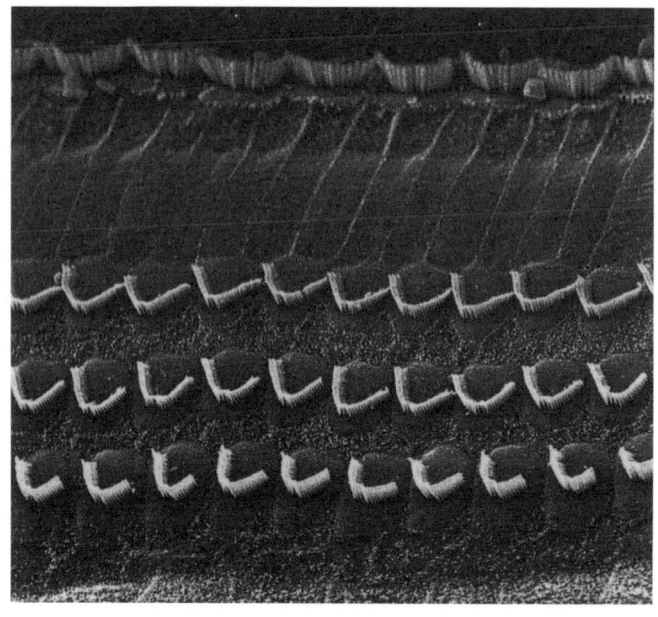

図1-7 正常で健康な人間の内有毛細胞と外有毛細胞の電子顕微鏡写真。(*The Biology of Hearing and Deafness* (p.21), by R. Harrison, 1988, Springfield IL: Charles C Thomas, Publisher. Copyright 1988 by Charles C Thomas, Publisher. から許可を得て転載)

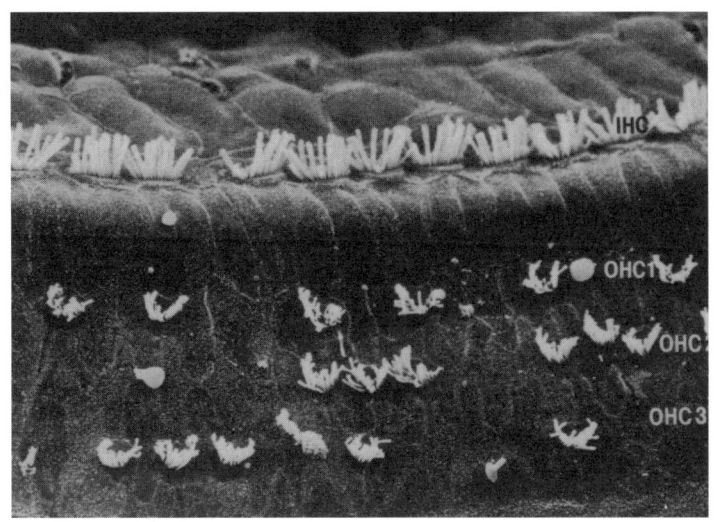

図1-8 損傷のある有毛細胞の電子顕微鏡写真。ほとんどの損傷は外有毛細胞に限定されている。(*The Ear: Some Notes on Structure and Function* (p.12), by H. Engstrom and B. Engstrom, 1988, Vaerloese, Denmark: Widex. Copyright by Widex. から許可を得て転載)

　図1-8は損傷された有毛細胞を示しています。損傷はほとんどの場合，外有毛細胞に限られていることに注意してください。外有毛細胞の喪失はその働きの喪失をもたらし，結果として受動的で，鈍く，鋭さの低下した進行波になってしまいます。聴力検査をすると，軽度から中等度の感音難聴を呈します。外有毛細胞は非常に機械的であるので（よく移動する），酸素を多く使います。これらのよく動く有毛細胞は，生存の過程で生命が与える損傷に対して非常に敏感なのです。たいていの有毛細胞の損傷はこのように外有毛細胞に始まり，その後に内有毛細胞で顕在化します (Willott, 1991)。感音難聴が50 dB HLかそれ以下であれば，その損傷はたいてい外有毛細胞に限られると仮定することができます。聴覚障害がたとえば80 dBであれば，損傷は内有毛細胞と外有毛細胞の両方を含んでいると考えて間違いありません。

老人性難聴：聴覚障害の最も一般的なタイプ

　"presbycusis (老人性難聴)"という言葉は二つのギリシャ語からできています。"presby"とは「年配の」を意味し，"cusis"は「聞こえ」を意味します。"presbycusis"は"presbyterian"を思い起こさせ，それは「長老派教会」を意味し，"presbyopia"は「老眼」を意味します。

　老人性難聴，すなわち老化した耳に見られる聴覚障害は軽度から中等度の感音難聴で，今日の我々の社会で最も一般的な聴覚障害のタイプです。合衆国に住んでいる聴覚障害がある人々の約80％は老人性難聴です (Hull, 1995)。人口統計によると，ベビーブーム

世代が高齢化すると，年齢が高い人の大きな「バブル」あるいは階層ができ，我々の人口の平均年齢も増加します。したがって将来，老人性難聴のクライエントが増加することが見込まれます。

　老人性難聴は軽度から中等度の感音難聴がほとんどですが，一致して外有毛細胞に損傷が見られます。老人性難聴者は低周波数に軽度の，高周波数に中等度の聴覚障害があることが多いのです。Jerger, Chmiel, Stach, and Spretnjak (1993) は50〜89歳の男女の聴覚障害の型を比較しました。彼らは一般に男性は女性よりも，傾斜の急な漸傾型の聴覚障害で，高周波数の聴覚障害の程度が大きく，低周波数の聴覚障害は少ないことを見いだしました。女性について低周波数の聴覚障害が大きいのは，蝸牛の有毛細胞への血液の供給に影響する血管条の退化によるものかもしれません。男性について高周波数に聴覚障害が大きいと，騒音性難聴 (NIHL) と老人性難聴の両方に関連があるかもしれません。

　騒音性難聴は，騒音への暴露が定常的であると，特に外有毛細胞に損傷を生じさせます (Engstrom & Engstrom, 1988)。しかし，Borg, Canlon, and Engstrom (1995) とKillion (1997b) によると，大きな銃声のような突然の鋭い騒音は，内有毛細胞と外有毛細胞の両方に損傷を引き起こします。前述したように，外有毛細胞に損傷があると暗騒音があるところでの音声の理解が幾分困難になりますが，内有毛細胞がほとんどの音情報を脳に送っています。内有毛細胞が損傷されれば脳へのメッセージが誤って伝えられてしまい，たとえクライエントが適切に補聴されていようと，暗騒音と音声を区別することの困難性が飛躍的に増大します (第3章も参照)。社会では騒音がだんだんと私たちの関心を呼んでいます。騒音性難聴に対する全般的な意識が一般市民に知れわたっていくときには特にそうなのです。

損傷された蝸牛のための補聴器

　図1-9は図1-7と図1-8でそれぞれ見た正常な有毛細胞と損傷された有毛細胞の効果を言葉で比喩したものです。補聴器は正常な蝸牛の活動を模倣しようとすると，非常に困難な目標を達成しなければなりません。残念ですがこれはできません。現在のところ，補聴器によって正常な聴力を回復しようとする試みは，ミトンの手袋をはめて針を拾い上げようとするようなものです。増幅された音は中耳を経て蝸牛に到達し，損傷されたり欠けてしまったりした有毛細胞を刺激します。無傷な有毛細胞に増幅音を単純に送っているのではなく，またフィッティングをしているのはたいていが伝音難聴ではないのです。そうであれば補聴器フィッティングはもっとわかりやすく，恐らく眼鏡のフィッティングとさらに近いものになるでしょう。

　補聴器によって新しい有毛細胞は生えてきません。鳥に有毛細胞を再生させることができるという研究 (Ryals, 1995) がありますが，さらに高次の動物の世界では有毛細胞を再生することは困難です。新しい有毛細胞を育てることができるようになったときに

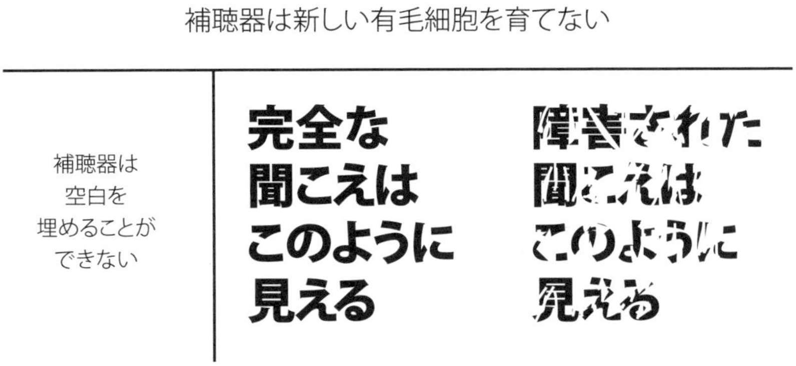

補聴器は新しい有毛細胞を育てない

補聴器は空白を埋めることができない | 完全な聞こえはこのように見える | 障害された聞こえはこのように見える

図1-9 図1-7と図1-8に示した正常な有毛細胞と損傷された有毛細胞の言葉での説明。聴力が正常な場合は，多くの有毛細胞がある。聴覚障害の場合は，有毛細胞が損傷され，あるいは細胞も少なくなる。少ない有毛細胞を増幅して多くの有毛細胞の活動を模倣することができるだろうか。せいぜい，補聴器は図（右側）の白い部分をより白くし，黒い部分をより黒くすることができるだけで，空白を埋めることはできない。(The Canadian Hearing Society, Toronto, Canada が著作権を有するポスターを許可を得て改変)

は，補聴器はなくなっているでしょうし，私も含めて読者は別の仕事を探すことになるでしょう。しかし近い将来に起こりそうもないので，最高の補聴器の開発を可能にすることに力点が置かれる必要があります。

　増幅によってのみ音の可聴性が増加しますが，健康な蝸牛の荘厳さや素晴らしさには近づけません。周知のように，補聴器と人は，水と油のような関係にあることがしばしばです。増幅することは聴覚に障害がある人の人生の質を高める手段の一方に過ぎず，もう一方に信号対雑音比を上げることがあるのです。信号対雑音比をわずかに上げることで，周波数の解析力が低下している人は暗騒音の中で音声を受聴する実を上げることができます。その目的のために，指向性マイクロホンによって暗騒音の中で音声を聴取する能力を向上させることができ，デジタル騒音抑制によって騒音の中での快適な聴取が高められます。

　進行波が鋭くなった結果は直感的に次のように推測されます。鋭くなったピークによって，周波数の弁別と騒音下の聞き取りが恐らく向上します（正常になる）。外有毛細胞のように進行波のピークを鋭くする補聴器は現在のところ販売されていません。しかし見てきたように，外有毛細胞は少なくとも蝸牛の感度を40 dB増加させることが知られています(Killion, 1996a)。Moore (2001) はさらに詳しく，外有毛細胞によって与えられる利得は低周波数で約50 dB，高周波数では65 dBにも達すると述べています。内有毛細胞について，外有毛細胞によって進行波のピークが増幅されるあるいは持ち上げられるのは，必ずしも40以上で約65 dB SPLまでの入力音ではありません（それらの入力音は外有毛細胞からの援助を必要としません）。

有毛細胞の損傷（たいていは外有毛細胞）によって，最も一般的な聴覚障害のタイプである中等度感音難聴になり，会話音声（50〜65 dB HL）以下の弱い音が聞こえなくなりますが，90〜100 dB HLの音は聴力正常者と同じように大きく感じられます。この人に補聴器は弱い音をかなり増幅し，大きな音については徐々に増幅を少なくしなければなりません。これを叶える補聴器は外有毛細胞がかつて行っていたことを模倣するように特に意図しているもので，それらはワイド・ダイナミック・レンジ・コンプレッション（WDRC）の付いた補聴器なのです。外有毛細胞は50 dBから65 dB SPL以下の音について働きます。したがってWDRCのニーポイントも50 dBあたりの入力レベルに見られることがしばしばです。コンプレッションのこの話題については第5章でさらに論じることにしましょう。蝸牛はノンリニアな器官です。入力が弱くなれば増幅をさらに行います。恐らくこれがノンリニア増幅を用いる根拠なのです。蝸牛の働きに関する最近の知識はすべて補聴器のコンプレッションに関係しています。

要約

- 外有毛細胞は進行波のピークを鋭くし，40〜50 dB SPL以下の弱い入力音を増幅する。今日の補聴器は，これらの機能の二級品を模倣できているに過ぎない。
- 外有毛細胞は本質的に機械的で，多くの酸素を使い，通常は最初に死滅し損傷される。外有毛細胞が損傷されると，軽度から中等度の聴覚障害になる。聴覚障害が高度の場合，外有毛細胞だけでなく内有毛細胞も恐らく損傷される。
- 今日最も一般的な聴覚障害のタイプは老人性難聴で，程度としては軽度から中等度が一般的である。老人性難聴に対しては，外有毛細胞の働きを模倣する試みが必要で，そのために弱い音をかなり増幅し，強い音は少しだけ増幅するかまったく増幅すべきでない。

復習問題

1. 蝸牛や前庭系が位置しているのは
    a. 側頭骨のマストイド部
    b. 側頭骨の錐体部
    c. 錐体骨のマストイド部
    d. マストイド骨の側頭部
2. 鼓室階は_____とつながり，前庭階は_____とつながっている。
    a. 卵円窓／正円窓
    b. 血管条／らせん靱帯

c. 正円窓／卵円窓
   d. らせん靱帯／血管条
3. 内有毛細胞の列は蝸牛頂で典型的にいくつあるか。
   a. 1
   b. 3
   c. 5
   d. 10
4. 受動的な蝸牛の進行波の前面は＿＿＿く，＿＿＿に向かっている。
   a. 鋭／基部
   b. 長／基部
   c. 長／頂
   d. 鋭／頂
5. 進行波は
   a. 長くて浅い後部と短くて急な前部がある
   b. 短くて急な後部と長くて浅い前部がある
   c. 後部と前部が対称形である
   d. それを作った音と同じように見える形をしている
6. 強くて低い周波数の音の進行波が刺激するのは
   a. 蝸牛の基部にある有毛細胞のみ
   b. 蝸牛の基部にあるほとんどの有毛細胞と頂のいくつかについても
   c. 蝸牛の頂にある有毛細胞のみ
   d. 蝸牛の頂にあるほとんどの有毛細胞と基部のいくつかについても
7. フォン・ベケシーは進行波を発見し，それをどのようなものと考えていたか。
   a. 左右対称形をしている
   b. 鋭いピークがある
   c. 鈍く丸いピークがある
   d. 短く急な後部と長くて浅い前部がある
8. 外有毛細胞の発見は＿＿＿による。
   a. フォン・ベケシー
   b. ケンプ
   c. ゴールド
   d. 上記以外
9. 外有毛細胞は入力音が＿＿＿dB SPL以下のとき能動的になる。
   a. 0〜20
   b. 20〜40

        c. 40〜60

        d. 60〜80

10. 外有毛細胞に関する次の記述で正しいのは

        a. 鼓室階に位置している

        b. 内有毛細胞よりも数が少ない

        c. 周波数の解像度を低下させる

        d. 周波数の解像度を上げる

【推薦図書】

Hall, III, J. W. (2000). *Handbook of oto-acoustic emissions.* San Diego: Singular Publishing Inc.

Yost, W. A. (2000). *Fundamentals of hearing: An introduction* (4th ed.). San Diego: Academic Press.

【引用文献】

Berlin, C. I. (1994). When outer hair cells fail, use correct circuitry to simulate their function. *The Hearing Journal*, 47(4): 43.

Bess, F. H., & Humes, L. E. (2003). *Audiology: The fundamentals* (3rd ed.). Baltimore: Williams and Wilkins.

Bobbin, R. P. (1996). Chemical receptors on outer hair cells and their molecular mechanisms. In C. I. Berlin (Ed.), *Hair cells and hearing aids* (pp.29–56). San Diego: Singular Publishing Group, Inc.

Borg, E., Canlon, B., & Engstrom, B. (1995). Noise induced hearing loss: Literature review and experiments in rabbits. *Scandinavian Audiology*, 24(Suppl.40): 117–125.

Brownell, W. E. (1996). Outer hair cell electromotility and otoacoustic emissions. In C. I. Berlin (Ed.), *Hair cells and hearing aids* (pp.3–28). San Diego: Singular Publishing Group, Inc.

Engstron, H., & Engstrom, B. (1988, June). *The Ear.* Uppsala Sweden: Widex.

Gold, T. (1948). The physical basis of the action of the cochlea. *Proceedings of the Royal Society of London, Biological Science*, 135, 492–498.

Halpin, Thornton, & Hasso. (1994). Low-frequency sensorineural hearing loss: Clinical evaluation and implications for hearing aid fitting. *Ear and Hearing*, 15(1): 71–81.

Hall, III, J. W. (2000). *Handbook of oto-acoustic emissions.* San Diego CA: Singular Publishing Group, Inc.

Hull, R. H. (1995). *Hearing in Aging.* San Diego, Singular Publishing Group Inc.

Jerger, J., Chmiel, R., Stach, B., & Spretnjak, J. (1993). Gender affects audiometric shape in presbycusis. *Journal of the American Academy of Audiology*, 4: 42–49.

Kemp, D. T. (1978). Stimulated acoustic emissions from within the human auditory system. *Journal of the Acoustical Society of America*, 64, 1386–1391.

Killion, M. C. (1997a). "I can hear what people say, but I can't understand them." *The Hearing Review*, 4(12): 8–14.

Killion, M. C. (1997b). The SIN report: Circuits haven't solved the hearing-in-noise problem. *The Hearing Journal*, 50(10): 28–34.

Moore, B. C. J. (2001). Dead regions in the cochlea: Diagnosis, perceptual consequences, and amplification for the fitting of hearing aids. *Trends in Amplification*, 5(1): 1–34.

Norris, C. H. (1996). Cochlear outer hair cells vis-a-vis semicircular canal type II hair cells. In C. I. Berlin (Ed.), *Hair cells and hearing aids* (pp.3–28). San Diego: Singular Publishing Group, Inc.

Ryals, B. M. (1995). Hair cell regeneration: Is it just for the birds? *The Hearing Journal*, 48(7): 10–83.

Thornton, A., & Abbas, P. (1980). Low-frequency hearing loss: Perception of filtered speech, psychophysical tuning curves, and masking. *Journal of the Acoustical Society of America*, 67, 623–643.

Von Bekesy, G. (1960). *Experiments in hearing*. New York: McGraw-Hill.

Yost, W. A. (2000). *Fundamentals of hearing: An introduction* (4th ed.). San Diego: Academic Press, Inc.

Willott, J. F. (1991). *Aging and the auditory system: Anatomy, physiology, and psychophysics*. San Diego: Singular Publishing Group, Inc.

CHAPTER 2

蝸牛死滅域の考え方
―補聴器フィッティングへの示唆

はじめに

　蝸牛は耳の「網膜」であり，音を電気に変換します。電気は脳が理解する「言語」なのです。しかし，網膜の死滅した領域が視野に穴を作るのと同じように，蝸牛内に死滅した有毛細胞の部分や領域があると，聞こえの感覚に死滅した周波数領域を作ります。その周波数に対して補聴器で増幅しても，ほとんどあるいはまったく役に立ちません。この章の目的は，このような死滅した領域をいかに見つけ出すかを述べ，どのような種類のオージオグラムが蝸牛の死滅域とよく関連しているかを説明し，それに続く補聴器フィッティングにおける蝸牛死滅領域の持つ意味について指摘することにあります。

　蝸牛の死滅域は内有毛細胞が完全に破壊されたところに生じます。第1章で述べたように，内有毛細胞は蝸牛の変換器であり，一方，外有毛細胞は内有毛細胞が弱い入力音を感知できるように助けています。Moore (2001) によると，外有毛細胞は低周波数に対しては約50 dB，高周波数に対しては約65 dBの増幅すなわち「利得」があります。これらのデシベルレベルを超え，内有毛細胞にも損傷が加わると，さらに25～30 dBの聴覚障害が加わります。その結果，蝸牛の死滅領域は，中間の周波数から高周波数において正常閾値を超えて90 dBの聴覚障害を，低周波数では75～80 dBの聴覚障害を引き起こします。

　蝸牛の死滅領域を見つけ出す近年開発された臨床的な手続き (Moore, 2001; Moore, Glasburg, & Stone, 2004) をこの章で述べます。ケンブリッジ大学のムーアと共同研究者によるその手続きは閾値等価雑音 (Threshold Equalizing Noise; TEN) 検査として知られています。それはCDになっており，臨床で使用することができます。蝸牛の死滅した有毛細胞の領域の検査と補聴器フィッティングへの示唆は，言語聴覚士や補聴器技能者のための学会ではかなりホットな話題となっています。蝸牛の死滅域の考え方全体について最も興味があるのは，TEN検査でもなければCDそのものでもありません。筆者の考え (Venema, 2003) では，はるかに魅力的なのはTEN検査の背景にある原理とそ

れが必要とする教育，すなわちその検査の原理を理解するために蝸牛の生理学を正しく理解しなければならないことなのです。

蝸牛の死滅域のための TEN 検査を理解するには，蝸牛の広い高周波数の基部に向かって長い傾斜のある「しっぽ」と，蝸牛の低周波数の頂に向かって比較的急峻な前部からなる進行波の包絡が非対称形であることを念頭に置くことが肝心です（図 2-1）。(1) 非対称な進行波の形は，(2) 第八神経の同調曲線と，(3) 心理物理学的（行動上の）同調曲線の形にも反映されています。これら三つの概念については，すでに第 1 章で述べました。

上行性マスキング

強い**低周波数**の進行波は基底膜全体を動かす　　強い**高周波数**の進行波は基底膜の基部のみを動かす

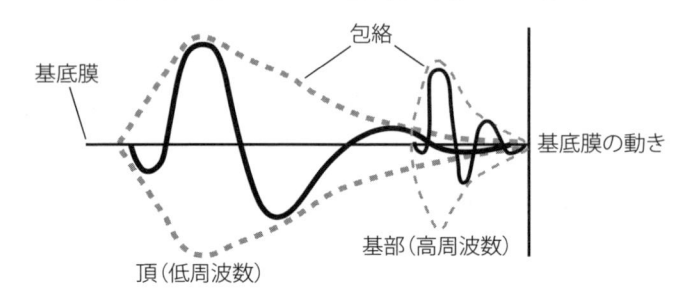

基底膜／包絡／基底膜の動き／頂（低周波数）／基部（高周波数）

図 2-1　進行波は形が左右非対称である。弱い高周波数の刺激によって蝸牛の基部（右）で小さな進行波が生じ，頂（左）の強い低周波数の刺激からの進行波によって容易に圧倒されマスクされる。逆は真ではなく，強い高周波数の刺激は蝸牛の基部（右）に限られた進行波を生じさせ，弱い低周波数の刺激（左）からの進行波と干渉を起こすことはない。

蝸牛死滅領域とは何か？

第 1 章で，外有毛細胞は内有毛細胞が弱い入力音を感知するのを助けていることを学びました。蝸牛の死滅領域は内有毛細胞が完全に破壊されたり，基底膜に沿ったある部分が欠落したりするときに生じます。カタツムリの形をしている人間の蝸牛は $2\frac{1}{2}$ 回転していることを思い出してください。第 1 章の図 1-1 で，回転している蝸牛の回転をほどいたところを想像してみてください。回転を伸ばすと，1 インチを少し超える長さ（約 34 mm）です。回転をほどかれた蝸牛の内部に小さなチューブ（中央階）があり，有毛細胞は端から端まで全体にわたって生えています。では，だいたいピンク色をした指の爪の広さを思い浮かべてください。内有毛細胞が何もないそのような領域が中央階のどこかに存在します。その領域が蝸牛の死滅域にあたります。このような死滅領域では，聞こえの感覚がまったく生じません。そのような人はそれらの領域において完全な聾なのです。

死滅領域が左右対称的に生じるのは，両方の蝸牛内のまったく同じ場所（あるいは同じ周波数の境界内）で有毛細胞がまったくない場合です。もちろん，その人のオージオグラムも対称的な感音難聴を呈しているでしょう。一方，死滅領域が蝸牛内の異なる場所にあった場合は非対称になり，異なる周波数に感音難聴が現れ，オージオグラムも非対称になります。

　蝸牛死滅領域は遺伝的にもあるいは後天的にも生じます (Venema & McSpaden, 2004)。遺伝性の蝸牛の死滅領域はさまざまなオージオグラムの型をとって現れます。程度もさまざまで，左右対称である場合も非対称である場合もあります。蝸牛の死滅領域を伴っているオージオグラムの型として，低周波数で感音難聴があり，中間の周波数と高周波数で聞こえが良い（低音障害型オージオグラム），中間の周波数に聴覚障害があり低周波数と高周波数の聞こえが良い（谷型オージオグラム），それに高度の高音急墜のオージオグラムがあります。遺伝性の感音難聴で実際ぎざぎざの変わった型のオージオグラムを持つ人が時々います。筆者は遺伝性の感音難聴の若いご婦人の検査を思い出します。片方の耳が中等度から重度の高音急墜型をしており，もう一方の耳は1000 Hzだけが聞こえが良く，高低どちらの側の周波数も聞こえが低下していました。

　後天的な蝸牛の死滅領域の例は高度の騒音性難聴の症例です。どうして騒音難聴はたいてい4000 Hz付近，基本的には3000～6000 Hzに起こるかについて注意してみることは興味深いことです。騒音によって引き起こされた損傷は，その騒音の$\frac{1}{2}$オクターブ上の周波数に相当する有毛細胞を損傷する傾向があります (Yost, 2000)。騒音難聴が3000～6000 Hzの間でなぜ生じるかを理解するために，大人の外耳道の共鳴を調べてみると役に立つかもしれません。それは1500 Hzあたりから4000 Hz付近に伸びており，2700 Hzあたりに10～20 dBのピークを持っています。共鳴を伴った広いピークが$\frac{1}{2}$オクターブ上にずれると，3000～6000 Hzの間の周波数に関連する蝸牛の有毛細胞に損傷を生じさせることになります。ところで騒音難聴の典型的なオージオグラムは6000 Hz以上で改善しますが，それは外耳道の共鳴によって騒音が10～20 dB大きくなり，4000 Hz ($\frac{1}{2}$オクターブ下）を超えると急に減少するからです。騒音に長くさらされていると騒音難聴が重篤になり，完全に高周波数の有毛細胞が死滅してしまい，高度から重度の高音急墜型の感音難聴を引き起こします。

　騒音難聴は左右対称のことも非対称のこともあります。非対称の騒音難聴はハンターやトラック運転手など，他方よりも一方が過度な騒音にさらされる人であれば誰でも見られます。右利きのライフルハンターは左耳が騒音難聴になることが多く，それはハンターがライフルを構えて狙いを定めたとき，頭の防壁あるいは陰影効果で音が右耳を襲うのをブロックし，左耳が「バーンという音」のほとんどを拾うからです。左利きのハンターにはちょうど逆のことが起こります。

　これは余談ですが，拳銃発射の騒音の多くは火薬の爆発からくるのではなく，弾丸が音

の障壁を破ることから生じます。映画で見る銃のサイレンサーは実際に弾丸の速度を遅くし，音の障壁を破壊することを防いでいるのです。そのために映画では常にサイレンサーが至近距離で使用されているのが見られます。

TEN 検査の CD：その説明と手続き，そして原理

　Moore (2001) はケンブリッジ大学の音響心理学分野の優れた研究者ですが，蝸牛の死滅域を臨床的に発見する検査を開発し，その検査は閾値等価雑音 (TEN) 検査と呼ばれています。TEN 検査は 2 チャンネルオージオメータで CD を使用して行います。その CD はムーアの研究室から求めることができ，ウェブサイトをこの章の最後に掲載しています。CD はトラックに分かれ，オクターブとオージオメータの周波数の中間のオクターブの純音と，これらすべての周波数を含む単一の広帯域マスキングノイズからできています。このマスキングノイズが TEN です。オージオメータで用いられている狭帯域ノイズとはかなり違っています。純音と TEN は同じ耳に導かれなければなりません (同側)。それには 2 チャンネルのオージオメータを用いなければできません。純音とノイズの強さは，オージオメータの強さのコントローラによって別々に調整することができ，これら両方を右耳ないしは左耳に送ります。TEN 検査の一般的な手続きは，まず CD から純音の閾値を求め，そしてマスキングノイズを同じ耳に提示しながら (同側マスキング)，同じ耳の閾値を再検査します。

　CD はオージオメータのテープ入力につなぎ，静寂時の純音閾値を受話器を通して求めます。耳覆い形イヤホンよりも挿入形イヤホンの周波数特性が平坦であるので，挿入形イヤホンが一般に推奨されます。行動上の閾値は同側に提示した TEN を用いて再検査します。TEN を十分にかけて，蝸牛の有毛細胞の死滅が疑われる周波数の閾値をちょうどマスクします。たとえば高音漸傾型の聴覚障害の場合，高周波数に蝸牛死滅領域が疑われると，TEN の強さのレベルはその高周波数の閾値をちょうどマスクするのに十分でなければいけません。TEN を提示して，もう一度すべての聴取閾値を再検査し，マスキングされた閾値とされない閾値を比較します。広帯域の TEN によって，もちろん，聞こえの閾値がすべて上昇します。つまり，すべての閾値が少なくとも TEN のデシベルレベルまで上昇するはずです。Moore (2001) が提案するところによると，同側に提示した TEN によって，関心のあるすなわち蝸牛の死滅した有毛細胞の領域から生じた疑いのある閾値は，最終的に TEN の強さのレベルよりも数 dB (2〜3 dB) 上にある場合がよくあります。この知見は損傷が主に外有毛細胞に限定される蝸牛の周波数領域に対して，マスキングの影響が増大したことから生じているのかもしれません。これは蝸牛の有毛細胞が死滅した領域とは考えられないでしょう。

　同側の TEN によって，閾値が TEN の強さのレベルよりも少なくとも 10 dB 以上大きい周波数について内有毛細胞が死滅したことを疑います。この 10 dB 以上の変化 (TEN

のdBレベルに比べて）が，蝸牛の死滅した有毛細胞の領域の存在を見極めるムーアの基準なのです。関心のある純音周波数に対する閾値がこのように大きく上昇することは，マスキングなしとマスキングありの閾値が，関心のある周波数と対応しないかけ離れた健康な有毛細胞から生じていることを意味します。前に述べた高音漸傾型の聴覚障害の例において，高い周波数のマスキングなしとマスキングありの閾値は，蝸牛の低周波数や中間の周波数領域の有毛細胞から実際生じたものなのでしょう。

　全体の概念は，TENの量を減らして用いることによって何が生じるかを考えてみれば明確になるかもしれません。低周波数の聴力レベルが20 dBで，高周波数の聴力レベルが80 dBの人を想定します。もちろん，蝸牛の死滅領域が疑われるのは高周波数です。高い周波数の閾値をちょうどマスキングするために，いきなり85 dBでTENを提示するのではなく，広帯域のTENを十分に提示して，良い低周波数の閾値をマスキングします。たとえばTENを50 dBで提示します。ここで低周波数の閾値が20 dBからTENの50 dBレベルに変化することを観察しますが，高周波数に対する80 dBの閾値はまったく変化しません。なぜならTENはこれらの周波数においてはクライエントに聞こえないからです。これは高周波数における有毛細胞は損傷されてはいますが，まったく死滅しているわけではない聴覚障害であることを示しています。

　一方，この症例で高周波数の有毛細胞がまったく死滅していると仮定してみましょう。ここで，広帯域のTENを50 dBで提示すると，その効果は低周波数の閾値だけでなく高周波数の閾値までも変化させます。オージオグラム上に見る高周波数の閾値は，じつはその高周波数を表す有毛細胞から生じているのではないのです。事実，さらに低い周波数に関与する健康な内有毛細胞から発している可能性があります。十分な強さで低い周波数をマスキングするとその閾値が上がり，理論的にはTENが聞こえもしない高周波数の閾値に影響を与えます。Moore (2001) は蝸牛の死滅域に関するオリジナルの論文の中で，高周波数の聴覚障害（低周波数は正常）の2症例を紹介し，その中でTENをさまざまなレベルで提示しました。ある症例では，TENを十分に与えると良い低周波数の閾値が変化し，通常は聞こえない高周波数の閾値には何の影響もありません。もう一方の症例では，TENの量を同じにして高周波数の閾値が実際に変化しています。第2の症例に対する説明としては，高周波数の閾値は見せかけで，その高周波数に関与する有毛細胞から実際に生じたものではないと言うしかありません。

蝸牛の死滅領域を一般に伴う聴覚障害

　ここでTEN検査が，どのようにして蝸牛の死滅領域を通例伴っている感音難聴の二つのタイプである，中等度の低音障害型の聴覚障害（図2-2）と，重度の高音急墜型の聴覚障害（図2-3）を検査するか調べてみることは役に立つかもしれません。どちらのタイプの感音難聴についても，最も悪い閾値は見せかけである可能性が高く，それらの周波数領域

における内有毛細胞は死滅していて，ここでの閾値は聞こえが良い健康な有毛細胞の領域から間接的に生じたものかもしれません。

TEN検査と中等度の低音障害型感音難聴

中等度の低音障害型の感音難聴と信じていても，本当に「中等度」であるかどうかは怪しく，それは実際に重度の低周波数の感音難聴あるいは蝸牛の低周波数領域の内有毛細胞が死滅していることを示しているかもしれません。しかし，進行波が非対称の形をしているので，少なくとも中等度の低音障害型の聴覚障害は明らかです（図2-2）。換言すると，低周波数に完全な聾があると中等度の低音障害型の感音難聴があるかのように見せかけることがあるのです。ここで大切なのは，進行波の傾斜が急峻な前面は頂あるいは蝸牛の低周波数領域に面しており，長く浅い「しっぽ」は基部あるいは高周波数領域に向かって傾斜していることを理解することです。

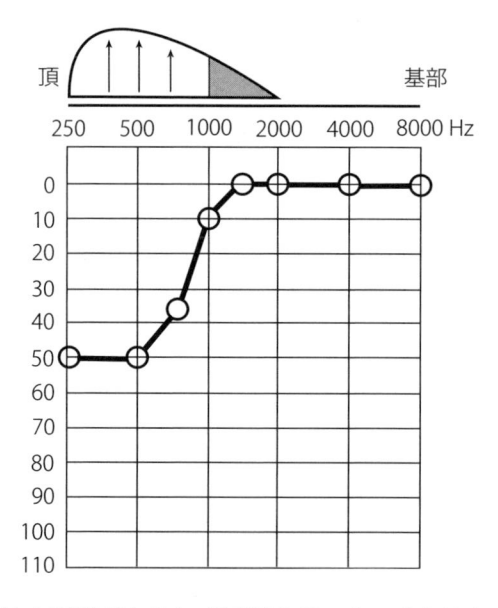

図 2-2　低周波数に死滅域があると，低音障害型のオージオグラムを持つ中等度の低周波数の感音難聴のみを呈することがある。進行波は「しっぽ」が長いので，強い低周波数の刺激によって，健康な中間の周波数の有毛細胞の領域（グレーの部分）を「興奮させる」ことがある。その人は反応を示すが，それは低周波数の有毛細胞領域から実際に生じているものではないだろう。急峻にあるいはゆっくりと上昇する低音障害型のオージオグラムは低周波数の蝸牛死滅領域と関係する場合があるので注意を要する。

1000 Hz以下のすべての低い周波数の内有毛細胞と外有毛細胞が完全に死滅している人を考えてみましょう。オージオメータで提示された250 Hzと500 Hzの純音を想定すると，進行波のピークは蝸牛頂の死滅した低周波数の有毛細胞の領域で生じます。死滅した低周波数の有毛細胞は反応することができず，進行波の長くて浅い後部は基底膜の中間の周波数領域に達し，健康な中間の周波数の有毛細胞をなお刺激することができます。低周波数の有毛細胞がまったく死滅しても，低周波数の中程度の刺激によって，まだ生きている中間の周波数の有毛細胞を興奮させて，音が確かに聞こえたと人に手を挙げさせるのです (Halpin, Thornton, & Hasso, 1994)。この場合，低周波数を死滅した低周波数の有毛細胞ではなく，健康な中間の周波数の有毛細胞によって「聞いて」いるのでしょう。低音障害型の感音難聴では，オージオグラムに見られる聴取閾値が比較的緩やかに上昇していますが，これは進行波の長くて浅く傾斜している後部を実際に反映しています。

　蝸牛の有毛細胞に死滅領域があると，人は離れて生存している有毛細胞によって実際に聞いています。このことを「離調聴取」(off-frequency-listening) と呼んでいます (Moore, 2001)。Moore (2001) の特別な指示と基準によると，関心のある閾値をちょうどマスクするためにTENを十分なレベルで提示すべきで，蝸牛の有毛細胞が死滅していると疑われる低い周波数で，低周波数の閾値がTENのレベルよりも10 dB以上変化するかどうかを検査します。しかし，ここで，TENが聞き手にラウドネスの不快を生じさせるのに十分な強さで提示されてしまっているかもしれません。別の方法として，中間の周波数から高周波数の閾値を低下させるのに足るわずかな量の広帯域のTENのマスキングノイズを同側に提示します。これは予期されたことですが，もし低音障害型か高音急墜型の聴覚障害が蝸牛の死滅域によるものであれば，TENが理論的にそれらの周波数で聞こえなくても，TENは閾値を最悪にまで上昇させるでしょう。

　もちろん低音障害型の感音難聴のすべてで蝸牛の死滅域が原因ではありません。たとえばメニエール病が原因で，実際に低音障害型の感音難聴になる人もいます。また単に真に遺伝性で低周波数で中等度の感音難聴の人もいるでしょう。その場合は，低周波数の閾値をマスクするTENのレベルでは，低周波数の閾値をTENの強さより10 dB以上上回って変化させることはないでしょう。一方，TENを弱いレベルで提示して，中間の周波数と高周波数のより良い閾値を変化させるようにすると，低周波数の低下した閾値はほとんど影響を受けないでしょう。したがって，低周波数の聴覚障害が実際に蝸牛頂にある蝸牛の死滅領域が原因なのかどうなのかを検査したいものです。

TEN検査と高度の高音急墜型の感音難聴

　高度の高音急墜型の感音難聴はまた，高周波数に蝸牛の死滅領域があることがあります (図2-3)。ここでは，高周波数の閾値は損傷された高周波数の有毛細胞から生じるのでは

高度の高音急墜の感音難聴；
離れた有毛細胞による聞こえ？

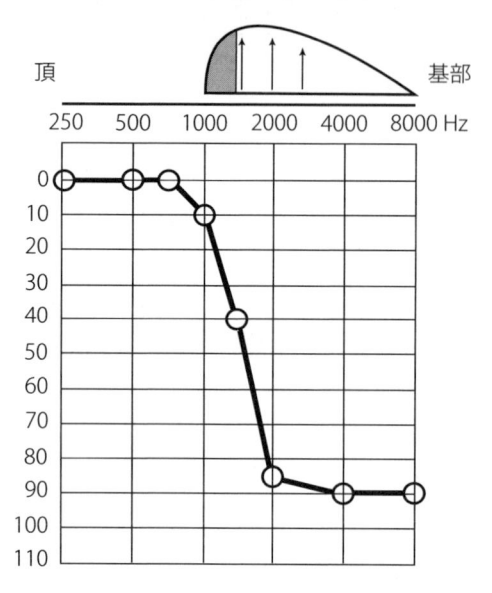

図 2-3 高周波数に死滅域があると，高周波数の感音難聴の程度が急激に大きくなるオージオグラムを呈することがある。進行波の前面が急峻なので，強い高周波数の刺激によって健康な中間の周波数の有毛細胞の領域（グレーの部分）を「興奮させる」ことがある。その人は反応を示すが，高周波数の有毛細胞領域から実際に生じたものではないだろう。閾値が急に落ちると，高周波数の蝸牛死滅領域と関係する場合があるので注意を要する。

なく，低周波数の有毛細胞を間接的に刺激したことから生じる場合があるかもしれません。高周波数の聴覚障害は高度に違いありません。その理由は，進行波の急峻な前面が生きている健康な中間の周波数の有毛細胞の領域に広がることができるほど高周波数の刺激をかなり強くしなければならないからです。高度の高音急墜型の感音難聴の場合，高周波数の急峻な傾斜は蝸牛の中で生じる進行波の前面の急峻さを反映しています。

　図2-2に示した方向と同じで，傾斜が急な進行波の前面は，低周波数から中間の周波数の有毛細胞がある蝸牛の頂に面しています（図2-3）。しかし，この例では，生存しているのはこれらの低周波数から中間の周波数の有毛細胞なのです。強い高周波数の刺激によって，急峻な進行波の前面がこれらの生きている中間の周波数の有毛細胞に広がっていきます。これらの有毛細胞は高周波数の音に反応し，人は音が聞こえたと手を挙げます。この場合，高周波数の有毛細胞が全部死滅していたとしても，強い高周波数の音によって中間の周波数の有毛細胞が刺激されることがあります。進行波の前面がこのように広がるためには強さがかなり必要になるので，高度から重度の高周波数の閾値がオージオグラム上に記録されます。この高度から重度の高周波数の閾値は高周波数の感度を実際に示しているものではなく，むしろアーチファクトであり，離れて生存している有毛細胞の領域を

間接的に刺激した結果なのです。繰り返しますが，有毛細胞の前面は比較的急峻なので，行動上の閾値はだんだん高周波数にいくにつれて急に低下します。オージオグラム上で見るように，閾値の急な低下は進行波の前面が急峻であることを実際に反映しています。

　高音急墜の感音難聴の場合，TEN を高周波数の低下した閾値をちょうどマスクするのに十分な強さで提示することもでき，臨床家は TEN によって高周波数の閾値が TEN の強さよりも少なくとも 10 dB 以上強くなったかどうかを判定するでしょう。ラウドネスが不快になるのを抑えるために，その代わりに低周波数の比較的良い閾値を変化させるのに十分な少ない量の TEN を提示することもできます。内有毛細胞が蝸牛の高周波数領域で本当に死滅しているのであれば，たとえ同じ高周波数の閾値がマスキングノイズの強さより大きくても，聞こえの良い低周波数の閾値を十分マスクする TEN によっても高周波数の閾値を悪化させられるかもしれません。実際のところ，これは起こらないようです。というのは，これらの閾値ではマスキングノイズを聞くことさえもできないからです。しかし，それにもかかわらずこれらの閾値が影響を受ける理由は，どの周波数でも死滅した有毛細胞の領域がある人は，これらの死滅した領域にある音を，生存している有毛細胞の領域に侵入してきたわずかな進行波によって聞いているからなのです。

「谷型」の感音難聴

　この比較的まれな聴覚障害の型は，遺伝性の聴覚障害であることがしばしばで，中間の周波数の蝸牛死滅域が原因であることがあります。谷型の感音難聴の場合，中間の周波数に中等度から高度の感音難聴があり，低周波数や高周波数の閾値はそれよりも良好です。前述の低音障害型や高音急墜型の感音難聴では原因が混ざり合っていましたが，中間の周波数の閾値が中等度であることは，中間の周波数に蝸牛の死滅域があることを実際に示している場合があります。すなわち，中間の周波数は完全に聾で，低周波数と高周波数の聞こえが正常であると，中間の周波数の閾値で中等度の低下（たとえば 50〜60 dB）つまり谷型の感音難聴であると見せかけることがあるのです。

TEN 検査：dB SPL の旧版と dB HL の聴力検査

　ごく最近まで（Moore 他，2004），TEN 検査の純音も広帯域マスキングノイズもすべて HL ではなく SPL で較正されていました。旧版では 125〜10000 Hz のオクターブとオクターブの中間の周波数の純音が含まれており，また TEN はこの全周波数範囲に及ぶ広帯域でもありました。初期の研究の中で，Moore（2001）はデシベルを SPL で示したオージオグラムに被検者の結果を描いていました。TEN のスペクトルは聴力が正常な被検者に同側に提示した場合，周波数ごとの閾値の低下が平坦で等しくなるように作られていました。たとえば，TEN を 30 dB SPL で提示すると 30 dB SPL の聴取閾値になり，TEN

を50 dB SPLで提示すると50 dB SPLの平坦な閾値になります。

　典型的な臨床の場で旧版のCDを使用しようとするときは，dB SPLで較正されていることに注意することが肝心です。TENのCDにより検査した正常な聴取閾値をオージオグラム上に描くと水平な形にはなりません。なぜならオージオグラムはデシベルの表示がHLであるからです。正常聴力の結果をオージオグラムにそのまま描くと，通常，中間の周波数にいちばん良い閾値が現れ，ぎりぎりから軽度の聴覚障害が低周波数と高周波数に現れます。正常な聞こえは1～4 kHzの周波数が最も感度が高く，dB SPLで表すと最もよくわかります。これがステレオシステムによってはイコライザボタンが，弱く提示された音に対しては「スマイル」のように見える位置に配置されている理由であり，すべての周波数を等しい大きさで聞くためには低周波数と高周波数を人為的に増幅する必要があるのです。また，ステレオの静かな音楽に対しても「ラウドネス」や「バスブースト」ボタンを押すことがしばしばあります。全体の強さが増加すると，全周波数を等しい大きさで聞くので，「ラウドネス」や「バスブースト」ボタンを働かせる必要はもはやなくなります。上行性マスキングについては，これは別のよく知られた心理音響学的現象です (Yost, 2000)。

　dB SPLのTEN検査結果を典型的なdB HLのオージオグラムに正確に直すには少々複雑な較正が必要です。これは真剣に考慮すべきことで，旧版のTEN検査に伴う臨床上での限界とさえ言う人もいます。dB SPLからdB HLへ変換するために，旧版のCDを使用していた研究センターや臨床センターでさまざまな方法が現れました。しかし，その詳細についてはこの入門的な記述の域を超えているので，ここでは触れないことにします（基本的には，私自身もよくわかりません）。残念ながらこの章の執筆時点では，本章で述べた症例研究の結果はdB SPLで較正した旧TEN CDからのものです。新版のTEN検査CDは最近発売され，dB HLで較正されています (Moore他, 2004)。その詳細と利用法について本章の最後に記述しています。

TEN検査による症例研究

　本章で示した症例はdB SPLとdB HLの変換をせずに検査しました。TEN検査のCDはdB SPLで較正されていますが，その検査の結果を単純に直接オージオグラム上に表しています。それでも，ここでの症例研究の結果はTEN検査の背景にある原理を理解するのには役に立ちます。

症例1 正常聴力の被検者

　TENを30 dB SPLで提示して，オージオグラムにdB HLでプロットすると，聴取閾値は平坦な形をしません。図2-4に実際に示されているように，正常聴力の被検者のマスキングなしの閾値は中間の周波数がいちばん良くて，低い周波数では悪く，8000 Hzでも良

被検者1　正常聴力

X TEN CDからの左耳の純音閾値（dB SPLで較正されている）

□ 同じTEN CDから30 dBで同側にマスキングした左耳の純音閾値

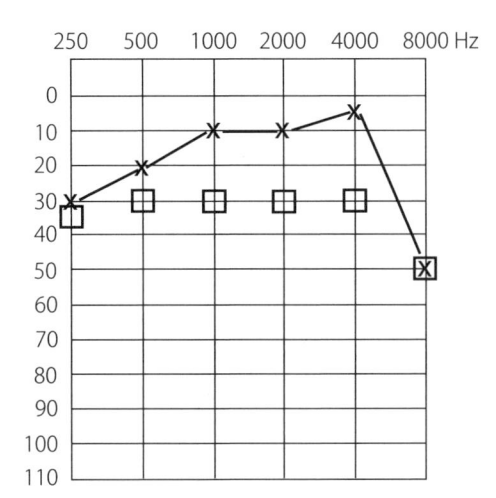

図2-4 聴力レベルで表すと聴力正常である著者から，TEN CDの純音による聴取閾値が得られた。TEN CDの純音による閾値が凸レンズの形をしていることに注意してほしい。これは，オージオグラムがdB HLで測定されるのに対して，CDの音の較正がdB SPLでなされているからである。もう一つ注意してほしいのは，30 dB TENによってマスクされる閾値は，それが聞こえる閾値であり，ちなみに最も悪い8000 Hzの閾値はそうではない。

くありません。30 dB SPLの強さでTENを同じ被検者に提示すると，良かった閾値が悪かった閾値よりも変化します。TENによって変化した閾値はTENが聞こえていた閾値であり，変化がない閾値はTENが聞こえなかった閾値と考えることができます。

症例2　高音漸傾型の感音難聴

　静寂時の純音閾値は250 Hzでわずかに聴覚障害があることを示していますが，これは恐らくCDがdB SPLで較正されていることによるものです（図2-5）。この例の場合，CDのTENをわずか30 dB SPLで提示するだけで，低周波数をマスクすることができましたが，高周波数はマスクすることができませんでした。このレベルはMoore (2001) の指示に厳密には従っていないことを思い出してください。すなわち，蝸牛の有毛細胞の死滅が疑われる高周波数の閾値をちょうどマスクするのに十分なTENを提示して，その高周波数の閾値がTEN自身の強さのレベルよりも10 dB以上変化したかどうかを判定します。もしこれをこの被検者に対して行っていたならば，TENはさらに強くなり，4000 Hzか8000 Hzの閾値をマスクするのに十分な強さのレベルで提示する必要があったでしょう。被検者によっては60〜70 dB SPLで提示したTENに過剰な主観的なラウドネスの不快を報告する人がいます。したがって臨床の場ではTENは良い聴取閾値をマスクするのに十分なレベルで提示することが時々あります。その強さで低下した閾値に何らかの影響が見られるかどうかを判定します。この被検者について，TENをわずか30 dB SPLで提

被検者2　軽度から中等度の感音難聴
蝸牛に死滅域の疑いがない

○ X　TENのCDによる純音閾値 (dB SPLで較正されている)
△ □　マスキングされた純音閾値：同じCDから、30 dBで同側に提示したTENによる閾値

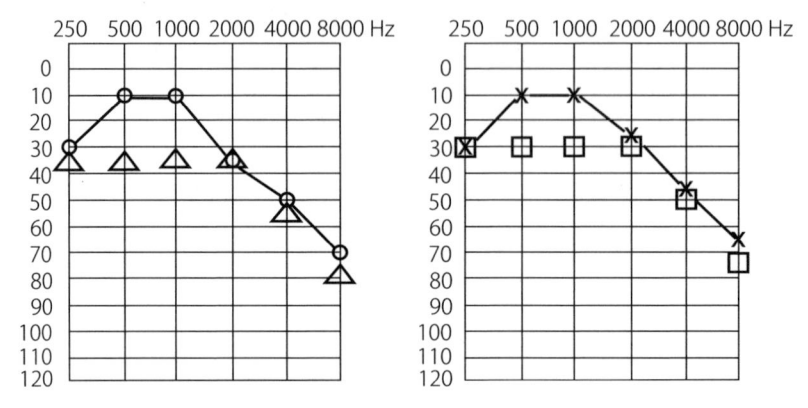

図2-5　30 dB TENによって同側をマスキングすると，漸傾型の感音難聴で低周波数から中間の周波数の良い閾値が影響を受ける。なぜなら，これらの周波数においてTENがこの人に聞こえているからである。しかし，TENは高周波数の閾値には影響しない。なぜなら，これらの周波数においてはそれが聞こえないからである。このことは高い周波数において有毛細胞が損傷されてはいるが，これらの周波数で蝸牛の死滅域が原因ではない，典型的な高周波数の感音難聴であることを示している。

示すると，低周波数の閾値に変化が生じ，高周波数の閾値には変化が生じていません。これは道理にかなったことで，なぜならこの被検者は高周波数で広帯域のTENを聴取することができなかったからです。この被検者は高周波数に感音難聴があり，蝸牛の死滅領域はないと思われます。

症例3　中間の周波数から高周波数に高度から重度の感音難聴がある被検者

　結果を図2-6に示します。前の2名の被検者に行ったように，まずTEN CDから純音閾値を取り，それから同側のTENによって閾値を求めました。TENのレベルはMoore (2001) により理論的に必要とされているものよりもかなり小さいですが，中間の周波数から高周波数の高度から重度の閾値をマスクし，ラウドネスの快適さを生じさせるでしょう。このようにして，被検者の静寂時における閾値は50 dB SPLでTENを提示したときと比較されます。中間の周波数から高周波数の閾値が，その周波数に関係している（死滅してはいないが）損傷されている有毛細胞の領域から生じたものであれば，50 dB SPLのTENは低周波数の閾値をマスクし変化はもたらしますが，高周波数の閾値には何の影響もありません。しかし，図2-6に示すように，高周波数の閾値は50 dB SPLのTENによって実際に影響を受けています。この知見はMoore (2001) によれば，高周波数に蝸牛の死滅域があることを示します。

2. 蝸牛死滅域の考え方——補聴器フィッティングへの示唆　35

被検者3　高度の高音急墜の感音難聴
蝸牛に死滅域が疑われる

○ ✕　TEN CDによる純音閾値 (dB SPLで較正されている)
△ □　マスキングされた閾値：同じCDから，50 dBで同側に提示したTENによる閾値

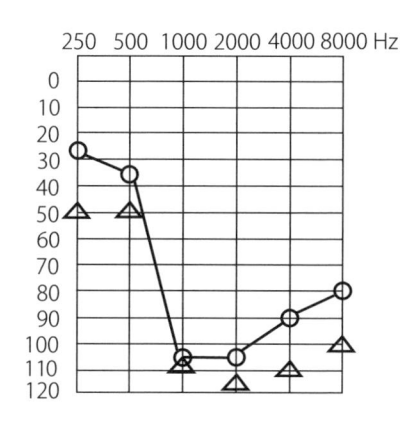

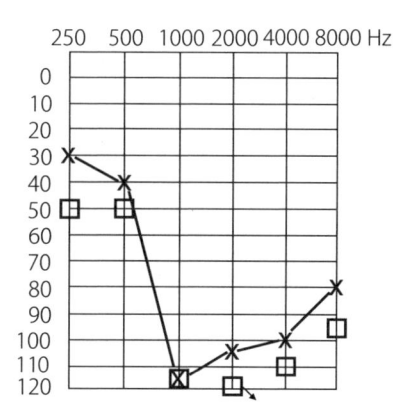

図2-6　50 dB TENによる同側マスキングによって，高音急墜の感音難聴の低周波数と中間の周波数の閾値が影響を受ける。なぜならTENがこの人にこれらの周波数において聞こえているからである。しかしまた，TENが高周波数においてこの人に聞こえないにもかかわらず，これらの周波数の閾値が少なくとも10 dB変化している。これは高周波数で蝸牛の死滅域を原因とする高周波数の感音難聴である。したがって，高周波数の閾値は損傷された高周波数の有毛細胞から実際に生じたのではなく，むしろ強い高周波数の刺激に応答する低周波数から中間の周波数の離れた有毛細胞が刺激された結果 (離調聴取) である。

死滅領域と増幅との関連性

　蝸牛に死滅領域があると疑われるクライエントに対して，非常に低下している閾値を増幅することは臨床活動としては最良であると言えないかもしれません。なぜならクライエントに有益ではない無用な情報のみが与えられるかもしれないからです (Venema & McSpaden, 2004)。低音障害型の聴覚障害の症例では (図2-2)，低周波数の利得は暗騒音を増加させることでイライラさせることになります。一方，高周波数の行き過ぎた利得によって，高音急墜型の聴覚障害者はフィードバック (ハウリングと同意) に悩まされることになります (図2-3)。増幅と蝸牛の死滅領域との関連性は重要で，最悪な閾値に増幅の照準を合わせないことです。これらの症例ではオージオグラムの渡り部分を増幅することが最良でしょう。特に，底になっていたり最悪な状態でプラトーになっているところではなく，閾値が変化している周波数に注意を集中してください。低音障害型の感音難聴については，これはオージオグラムの緩やかな部分 (あるいはより急な立ち上がり部分) を含み，高音急墜の感音難聴については，渡りが急峻なスロープそのものでしょう。

蝸牛に死滅領域があるということは補聴器フィッティングに特別な課題を提示します。というのは聴力検査をする上で隣り合う周波数間で極端に上がったり下がったりすることがしばしばあるからです。しかし，今日の補聴器の技術は1990年頃から過去15年間以上にわたって指数関数的に複雑性が増してきました。アナログであろうとデジタルであろうと，多チャンネル補聴器は独立して調整ができるチャンネルを持っており，オージオグラムの型の「かど」を寸分違わず正確に形成することが可能になっています。1990年代の半ばからアナログの2チャンネル補聴器でさえもできるようになっています。ある周波数で急に変化している聴覚障害については，少なくとも2チャンネルあることが肝心で，利得と出力がほとんどないチャンネルと，他方ではそれらを上げていくことができます。クロスオーバー周波数とは，二つのチャンネルが「出会う」ところで，聴取閾値が下降し始めるオージオグラムの「かど」にきちんと調整しなければいけません。多チャンネル補聴器については第6章でさらに論じます。

低音障害型の聴覚障害のフィッティングは実際，常に課題になってきました。特に旧来の単チャンネルのアナログ補聴器ではそうでした。繰り返しますが，補聴器に二つ以上のチャンネルがあると，これらの症例ではより正確なフィッティングができます。低音障害型の聴覚障害は蝸牛の低周波数領域（頂）に蝸牛の死滅域が時々あり，ここにいくばくかの光を当てる手助けをすることができます。クライエントがオージオメータからの低周波数の純音が良い音に聞こえたり音質が良いと応えたりするならば，その人は単純に低周波数の聴覚障害のみで，増幅に進むことは良い考えでしょう。これがストラテジーとして選択されたら，補聴器のチャンネル間のクロスオーバー周波数をオージオグラムの「かど」，すなわち聴力レベルが変化するところにセットします。もし傾斜が緩やかな場合は，クロスオーバー周波数を上向きの傾斜の中央にセットします。しかし，クライエントが低周波数の音が「耳障り」であるとか音質が良くないと報告する場合は，低周波数の最も悪い聴取閾値に対して増幅することは好ましいことではないでしょう。このように，低音障害型の感音難聴のクライエントが増幅音の聞こえにまったく満足しないことは意外なことではありません。しかし，低音障害型の感音難聴の渡りや上昇部分をフィッティングすることも可能です。なぜなら，この周波数領域の有毛細胞が完全に死滅しているわけではないからです。

蝸牛に死滅領域があるとされる高音急墜で高度の感音難聴に対しては，たとえば騒音難聴のように急激に落ちる聴覚障害にフィッティングするときと同じ技術を用いることになるでしょう。課題は同じで，つまり聴取閾値が良い低周波数に対して利得と出力を与え過ぎないようにして，高周波数の高度の閾値にどのようにフィッティングするかということです。繰り返しますが，今日の多チャンネル補聴器は実際に良い出発点になります。クロスオーバー周波数をオージオグラムの「かど」，聴覚障害が急に始まるところにくるようにチャンネルの間に設定します。もう一つ考慮することは，高周波数の高度

の閾値にどれだけの利得と出力を与えるかということです。これらの閾値はまったく実在するものではないかもしれないことを思い出してください。なぜなら高周波数の有毛細胞は死滅しているからです。最も低下している閾値に利得と出力を最大に与える代わりに，聴覚障害の「渡り」を少ない利得で増幅し焦点化します。すなわち「底についた」ところではなく，聴覚障害が傾斜しているところを増幅します。これは直感とは相反するかもしれませんが，有毛細胞がまったくない周波数を増幅し，不必要な高周波数の利得と過度なフィードバックをともなって，クライエントが強い不満を示す危険性に陥ることをよくよく考えてください。

　谷型の聴覚障害のフィッティングはさらに困難です。というのは今度は少なくとも3チャンネルが必要だからです。一つは低周波数，もう一つは中間の周波数，そしてさらに一つは高周波数です。3チャンネルの補聴器には，二つのクロスオーバー周波数があり，一つは低周波数と中間の周波数の間，そしてもう一つは中間の周波数と高周波数の間です。谷型の感音難聴者が落ちて急に良くなるのであれば，オージオグラムには二つのかどがあるように見え，二つのクロスオーバー周波数はオージオグラム上の「かど」がある周波数に設定することができるでしょう。その傾斜がゆっくり落ちて上昇するのであれば，クロスオーバー周波数はそれぞれ二つの傾斜の中央あたりになるように調節することができるでしょう。

有毛細胞の死滅領域内での音の知覚

　蝸牛の死滅領域がある人に，音がどのように聞こえているかは，ただただ驚くばかりです。それは恐らく答えるのに良い質問なのではないでしょうか。ある人が高い周波数の音を音としてまったく聞こえないと報告すれば，高周波数の最悪の閾値に増幅することは名案とはいえないかもしれません。急に落ちているオージオグラムや高い周波数に高度から重度の聴覚障害がある場合は，高い周波数に対する蝸牛死滅域があることを疑います。死んだものは助けられませんが，死にかけているものは助けることができることを覚えておいてください。

　蝸牛に死滅域があると，死滅領域にある音を他の蝸牛領域の生きている有毛細胞によって聞いています。クライエントにとって，この「離調聴取」とはどのように聞こえるものなのか，ただただ不思議に思います。人によって，自然な音として聞こえないとか，音色が違って聞こえるという人がいます。これらの領域を純音で刺激した場合，こすったような，あるいはむずがゆい感覚が生じると報告されることがしばしばあります。死滅領域が指摘されていても，主観的な報告が人によって常に一貫しているわけではありません(Moore, 2001)。

　著者は臨床で騒音性難聴の人の聴力検査をしていたときのことを思い出します。彼は高周波数に高度から重度の感音難聴がありました。可搬型のオージオメータをクライエ

ントと自分の間のテーブルの上にセットしました。耳覆い形受話器を用いて4 kHzの純音を90 dB HLでクライエントに提示しました。私には聞こえましたが，そのクライエントは手を挙げませんでした。彼に本当にその音が聞こえないのかと尋ねたところ，そのクライエントは「感じることはできるが，音としては何も聞こえない」と言いました。

　後になって開業中に行った，低音障害型の感音難聴の検査も思い出します。この症例の場合，1000 Hz以上の純音に対して，ほぼ正常に近い聴取閾値で手を確実に挙げていました。しかし，低い周波数の音（たとえば，250 Hzと500 Hz）に対しては，同じクライエントが弱いときは40 dB HLで，強いときは60 dB HLで手を挙げることが時々見られました。このように信頼性が高い周波数の閾値よりも低い周波数の閾値に対して低かったのです。今思えば，この知見は低周波数の有毛細胞に死滅した領域があることを疑わせるものです。まず，低音障害型の感音難聴があると，蝸牛に死滅域があることを幾分か疑わせます。次に，低周波数の行動上の閾値の信頼性が低いことは，低周波数の刺激が離れた高周波数の有毛細胞によって実際に受け取られる離調聴取によっているかもしれません。今だからわかることですが，著者はクライエントに低い周波数の音が実際にどのように聞こえていたのか聞かなかったのが悔やまれます。

新版TEN検査

　TEN検査CDの新版が販売されており，dB HLで較正されています（Moore他，2004）。純音周波数は旧版よりも制限されており，新版では500〜4000 Hzまでのオクターブ周波数だけになっています。TENの帯域幅も抑えられており，この狭くなった帯域を包括しています。dB HLで較正されている新しいTEN検査の主な利点は，結果をdB SPLの値からdB HLに変換する必要がなく，オージオグラムに直接移せることです。これによって貴重な臨床の時間を節約することができます。なぜなら行動上の純音閾値がdB SPLで較正されていた旧CDでのように2回ではなく，一度検査すればよいからです。さらに，TENのCDの旧版で見られるように，臨床で知りたい周波数が125〜10000 Hzの検査に通常含まれていないのです。新CDで提供されている純音周波数を制限することによって，TENの帯域幅を狭くすることが可能になっています。このように，TENのどのレベルについても，全体のノイズの強さとラウドネスが抑えられています。すなわち，かなり低い周波数や高い周波数を除いたために，TENの全体の強さが抑えられているのです。その結果，新TEN検査はオージオメータの出力の限界にいどむことはありません。全体の強さを抑えることでクライエントの側の過度な主観的なラウドネスの不快感も抑えられます（そして検査中に騒音難聴を引き起こすことも）。

要約

- CDによるTEN検査があれば，著者の考えでは，蝸牛の死滅領域が疑われるクライエントを検査するのにどんな新しい検査バッテリーも必要としない。実際に，その臨床上における有効性と蝸牛の死滅域を診断する的確性と一貫性について疑問視する研究がある。Summers, Molis, Musch, Walden, Surr & Cord (2003) は，基準の行動検査（心理物理学的同調曲線）では死滅した蝸牛の有毛細胞の領域はないと示されているにもかかわらず，TEN検査で数人の被検者に対して蝸牛の死滅した有毛細胞領域の擬陽性の指標を示すことが時々あることを示している。この章の最初に述べたように，TEN検査の背景にある原理を理解するのに必要な知識は我々の教育の一部にあるべきで，蝸牛の死滅域を求めるTEN検査を理解するには，蝸牛がどのように魅惑的な方法で機能しているかを認識する必要がある。そうするにはおのずとCDを求める以外にない。

- 低音障害型，高度の高音急墜型それに谷型の感音難聴があると，臨床家は蝸牛に死滅域があるのではないかと疑う。言語聴覚士や補聴器技能者はたいてい以前にこれらのタイプのオージオグラムをしたクライエントに会っており，この章で述べた概念は，なぜこのようなオージオグラムが蝸牛の死滅領域と関連しているのか根底にある理由のいくつかを説明することを意図している。

- 閾値が最も低下しているところに提示された聞こえる音の主観的な知覚，つまり，死滅領域にある音がどのように聞こえるかについて，クライエントに尋ねてみることは名案である。

- (1) 最初は疑い，そして (2) 次に主観的な質問をする，これら二つの些細なことは最も低下した閾値をどの程度増幅するかを考える際に実際に役に立つ。低音障害の最も低下した閾値に，低周波数の利得と出力を最大に与えることに集中すべきなのだろうか。高音急墜の感音難聴に対して，最も低下した高周波数の閾値を増幅することに焦点を当てるべきなのだろうか。

復習問題

1. 外有毛細胞は低周波数と高周波数に対してそれぞれ約_____／_____dBの利得を与える。
    a. 10／20
    b. 30／40
    c. 50／60
    d. 70／80
2. 人の蝸牛を引き伸ばすと何mmの長さになるか。

a. 35
b. 45
c. 55
d. 75

3. Moore (2001) によると，TEN は最初に提示する強さは何を満たすようにするべきか．
    a. いちばん良い聴取閾値をちょうどマスクする
    b. いちばん悪い聴取閾値をちょうどマスクする
    c. いちばん良い閾値と悪い閾値の間の閾値をマスクする
    d. 上記以外

4. 最初の TEN 検査は dB＿＿＿で較正されていたが，新版は dB＿＿＿で較正されている．
    a. SPL／HL
    b. HL／SPL
    c. SL／HL
    d. HL／SL

5. ＿＿＿の低音障害の感音難聴があると，臨床家は蝸牛に死滅領域があるのではないかと疑う．
    a. 軽度
    b. 中度
    c. 高度
    d. 重度

6. ＿＿＿の高音急墜の感音難聴があると，臨床家は蝸牛に死滅領域があるのではないかと疑う．
    a. 軽度
    b. 中度
    c. 高度
    d. 重度

7. ムーアの蝸牛の死滅領域の存在を示す正の指標は，マスキングされた閾値が
    a. TEN のレベルよりも少なくとも 10 dB 以上大きい
    b. TEN のレベルと同じ
    c. TEN のレベルよりも 2〜3 dB 大きい
    d. 実際，TEN のレベルより小さい

8. 蝸牛の死滅領域を伴う高音急墜型の感音難聴は
    a. 進行波の前面が浅い
    b. 進行波の後部が浅い
    c. 進行波の後部が急峻である
    d. 進行波の前面が急峻である

9. 旧版のTENには＿＿＿のオクターブと中間のオクターブが含まれている。

    a. 125〜8000 Hz
    b. 125〜10000 Hz
    c. 125〜4000 Hz
    d. 500〜4000 Hz

10. 新版のTENには＿＿＿のオクターブと中間のオクターブが含まれている。

    a. 125〜8000 Hz
    b. 125〜10000 Hz
    c. 125〜4000 Hz
    d. 500〜4000 Hz

リソースの追加

新版のTEN検査CDの入手先 (CDが送られてくる住所を含む)
  http://hearing.psychol.cam.ac.uk
  郵送料を含み25 USドルをBCJ Mooreに支払う
  Professor Brian CJ Moore
  Department of Experimental Psychology
  University of Cambridge
  Downing Street
  Cambridge CB2 3EB
  England

謝辞

本章の内容はミシガン州のリボニアにあるInternational Hearing Societyの隔月刊誌 "The Hearing Professional" に別々に登場した二つの論文から主に借用している。

【引用文献】

Halpin, Thornton, & Hasso. (1994). Low-frequency sensorineural hearing loss: Clinical evaluation and implications for hearing aid fitting. *Ear and Hearing*, 15(1): 71–81.

Moore, B. C. J. (2001). Dead regions in the cochlea: Diagnosis, perceptual consequences, and implications for the fitting of hearing aids. *Trends in Amplification*, 5(1): 1–34.

Moore, B. C. J., Glasburg, B. R., and Stone, M. A. (2004). New version of the TEN test with calibrations in dB HL. *Ear and Hearing*, 25(5): 478–487.

Summers, V., Molis, M. R., Musch, H., Walden, B. E., Surr, R. K., and Cord, M. T. (2003). Identifying dead regions in the cochlea: Psychophysical tuning curves and tone detection in threshold-equalizing noise. *Ear and Hearing*, 24(2): 133–142.

Venema, T. H., (2003). Identifying cochlear dead spots. *The Hearing Professional*, July–August: pp.15–20.

Venema, T. H., and McSpaden, J. B. (2004). Cochlear dead spots: The fitting zone. *The Hearing Professional*, March–April, pp.19–22.

Yost, W. A. (2000). *Fundamentals of hearing: An introduction* (4th ed.). San Diego: Academic Press, Inc.

CHAPTER 3

どうしてこんなにたくさんの異なった補聴器フィッティング法があるのか？

はじめに

　聴覚に障害があるクライエントにどの程度増幅するかを決めるために補聴器のフィッティング法が用いられています。どのような聴覚障害に対しても，たくさんの補聴器フィッティング法を用いることができ，それぞれは異なる周波数に幾分違った量の増幅を処方します。補聴器を勉強している学生は，どうしてこんなにたくさんの方法を用いて補聴器をフィッティングするのか不思議に思うことがしばしばあります。ベテランの聴覚医療の専門家も同じように不思議に思うことがあるかもしれません。毎年，フィッティング法の原理やその更新について学会で披露されています。1940年代の古いフィッティング法や1980年までのものは，すべてリニア補聴器の増幅を基礎にしており，1980年代後半においてもそれが優勢でした。これらのフィッティング法はしばしば「閾値ベース」のフィッティング法と呼ばれています。なぜなら，それらはクライエントの聴取閾値の数値に基づいていたからです。本書の焦点とするところなのですが，補聴器の技術に伴って，これらの古いフィッティング法を今から「リニアに基づいた」フィッティング法と呼ぶことにします。このフィッティング法とリニア補聴器それ自体についてもこの章で論じることにします。

　新しいフィッティング法は補聴器のコンプレッションに首尾一貫して取り組んでいます。このフィッティング法は「閾値上ベース」のフィッティング法と呼ばれています。なぜなら，クライエントの聴取閾値も用いていますが，障害された耳に正常なラウドネスの増加を回復させるように，聴取閾値上に生じることについても取り組んでいるからです。この新しいフィッティング法を「コンプレッションに基づいた」フィッティング法と呼び，第4章で扱います。

　聴覚の医療分野においては，フィッティングの方法と新しい技術が絶えず発展しています。一つ確かなことは，学校で学ぶ補聴器やフィッティング法は，たいていの臨床家が

実社会で将来実践する方法のすべてを必ずしも表しているわけではないということです。したがって，臨床家は学習のプロセスが絶えず必要であるということに困惑することがしばしばあります。

目に対するレンズと耳に対する補聴器

　補聴器をフィッティングするのとメガネやコンタクトレンズをフィッティングするのとはかなり異なっています。さらに詳しく言うと，老人性難聴に補聴器をフィッティングするのは，老眼にレンズをフィッティングするのとはかなり違っているのです。どうしてそんなにたくさんの異なった補聴器フィッティング法を用いるのかについての解答のいくつかを，もう一つの健康科学である視力測定法を調べることによって見いだすことができます。誰でないかをはっきりさせることが，誰であるかを考えるのに役立つことがしばしばあるのです。

　一般に人々は補聴器が耳に働くよりも，メガネは目によく働くことをよくわかっています。視能検査技師やクライエントにとって，レンズのフィッティングはうまくいくかいかないかのどちらかです。レンズの不適切なフィッティングの悪影響で，頭痛や視覚がぼやけたりします。これを是正しないと，人はそのレンズをかけなくなります。視覚のリハビリテーションのクラスに通ったり，最初にフィッティングした後に視能検査技師のところに戻ってメガネの使い方をさらに教えてもらったりすることは通例ありません。レンズを処方された後は，メガネの色やスタイルを選び，そこで終了となるのが普通です。

　一般に人々は，最も典型的な視覚の問題は，眼球の後部にある網膜に光の焦点がうまく結ばないことからくることをよくわかっています。単純化して言うと，蝸牛の有毛細胞が耳に対してしていることを，網膜は目に対してしています。網膜は光を電気に変換します。なぜなら脳が理解できる言語が電気だからです。適切にフィッティングしたレンズによって無傷の網膜に光を再び焦点化させることは，伝音難聴者に補聴器をフィッティングすることに似ています。視力が低下しているクライエントにとって，網膜に正しく焦点を結ばない入射光は，それが行くべきところで受け取られるように，適切に伝達され再び焦点化されなければなりません。伝音難聴のクライエントにとって，音は単純に増幅され伝達されて，中耳を通りそれが行くべきところ（すなわち，内耳の有毛細胞）に到達しなければならないのです。

　視能検査技師が言語聴覚士や補聴器技能者と同じ仕事をしているならば，網膜が傷付いたり損傷したクライエントを診ることが最も多くなることでしょう（図3-1）。しかし，視能検査技師にとって，これは例外であり通例ではありません。まれな場合（たとえば黄斑変性）には，網膜の光の焦点が適切であっても「正常な」視覚が生じないことがあります。このような状況にあることを，補聴器をフィッティングする臨床家は理解しておく必要があります。伝音難聴のみ蝸牛が正常なのです。補聴器をフィッティングするのは蝸

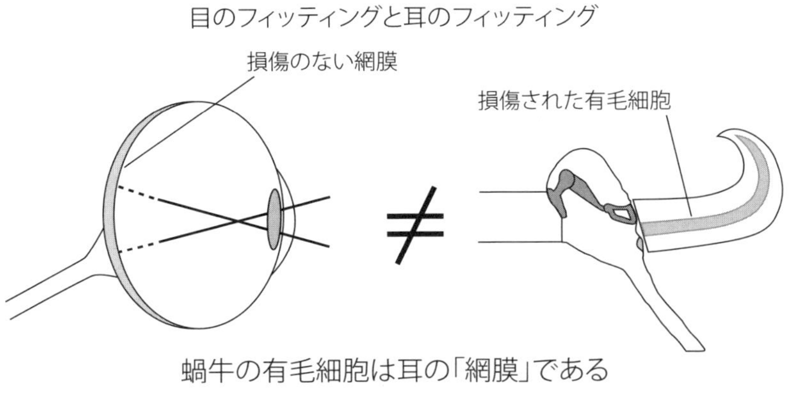

目のフィッティングと耳のフィッティング

図 3-1 視能検査技師とメガネ技師は損傷されていない目の末梢器官である網膜に光を再び焦点化させる。我々の分野では，言語聴覚士や補聴器技能者が損傷された聞こえの末梢器官である蝸牛の有毛細胞に合わせなければならない。耳の「網膜」は蝸牛の中央階の中にある有毛細胞である。

牛の有毛細胞が損傷されている感音難聴者がほとんどです。これは伝音難聴に単純に音を増幅するよりも問題を困難にしています。

蝸牛の有毛細胞は耳の「網膜」に当たります（図3-1参照）。たいていの聴覚障害は聞こえの「網膜」に損傷があるので，補聴器のフィッティングはレンズのフィッティングとは異なり，補聴器の利点が常に明白であるとは限らず，それを装用している人にとっては特にそうなのです。補聴器の利点がクライエントに明確でなかったり，補聴器が生理的に不快であったりすると，クライエントは絶対に装用しないでしょう。

可聴性の問題

補聴器を必要とする聴覚障害はたいていが感音難聴なので，補聴器で入力音を大きくし，それで聴覚障害者は聞くことができるようになります。軽度の聴覚障害者には小さい利得の補聴器をフィッティングし，高度の聴覚障害者には利得の大きい補聴器をフィッティングし，高周波数に聴覚障害がある人には一般に高周波数を強調する補聴器をフィッティングし，そして低周波数に聴覚障害がある人には低周波数を強調する補聴器をフィッティングするのが一般的です。これはクライエントの可聴性のニーズに対処していると考えることができます。可聴性の問題に対処するもう一つ別の大きなステップは，ノンリニア（コンプレッション）補聴器によって，40〜50 dB SPL以下の弱い入力音に対して蝸牛の感度を慎重に上昇させることにより，外有毛細胞の働きを模倣することです。これは「ワイド・ダイナミック・レンジ・コンプレッション（WDRC）」と呼ばれるある種のコンプレッションによって一般に行われます。これについては第5章で論じます。しかし考えるまでもなく，補聴器があるフィッティング法かもう一方のもので処方される

としたら，クライエントにどのような影響があるでしょうか。クライエントは頭痛がするでしょうか。あるフィッティング法か別の方法でフィッティングすると実際に「より良く」聞こえるのでしょうか。ここで私たちは補聴器フィッティング法の袋小路に迷い込んでしまいます。あるフィッティング法を選択することは，そのフィッティングの原理に基づいた選択の問題であり，正しいか間違っているかの問題でないのは明らかです。

　臨床で補聴器のフィッティングに没頭していると，臨床家は新しい情報を吸収することにしばしば行き詰まります。補聴器をフィッティングするときに何をしているか考えてみてください。まず，顔の正面にある眼球とは違い，蝸牛は外耳あるいは耳介の「後ろ」約1インチのところに埋まっていることを考えてください。補聴器からの出力音によって，増加した音圧が進行波の振幅を幾分か増大させ，蝸牛の損傷されていない残りの有毛細胞を興奮させることを願って，高まった圧力が鼓膜を強打し，中耳の耳小骨を実際よりも強く駆動します。「正常な」蝸牛の機能は補聴器では確かに回復されないのです。もしそうなったとしたら，補聴器のフィッティングは大成功であり，フィッティング法は数が極端に少なくなることでしょう。どんな補聴器のフィッティング法も，暗騒音がある中での音声の明瞭性は言うに及ばず，どんな聴取条件にも「最適である」ことが証明されていないということは実に興味深いことです。

騒音下の音声の問題

　可聴性を上げることは方程式の半分に過ぎず，暗騒音下の音声理解を向上させることが他方にあります。現代人には，聞こえは音声を受け取るために用いるコミュニケーションの意味が大部分を占めています。したがって聞こえや補聴器の全体像の中で，音声は最も重要な位置を占めます。しかし視覚は迂回して物理的な世界でやっとたどり着くために用いる環境的な感覚が大部分を占めています。ここで言っておかなければならないのは，聾のコミュニティにとって視覚と言語が特別な関係を持っているということです。なぜなら視覚が手話言語を受け取る主なモードだからです。聾者は聞こえる人が想像する以上に目を用いる能力が優れています。高度や重度の聴覚障害者を検査するのに必要な経験を目撃することがあります。彼らが純音の提示に挙手するのは，検査者の肩がオージオメータのインタラプタのボタンを押すときに動くのを見るからなのです。

　補聴器を装用している聴覚障害者にとってたいてい，聞こえは音声を受け取るのに用いる主な感覚です。この人たちにとって，可聴性を上げることだけでは十分ではなく，騒音下の音声理解の重要性をそれに付け加えることは過大評価し過ぎることはありません。聴覚障害や補聴器を学ぶ学生にとって，この問題は自明なことではなく簡単に理解できないかもしれません。結局，普通の聞こえの持ち主は暗騒音が大きいところでは音声聴取に問題を抱えますが，私たちは声をさらに大きくすることによって切り抜けているのです。補聴器を装用している人にとってどうしてこれがそんなに問題になるのでしょう

か。補聴器が音声と暗騒音を一緒に増幅すると，補聴器を装用している人は正常な聴力の人とどうして同じ立場にならないのでしょうか。どうして補聴器の装用者は騒音下の音声理解についてすごく不満を言うことが多いのでしょうか。

すべては有毛細胞が関係します。進行波を少なくともこの時点では，補聴器によって鋭くすることはできません。第1章で述べたように，外有毛細胞に損傷があると50 dB HL程度の軽度から中等度の感音難聴になり，またその損傷は外有毛細胞によって通常行われる積極的な鋭敏化をなくし，進行波を広げてしまいます。これによって今度はクライエントに周波数の弁別や分解の低下をもたらします (Willott, 1991)。しかし，補聴器がそんなに歪まなければ，有毛細胞に損傷がある人でも暗騒音がある中で音声をかなり上手に聴取するかもしれません (Killion, 1997b)。繰り返しますが，第1章で述べたように，外有毛細胞の損傷は内有毛細胞の損傷よりも先に現れることがしばしばです。

しかし，内有毛細胞の損傷は，暗騒音があるときの音声を理解する能力に顕著な影響を与えます。なぜなら蝸牛から脳への求心性の音情報の欠落を生じさせるからです。そのような障害があると暗騒音から音声を分離したり抽出したりする能力が欠落し，騒音下の音声理解に騒音の強さに対する音声の強さの異常なほど大きな比，すなわち信号対雑音比 (SNR) の改善が必要とされます (Killion, 1997b)。ある聴取環境において音声と騒音の強さが等しい場合，これが0 dB SNRで，音声が騒音より5 dB弱いのを−5 dB SNRと言います。そして，+5 dB SNRは音声が騒音より5 dB強いときに生じます。

Killion (1997a, 1997b) と Killion, Schulein, Christensen, Fabry, Revit, Niquette, & Chung (1998) によると，音声を50％理解するためには音声が暗騒音と少なくとも同じ強さでなければならず，すなわち0 dB SNRでなければなりません。もちろん，必要とされる実際のSNRは競合する騒音の種類だけでなく，用いられる音声刺激の種類 (単音節，強々格，文章など) に依存しています。ここでは単純化するために，ある実験条件において，聴力正常者は音声刺激を50％理解するために，0 dB SNRを必要とするとだけ言っておきましょう。先ほど言及した著者たちによると，中等度の感音難聴者は音声を50％理解するために，暗騒音に対して音声がさらに5〜6 dB (5〜6 dB SNR) 必要です。したがって，補聴器によって可聴性を増大させることが必要になるだけでなく，中等度の感音難聴者は聴力正常者に比べてさらに5〜6 dBのSNRの追加も必要なのです。

これらの著者たちはさらに，暗騒音に比較して音声が1 dB増加するにつれて，音声の明瞭度が約10％向上すると述べています。この数字を半分に減らしたとしても，暗騒音に比較して音声が1 dB増加するにつれて音声の明瞭度が5％増加すると，この結果はたいへんなものです。SNRがわずか数dB増加するだけで，音声理解を格段に向上させることができるのは明らかです。指向性マイクロホンの使用を促進する中で，Killion (1997a, 1997b) と Killion 他 (1998) は指向性マイクロホンはSNRを数dB増加させることができると示唆しています。第8章で指向性マイクロホンとその臨床上の利点について述べ

ることにします。

　音声は理解されなければなりません。しかし音声の流れながら変化している要素はすべて，増幅された暗騒音とは異なる別ものとして気づかれなければなりません。(1) 蝸牛の有毛細胞に損傷があるという特徴と (2) 現在の補聴器の技術を組み合わせるとしても，この目標は容易に達成されません。暗騒音下の音声聴取が上手くいかなければ，たとえ利用できる最高の技術によって補聴されていても，この場合に補聴器がせいぜいできることは，問題をこれ以上こじらせないことだけなのです (Killion, 1997b)。

　第7章と第8章で見るように，デジタル騒音抑制の最良で最も有望なものでも，望ましい音声から暗騒音を効果的に除去することはできません。デジタルのアルゴリズムによって音声から暗騒音を実際に除去しようとすると，音声を正しく知覚するのに必要なごくわずかで重要な音である音声の手がかりも取り去ってしまいます。補聴器は素晴らしい正常な聞こえの働きの代わりをすることはできず，音声を暗騒音から完全に分離しようとすると，不要なものと一緒に大切なものを捨ててしまいかねないのです。

　どうしてそうなるのかを理解するために，音声の独特な特徴を調べる必要があります。騒音下の音声理解を向上させることは，周囲に暗騒音や音声がががやがやしている環境で，定常的な純音を聞こえるようにするというような単純な問題ではありません。これは実際，現在のデジタル技術によって割とたやすく成し遂げられています。しかし，暗騒音がある中で音声を聞こえるようにすることは別問題です。前舌子音のポーンという音やシュシュという音の継続，子音，音調要素の組み合わせ，それに声道を一時的に閉鎖することがあると，現在のデジタル補聴器で用いられている数学的なアルゴリズム (第7章参照) の手助けがあっても，暗騒音から容易に特徴づけすることや，容易に分離することが困難になります。音声は強さと周波数が時間によってめまぐるしく変化する複雑な音響信号なのです。

　少しユーモアのある実験 (Bentler & Duve, 1997) で，1880年代のスピーキングチューブが2台の普及しているデジタル補聴器と，カクテルパーティーの中でオーディテックの騒音下の語音検査 (Auditec Speech in Noise^{TM}) で比較されました。暗騒音レベルは中程度の 83 dB SPL でした。結果は三つの「出場者」とも同様でした。この知見はデジタル補聴器を用いようと，暗騒音を除去する問題はまだ解決していないことを示唆しています。

　要約すると，補聴器を耳にフィッティングするのは，目にレンズをフィッティングするのとまったく同じ科学ではないということは少しも不思議なことではありません。視能検査の場合とは異なり，我々の分野では通常，障害されているのは耳の「網膜」なのです。さらに，進行波を鋭くすることができないことの他に，増幅の目的は音声であり，それがしばしば周囲に暗騒音があるときに話されます。補聴器がなければ，有毛細胞に損傷がある人は，暗騒音と分離することが困難な弱くて歪曲された音声を聞くことになり，今日

の補聴器ではより大きくなった音声と騒音が聞こえます。今日の補聴器にとって，暗騒音から音声を分離することは「言うは易し行うは難し」です。音声の可聴性は向上するかもしれませんが，特に暗騒音があるところでは，補聴器によって音声の明瞭性は必ずしも向上しません。臨床家と補聴器の技術は従来から可聴性に取り組んできました。しかし，聴覚障害のクライエントは，我々臨床家に騒音下の音声の問題について教える役目を担っていたように思われます。我々の学びはゆっくりしていますが，今日，基本的に暗騒音下の音声の聴取の困難さに対処する基本的な方法を二つ持っています。その一つは指向性のマイクロホンです。補聴器で使用するとSNRがわずかに向上することがよく知られています。もう一つの方法はデジタル騒音抑制で，SNRの向上が一貫して見られるとは限りませんでした。これらの方法について，さらに詳しく第8章で論じることにします。

まず補聴器技術の短い歴史を概観すべきであり，それによって我々が歩んできた道のり，特に過去15年間にわたって正しく理解することができます。これに続いて，フィッティング法の発展を見ます。これらの発展をその順番に見るのは重要なことです。なぜなら，フィッティング法は二つの事柄の融合あるいは妥協から発展してきたからです。すなわち (1) 感音難聴があると，強い音に対するラウドネス知覚が正常聴力と似ているのに対して，弱い音に対する感度が低下することと, (2) その当時の利用できるリニア補聴器の技術です。

補聴器技術の簡単な歴史

20世紀前半，補聴器は非常に限られた周波数レスポンスで，水平型の伝音難聴や高音漸傾型の感音難聴の人にフィッティングすることがほとんどでした。たいていはポケット形で，2000 Hzより上で急に低下するフラットな周波数レスポンスでした。これらの補聴器を水平型の人にフィッティングすることはできるかもしれませんが，高音急墜型の感音難聴のクライエントは「トラクター聾」としばしば呼ばれて，このタイプの聴覚障害には何も役に立たないと言われていました。クライエントに補聴器を選択することは，その人がそれを必要としているかどうかで決まる単純な事柄だったのです。

1900年頃，補聴器はカーボンを基本としていました。すなわち，マイクロホンにカーボン粒子が詰まっていました (Hodgson, 1986)。入力音圧がカーボン粒子の抵抗パターンを作り，それが電流のパターンとなり，磁石の「イヤホン」あるいは「レシーバ」によって音に変換されました。マイクロホンとレシーバは共鳴が重なるので，カーボン補聴器は単一のピークを持ち周波数レスポンスが狭かったのです。

1920年代に真空管補聴器が出て，カーボンを基礎とする補聴器よりもパワーがありましたが，非常に大きく周波数レスポンスに柔軟性がありませんでした。初期のものは水晶のマイクロホンで，カーボンマイクロホンよりも効率的でした。真空管補聴器は電池が二つ必要で，一つは真空管の中のフィラメントを暖め，もう一つは増幅するために全般

的な電力を供給しました．形が大きいので，真空管補聴器は耳につけることはできませんでした．

1950年代，トランジスタが真空管に取って代わり，補聴器はかなり小さくなって，さらに高い周波数を強調することができるようになりました (Hodgson, 1986)．なぜならトランジスタは真空管よりもかなり小さいので，電力が少なくて済み，電池の大きさが小さくなったからです．周波数レスポンスも柔軟になり，広い周波数レスポンスからより高い周波数を強調するものまで何でもできるようになりました．過去20年以上にわたって，初期の補聴器に見られた周波数レスポンスの典型的な急峻なピークや歪みは抑えられました．興味深いことに，補聴器の歪みは抑えられましたが，1970年代になっても，まだまずいことがしばしばあり，正常な聴力の者でさえ補聴器を装用し暗騒音の中で音声を聞いたときには問題が生じました (Killion, 1997b)．

ポケット形の補聴器は1950年代後半に耳かけ形 (BTE) に道を譲り，それが標準になりました．またBTEのスタイルがメガネ形補聴器に組み込まれました．これは外観上の希望に添うものであったかもしれませんが，装用者がメガネを取ったとき，補聴器も外してしまうので聞こえの問題が残りました．

1960年代，耳あな形 (ITE) が出始めました (図3-2)．最初のITEはモジュラーで，注文で作ったイヤモールドにパチンとはめるようになっていました．後に開発されたものはモジュラーではなく，イヤモールドのシェルの中に回路が埋め込まれました．見えにくい補聴器に対する消費者の外観上の希望が製造会社を駆り立てて，ITEの生産を増強することになりました．1980年代初頭，より小さなカナル補聴器が登場し始め，そして1990年代にさらに小さいCIC (completely-in-canal) がより一般的になりました．CICの大きな利点は閉塞効果を低下させることで，補聴器のレシーバの先が外耳道の骨部と接触するようになっていました．しかし，現実は，努力がいつもすぐに報われるわけではありません．なぜなら，ぴったりとしっかりくっついていることにしばしば伴う身体的な不快感がありました．

この10年間，BTEが復活しているように思われます．しかし今回は，いくつかの変更が目立ちます．第一に，BTEの筐体の実際の大きさがかなり小さくなっていることです．次に，細いチューブがBTEのイヤフックを，外耳道に挿入する耳栓とつないでいます．これらの新しいBTEを「オープンフィット」の補聴器としばしば呼んでいます．なぜなら従来のBTEで用いられた典型的なベントのあるイヤモールドに代わって，たくさんの穴があいた一般的な耳栓が用いられているからです．耳栓はクライエントの外耳道に最もよく合うように異なるサイズから選択されます．このたっぷり通気されている耳栓はかなり閉塞効果を低減させ，それでその名前を「オープンフィット」と言っています．本質的には，オープンフィットのBTEはCICと同じように外見性を向上させるとともに，補聴器の電子回路を外耳道の耳垢から安全に遠ざけるBTEの特徴も併せ持ってい

補聴器の発達

```
技
術
   ● BTE          ● 不恰好で重いITE    ● ITC              ● CIC                    ● デジタルが続く
   ● リニア        ● 最初の              ● クラスD          ● 多チャンネルと            すべてコンプレッション
   ● クラスA          コンプレッション    ● WDRC                プログラマブルが合体       エクスパンション
   ● 最初の指向性マイク                  ● プログラマブル    ● 指向性マイクロホンの再来     フィードバック抑制
                                           単チャンネル    ● デジタル                ● フィッティングソフトウェア
                                        ● 最初のデジタル      すべてのタイプ             クイックフィット
                                          （ニコレー）        ほとんどがWDRC             詳細なフィッティング
                                          ポケット形の大きさ   多チャンネル                心理／社会的に細かく
                                                              プログラマブル            ● オープンイヤBTE
                                                              騒音抑制

   1960年代          1970年代           1980年代          1990年代                  現 在
                                         時 間
```

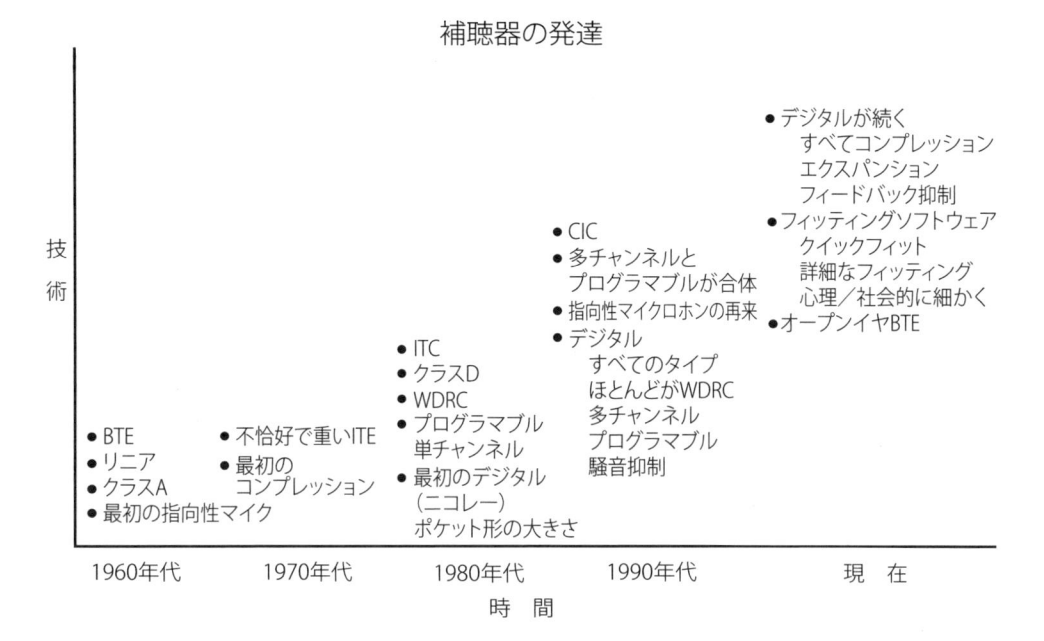

図 3-2 補聴器の開発は1990年代まではゆっくり継続していた．それから，補聴器技術の目覚ましい激動が始まった．恐らく偶然であろうが，またそのときに，外有毛細胞の明確な役割が臨床実践の分野にも届けられた．

ます．最初のオープンフィットのBTE（アバンス（Avance™），後にエアー（Air™））はリサウンドから2000年と2003年にそれぞれ紹介されました．このスタイルのフィッティングの成功が実現したので，他の多くの製造会社が2004年と2005年にそれに続きました．補聴器のスタイル，閉塞効果，その他に関する議論のために，Vonlanthen（2006）が著した"Hearing Instrument Technology"という教科書を読むことを勧めます．またMartin（2005）の新しいオープンフィットの細いチューブのBTEの意義に関する短くて簡潔な要約も読むことを勧めます．

　補聴器のもう一つの主な発展は使用できるようになった回路のタイプです．すなわち，ノンリニアあるいは「コンプレッション」の補聴器回路です．1970年以前は，補聴器ではアナログのリニア回路が普及しており，1990年代半ばまで存続していたものもありました．それらのほとんどがクラスAかBのアンプ（付録A参照）でした．1970年代の初頭にすでに始まっていましたが，ノンリニアあるいはコンプレッション補聴器の回路は，リニア補聴器回路を供給している製造会社の売上を拡大し始めました．最初のコンプレッション補聴器回路は1972年にカナダのオンタリオ州バーリントンにあるリニアテクノロジー（Linear Technology, 現ジェニューム（Gennum））で作られました．電池寿命がさらに長くなったクラスDアンプが1980年代に登場しました．1990年代の中頃までに，コンプレッション回路が標準になりました．最初，コンプレッションはラウドネスの不快を

経験した人のために出力を制限する解決策の一つとして提供されていました。1990年代初頭には，いわゆる外有毛細胞の役割を模倣する，弱い入力音に対して利得を最大に与えるコンプレッションの一つのタイプとしてWDRCが現れました。

　1987年にニコレーが世界で最初のデジタル補聴器 (フェニックス (Phoenix^{TM}) と呼ばれる) を製造しましたが，ポケット形補聴器の大きさであったので受け入れられませんでした。1996年に最初のデジタル補聴器がBTEとITEのスタイルで出現しました。それがワイデックスが製造したセンソ (Senso^{TM}) でした。デジタル技術によって，リニア，アウトプット・リミティング・コンプレッション，WDRC，さらにそれ以上を一つのパッケージの中に結合することができます。一般的に，補聴器技術は実際1990年あたりに軌道に乗りました (図3-2)。1980年代までは何十年もかけてゆっくり着実な伸びが広がりました。それ以降の補聴器の発展はものすごい変化をしたように思われます (図3-2)。コンプレッションやデジタル技術に関するさらなる内容と1990年代の出来事と今日については，図3-2に概要を述べましたが，さらに後の章で記述します。

リニア補聴器

　ここで「リニア」の概念を詳しく述べることが必要です。というのは補聴器のリニア回路と前世紀の後半にたくさんのフィッティング法をもたらしたノンリニアな蝸牛との間に相互関係があるからです。それらの最初のフィッティング法が，また今日のコンプレッションに基づいたフィッティング法の基本をなしています (第4章で扱う)。

　最初の補聴器フィッティング法は，補聴器のリニア回路を使用することを基礎にあるいは前提にしていました。リニア補聴器を理解するために，補聴器の最も基本的な公式である「入力＋利得＝出力」(図3-3) に慣れることが重要です。「入力」とは補聴器に入ってくる音であり，「利得」とは補聴器の入力に与えられる増幅量であり，そして「出力」とは補聴器から耳に伝わる音の総体です。

　音圧レベル120 dB (SPL) の出力の強さは，聴力正常者にとっても感音難聴者にとっても通常不快な大きさです。普通の会話音声は平均で約65〜70 dB SPLです。補聴器が，たとえば70 dBに対して45 dBの利得があると，その出力は120 dB SPLに近くなります。同じような不快レベルの人にとって，これが不快レベルに達することなく，平均の連続した音声の強さに加えることができる最大の利得になるかもしれません。入力音が約70 dB以下であれば，補聴器からの出力はその人にとって不快レベル以下になります。入力レベルが約70 dBを超えると，45 dBの利得が加わって出力は120 dB SPLを超え，その人は不快になるでしょう。

　あらゆるすべての入力レベルに対して同じ利得である補聴器は，リニアな利得を与えるものとして知られています (図3-3)。すなわち，その補聴器は最大出力の限界まで，入力の1 dBに対して出力が1 dB生じます (1対1の比)。たとえば，最大ボリュームでリニ

リニア増幅

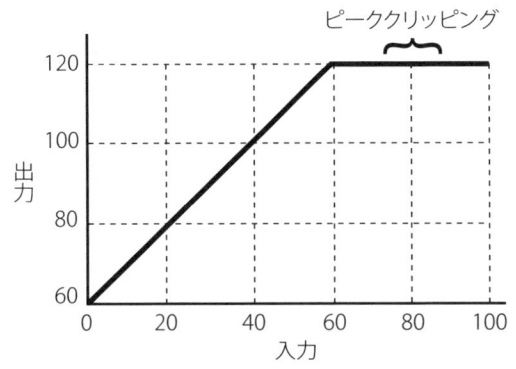

図3-3 リニア補聴器では，出力は入力に従って増加する。この例では，さまざまな入力レベルに対するリニア補聴器の利得（45°の直線で示される）は60 dBである。たとえば，20 dBの入力に対して出力は80 dB，60 dBの入力に対して出力は120 dB，100 dBの入力に対して出力は理論的には160 dB（出力が制限されなければ）になる。聴力正常者や感音難聴者の場合，約120 dB SPLよりも強いと我慢できないのが普通である。リニア補聴器は「ピーククリッピング」によって最大出力音圧を制限した（出力120 dB SPLにおける180°の水平線で示されている）。この場合，120 dB SPLよりも強い出力はすべてクリッピングつまり切り離される。

ア利得が50 dBある補聴器は，70 dB SPL入力と同じように10 dB SPL入力音に対しても50 dBの利得があります。それに伴う出力はそれぞれ60 dB SPLと120 dB SPLとなります。最初の出力はたいていの人にとって我慢できるものでしょうが，2番目は恐らくそうではないでしょう。補聴器の出力が装用者の不快レベルを超えた場合，リニア回路の改善策は最大出力の「ピークをクリップ」することです。補聴器の最大出力音圧（MPO）の制御によってピーククリッピングが行われるのが通例です。

　ピーククリッピングによって出力を制限することによる主な問題は，出力音が設定されたMPOを超えると，補聴器が飽和し音が歪み聴取の質が犠牲になってしまうことです。補聴器の利得が60 dBで，MPOを約120 dB SPLにセットすると，70 dB SPLの典型的な音声入力は常に補聴器を飽和させることになり，その結果，音質が低下します。ピークをクリップすると，レシーバのダイヤフラム（スピーカのコーンに相当）は文字通り前後の動きが制限されます。これが生じると，音のサイン波は文字通り複雑音の方形波に変わります。すなわち，単一の周波数の純音が一つ以上の周波数を持つ複雑音に変化させられます。簡単に言うと，単一の周波数を含む単一の正弦波は一つ以上の周波数を含む複雑音に変換されるのです。これが高調波歪のなりたちです。リニア補聴器は1970年代の半ばまで，そして1980年代においても補聴器技術の最先端の技術水準にあり，補聴器フィッティングにはリニア回路が含まれることがほとんどでした。

　要約すると，リニア補聴器はあらゆる入力音のレベルに対して同じ利得であったため

に,「リニア」と呼ばれています。入出力図 (図3-3) において,リニア補聴器の機能を示す線はまっすぐな直線です (最大出力音圧が制限され,ピーククリッピングが生じるまで)。一方,コンプレッション補聴器は,異なった入力音のレベルに対して異なった利得を与えます。たくさんの異なったタイプのコンプレッション補聴器があり,それらの中のどの一つについても,コンプレッション補聴器の機能を示す入出力図上の線はまっすぐではありません。それで,コンプレッション補聴器はしばしばノンリニア補聴器と呼ばれているのです。第5章で入出力図やコンプレッションの話題について広く取り上げます。

リニアに基づいたフィッティング法の簡単な歴史

　フィッティング法それ自体は可聴性のみに的を絞っています。聴覚障害者が暗騒音の中でよりよく聞くために必要とされるSNRに特に焦点を当てているわけではありません。どのようなフィッティング法でも,ある公式に従ってクライエントの特定の周波数の数値で表された閾値から,増幅の量 (利得) が数学的に導き出されます。

　前述したように,蝸牛の外有毛細胞が損傷されることによって,最も一般的に見られる蝸牛の有毛細胞の損傷のタイプは,軽度から中等度の感音難聴です。感音難聴者について特に取り上げてこなかったことは,強い音に対するラウドネスの耐性の問題です。この話題は第4章でさらに論じます。この点については,たいていの感音難聴者は強い音に対するラウドネスの耐性の「天井」が著しく変化するのではなく,最も変化するのは「床」すなわち弱い音を聞き取る能力であることに注意することで十分です。このように聞こえの感度の損失は聞こえる範囲の弱い方に主に変化を生じさせるので,感音難聴はすべての音を同じだけ増幅する必要はないのです。それとは反対に,弱い音が最も増幅される必要があり,大きな音は少しだけ増幅するか,まったく増幅する必要はありません。

　その結果,最初の補聴器フィッティング法は (1) 感音難聴は強い音に対するラウドネスの知覚は低下していないが,弱い音に対する感度が低下しているという知識と,(2) 当時のリニア補聴器技術では弱い音も強い音も同程度増幅するとの折衷から出てきました。

　補聴器フィッティング法は過去半世紀にわたり,当時の補聴器技術と実験的な試行錯誤による科学的な探求が交じり合った結果として発展してきました。Carhart (1946) は臨床的な比較アプローチを開発し,同じ人に数種類の補聴器を試してみて,音声認識が最高で,その人が最も好むものを決定しました。彼のアプローチには数種類の異なった補聴器を用いた,装用時と非装用時でのさまざまな語音検査が含まれていました。当時の典型として,臨床家は特定の補聴器の機種について個人的に持っている経験にしばしば基づいた内部基準に頼っていたのです。この方法は人に教えたり,あるクリニックから別のクリニックへ基準を一般化したりすることが難しいことがすぐに明らかになりました。臨床家たちは,補聴器をフィッティングするのに組織的で処方的なアプローチ,どこでも誰でも理解できるシステムの必要性を感じ始めていました。

利得によってオージオグラムをちょうど「反射させる」ことはできないか

オージオグラムの「ミラーリング」とは単純に聴力レベルと同じだけの利得を与えることを意味しています。低周波数の聴力レベルが20 dB HLで，高周波数の聴力レベルが50 dB HLの場合，鏡でこの聴力レベルを反射させると，低域に対しては20 dB，高域に対しては50 dBの利得を与えることを意味します。これは理論的には聴取閾値下にあるすべての音を閾値上に置き直そうとするものです。一見すると，聴力レベルの値そのものを増幅するこのアプローチはわかりやすく見えます。しかし，利得によってオージオグラムを単純に「反射」することは，少なくともリニア補聴器の増幅によっては不可能なことがすぐに明らかになります。

図3-4 (左の図) は高周波数の聴覚障害が顕著なオージオグラムを示しています。図3-4の右図は同じオージオグラムの上下をひっくり返したもので，オージオグラムをミラーリングする考えがよりはっきりするのではないでしょうか。入力する音を聴覚障害の程度だけ単純に増幅することができれば，フィッティングの方法は一つだけで十分でしょう。臨床家は補聴器を「正しい」か「正しくない」かのどちらかでフィッティングし，新しいフィッティング法が毎年顔を出すこともないでしょう。補聴器を勉強する学生や開業している臨床家は，その方がほっとするかもしれません。悲しいかな，それは現実ではないのです。さらに詳しく見てみましょう。

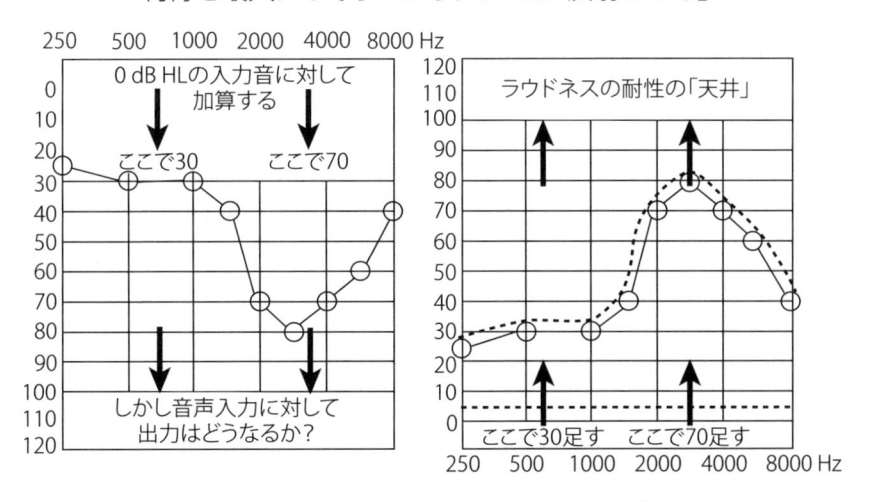

図3-4 増幅によるオージオグラムの「ミラーリング」は直感的でわかりやすいことをしているように見える。しかし，もしそれが真実であれば，フィッティング法は一つだけになってしまうだろう。左の図はどこのクリニックでも得られる典型的なオージオグラムを示している。右の図は補聴器の特性図を読むのと同じように，強さを「上に向かって」読むように表している。点線はこの人に聞こえるように増幅することができる5 dB HLの音を示している。しかし音声入力をそれと同じ程度に増幅することができるだろうか。

オージオグラムを「ミラーリング」することは直感的には正しいように思われます。なぜなら聴覚障害者の閾値すべてを「0」にすることができるのですから。すなわち, 0 dB HLの入力音が「完全な」聞こえの人と同じように,「ちょうどやっと聞こえる」になります。わずかに強いたとえば 10 dB HL は 10 dB 感覚レベルで聞こえるようになり, 以下同様です。しかし, 音声のようにさらに強い入力音ではどうでしょうか。すべての音を等しく増幅することはできるのでしょうか。繰り返しますが, リニア補聴器ではできないのです。

リニア利得によってオージオグラムの「ミラーリング」をすることは, ラウドネスの耐性が聴力レベルにともなって増加する, 耳を耳栓でふさいだ場合のように, すなわち伝音難聴の場合でのみ真実に迫ることができるのです。この場合, 閾値もラウドネスの耐性も両方上昇して, 増幅によるインピーダンスの増加を単純に克服することができるでしょう。我々がやらなければならないことが「失った dB」を無傷な蝸牛に与えることであるとするならば, 聴覚障害の程度に補聴器の利得を単純に合わせることができるでしょう。たとえば, 60 dB の聴覚障害には 60 dB の利得の補聴器をフィッティングすることです。

しかし, 聴覚障害者はダイナミックレンジが正常よりも狭い感音難聴がほとんどです。ダイナミックレンジとは聴取閾値 (人が聞くことができる最小のレベル) と不快レベル (人が我慢できる最大のレベル) の間の現有する聞こえの「範囲」です。低周波数に軽度の難聴があり, 高周波数に中等度の難聴があり, 不快レベルがたとえばオージオメータで測定する周波数のすべてで 100 dB HL である人を考えてみます。この人にとって, 閾値とラウドネスの耐性のレベルの間の領域であるダイナミックレンジは, 低周波数よりも高周波数の方が狭くなります。

感音難聴者はダイナミックレンジが狭く, 弱い音は聞こえず, しかし強い音は聴力正常者と同じようにうるさく聞こえます。聞こえの感度の「床」は持ち上げられ, ラウドネスの耐性の「天井」はそれに比べると変化がありません。このタイプの障害者に対する補聴器は閾値下にある弱い音をかなり増幅しなければなりませんが, 強い音はその人のラウドネスの耐性を過度に超えてしまわないように, それと同じ程度に増幅することはできないのです。ダイナミックレンジについては第4章でさらに述べます。

Killion and Fikret-Pasa (1993) は利得一杯にしてオージオグラムを「ミラーリング」する考え方を拒絶しましたが, その理由はここで述べたものとは異なっていました。彼らはオージオグラムをミラーリングすることは現実的ではない, なぜなら暗騒音をかなり大きく増幅するからと述べています。40 dB HL の感音難聴者のオージオグラムをミラーリングするということは, 0 dB HL を聞くために丸々 40 dB の利得を与えることを意味します。これは理論的には正常な聴力を回復させるように思われますが, 暗騒音の音圧レベルはたいていが約 40〜45 dB(A) です。正常な聴力レベルの人でさえ, このような通常の環境では, 20〜25 dB HL よりも弱いオージオメータの純音を聞くことは困難です。40 dB の利得で 40〜45 dB(A) の暗騒音と, その中に埋め込まれてしまった 20〜25 dB HL の純

音の両方を増幅することになります。そうすると，40 dB 一杯の利得を与えることは利得が大き過ぎることになるでしょう。キリオンは 40 dB の感音難聴に対する利得の目標値は，それ以下（たとえば 20〜25 dB あたり）になると論じていました。

基本的に，入力音のさまざまな強さのレベルをそれと同じだけ増幅するリニア補聴器を使用することはできません。もし使うならば，全体に利得の少ない補聴器を選択しなければいけないでしょう。これはまさしくライバーガーが 1940 年代の初期に試行錯誤によって発見したものでした (Lybarger, 1944)。

ライバーガーのハーフゲイン法

Lybarger (1963) はその当時は補聴器技術の最先端の技術水準であったリニア補聴器でうまく働くと思われた「ハーフゲイン」法を提案しました。感音難聴者に利得を一杯にした補聴器（たとえば 60 dB HL 入力に対して 60 dB の利得）をフィッティングして，ライバーガーはクライエントに自分の好きなようにボリュームを回すように依頼しました。彼らはボリュームを中間のところにするのが常でした。このように，試行錯誤によってライバーガーは，たいていの人は自分の聴覚障害に対して利得をその約半分にすることを好む（たとえば 60 dB の聴力レベルに対して 30 dB の利得）ことを発見しました。このようにすると，彼のクライエントは弱い音声と強い音声の両方に対して快適な利得量を得ることができ，さらに出力を我慢することもできました。ハーフゲイン法とは (1) その当時利用できたリニア回路と，(2) 障害されたノンリニアな蝸牛の狭くなったダイナミックレンジの妥協の産物なのです。

ハーフゲインフィッティング法は現在でもなお使用されています。というのは 1960 年代，1970 年代，そして 1980 年代に開発されたその後の多くの「リニア」フィッティング法の基礎をなしているからです。ハーフゲイン法のより一般的な「申し子」としては，バーガーのハーフゲイン法 (Berger, Hagberg, & Rane, 1979), McCandless and Lyregaard (1983) による利得と出力の処方 (Prescription of gain and output; POGO), Libby (1986) による 3 分の 1 利得法, Byrne and Dillon (1986) による国立音響研究所改訂版 (National Acoustic Lab-revised; NAL-R) があります。

リニアに基づいたフィッティング法の選択肢として，Carhart (1946) が輪郭を描いた語音検査による比較法があります。この方法で必要とされる利得は閾値から決められ，理論的な目標として提示されます。どの補聴器の実際の利得もその目標と比較されて，いかに目標に近づいているかが決められます。McCandless and Lyregaard (1983) によると，語音弁別検査は時間がかかり，統計的なばらつきが大きいことが示されました。一方，利得の目標の計算によるアプローチ（クライエントの聴取閾値に基づく）は，必要とする補聴器の周波数レスポンスを簡単に決めることができました。補聴器のつまみの設定や変更の結果も，音場での語音弁別や語音受聴検査よりも，閾値を基礎としたフィッティン

グ法の方がはっきりしていました (Libby, 1988; McCandless & Lyregaard, 1983)。

　典型的なハーフゲインに基づくフィッティング法は，どのような聴覚障害の型に対しても「目標」とする利得を一つだけにします。なぜならフィッティング法のすべてがリニア補聴器回路（出力が飽和するまであらゆる入力レベルに対して提供する利得を同じにする）を前提としているからです。これらの方法では，目標利得をユーザーが設定した補聴器の利得調整器に合わせることを想定しています。そして，これらのフィッティング法では，補聴器はユーザーの利得調整器の設定よりも10〜15 dBの余分な利得を持つべきであるという提案 (Libby, 1988) も共通しています。ここで述べるリニアに基づくフィッティング法は，クライエントの快適レベルで語音弁別が最高になることを試みています。またこれらのフィッティング法には，補聴時の利得がクライエントのラウドネスの不快レベル (UCL) を超えないように補聴器のMPOを決める提案も含まれています。

　これらのフィッティング法ではたいてい，低周波数で処方される利得は高周波数で処方される利得よりも小さくなっています。これは「上行性マスキング」（第1章参照）を抑えるために行われます。補聴器を装用している人の主な不満の一つが，増幅された暗騒音が増幅された音声と競合することです。暗騒音にはたくさんの周波数が含まれます。日常の臨床の知識からすると，背景にある音声雑音の「がやがや」は低周波数のエネルギーがほとんどで，中高周波数は音声の明瞭性にもっぱら寄与しています。低周波数は高周波数を逆の場合よりもマスクしやすいので，増幅された暗騒音は特に補聴器装用者に対して，音声の明瞭性に大きな損失を与えることがあるのです。

　しかし，どのような聴覚障害に対しても，古いフィッティング法が勧める目標値が，図3-5に示してあるように，すべてかなり異なっていることに気付くのは興味深いことです。図3-5はハーフゲイン法に由来する四つの古いリニアに基づくフィッティング法の大雑把なスケッチです。すべてがオージオグラムの閾値を基礎にして単一の目標値を与えています。なぜならすべてがリニア補聴器の利得を前提にしているからです。このように，これらのフィッティング法はすべてかなり時代遅れです。なぜなら今日の補聴器のほとんどすべてがノンリニア（コンプレッション）利得だからです。ここでは主に歴史的な展望を与えることに重点を置いて，その方法を取り上げます。

　バーガーのハーフゲインフィッティング法は他と比べて初期に出現しました。図3-5の聴覚障害に対して，バーガーのフィッティング法では1000 Hzと2000 Hzの利得を最も大きくしています。このフィッティング法では，理解を最大限にするための最も重要な音声の手がかりが，これらの周波数領域にあると信じられていました。したがって，1000 Hzと2000 Hzには半分以上の利得が与えられました。語音明瞭度を最大にし，上行性マスキングを抑えるために，低周波数に半分以下の利得が与えられました。特定の聴覚障害に必要な利得を得るために，バーガーは250 Hzでは聴力レベルに0.45を，500 Hzでは0.5を，1000 Hzでは0.625を，2000 Hzでは0.667を，3000 Hzでは0.588を，そして4000 Hz

閾値法の比較

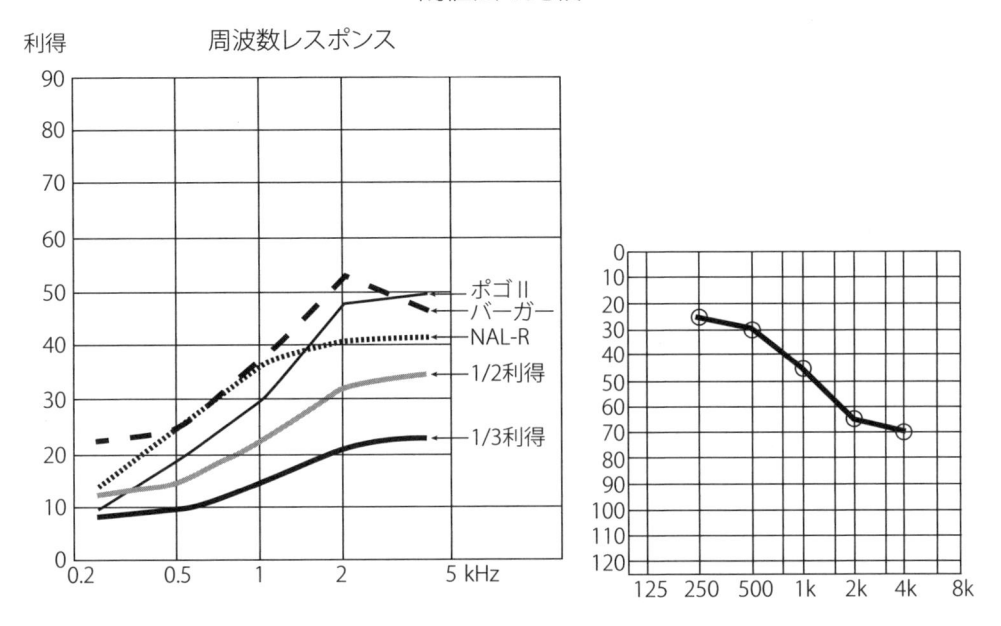

図3-5 五つの異なったリニアに基づいたフィッティング法は，同じ聴覚障害者に対して目標が五つとも異なっている。さらに複雑なのは，目標の違いが聴力レベルの違いによってもさまざまなことである。

では0.5をそれぞれ掛けることを勧めました。これらの掛け算の値はバーガーが各オージオメータの周波数に付加した，語音明瞭度に対する重要度の重み付けが異なることを示していました。バーガーは10 dBの利得を予備に取っておくことを推奨しました。バーガーは不快レベル（音場で測定する）をdB SPLの単位に変換し，MPOをこのレベルより4〜6 dB上に設定しました (Berger, Hagberg, & Rane, 1979)。

POGO法はバーガー法の後で使われるようになりました (McCandless & Lyregaard, 1983)。図3-5の聴覚障害に対して，POGOはバーガー法と同じように高周波数 (4000 Hz) の利得を必要とします。POGO法の計算は非常に簡単で，各オージオメータの周波数でちょうど半分の利得を必要としています（各閾値に0.5をかける）。250 Hz (10 dB小さく) と500 Hz (5 dB小さく) の低周波数についてはハーフゲインよりも小さくします。バーガーとPOGOのフィッティング法は高周波数に対して重み付けが似ていますが，その理由は，それらの周波数は語音明瞭度に大きく貢献すると考えられているからです。しかし，POGOは上行性マスキングの可能性をさらに抑えるために，バーガー法よりも中間の周波数と低周波数の利得をかなり小さくしています。バーガー法と同じように，POGOでも10 dBの予備利得を推奨しています。McCandless and Lyregaard (1983) は補聴器を拒否する理由として，補聴器の必要な利得によってラウドネスの不快レベルを超えてしまったことに注目しています。したがって，最大出力音圧はPOGOにとって関心を寄

せるもう一つの要因です。バーガー法と違って，POGO は補聴器の MPO を聴力レベル (HL) で測定した UCL に設定すべきであるとしています。

リビーの3分の1，3分の2利得フィッティング法は，軽中度から高度の聴覚障害者に対して各オージオメータの検査周波数の閾値に3分の1を掛けるのを除いて，POGO と似ています。Libby (1986) によると，それらのクライエントや高周波数の聴力レベルが極端に低下している人は実際，聴力レベルに対して半分の利得を提供するボリュームでは補聴器をかけていません。それどころか，これらのクライエントは閾値の3分の1に近い利得になるようにボリュームを設定する傾向があります。バーガー法やPOGO法と同じように，リビーは 250 Hz と 500 Hz の低周波数の利得を比較的少なくすることを勧めています。恐らく3分の1の利得法で示された全体の利得を抑えるために，リビーは 250 Hz は3分の1利得から 5 dB，500 Hz は3分の1利得から 3 dB だけ落とすことを推奨しました。高度から重度の聴覚障害については，3分の2の利得を勧めています。というのは，これらの人たちはさらに利得を求めているからです。

NAL-R フィッティング法は，言及した他の方法よりも後で普及したようですが，著者の経験からすると，今日リニアに基づいたフィッティング法の中で最も普及しています。NAL-R 法が主なねらいとするところは，非装用時の近接する音声周波数を増幅して，快適レベルで等しい大きさで聞こえるようにすることと，聴覚障害者の音声の明瞭度を最大にすることです。最初の NAL フィッティング法 (Byrne & Tonnison, 1976) はこの目標を一貫して達成したとは言えないことが後でわかったので，NAL 法は改訂されました (Byrne & Dillon, 1986)。それゆえに NAL-R フィッティング法と言います。Byrne and Dillon (1986) による論文の中の図では，0 dB HL の水平型の想像上のオージオグラムに NAL と NAL-R の目標値を重ねて示してあり，改訂された NAL が最初の NAL に比べて，500 Hz で 10 dB，3000 Hz と 4000 Hz で 3〜4 dB 利得が大きいことがわかります。一般的に，NAL-R はオージオメータの周波数にわたってハーフゲインよりもわずかに小さいのです。NAL-R の目標利得の形が他のリニアフィッティング法によって処方されるよりも「都合のよい」ように見えます。多くの言語聴覚士は，NAL-R は高音急墜の聴覚障害に対して「寛大である」と考えています。というのはバーガーや POGO よりも高周波数の利得を少なく処方するからです。手に入る補聴器によって NAL-R の目標が達せられることが心理的な魅力を付け加えました。いずれにせよ，NAL-R は北米で軽度から高度の聴覚障害のフィッティングに長年にわたって最も普及している方法でした。今日では，コンプレッションに基づいたフィッティング法（第4章で述べる）がそれに代わっています。

一般に，どのような聴覚障害に対しても，NAL-R はハーフゲインよりもわずかに小さめを勧めています。NAL-R 法はまた高音急墜の聴覚障害のクライエントには，高周波数の利得が大き過ぎないように努めています。先ほど述べた他のフィッティング法に比べて，より複雑な計算を用いて適切な利得を決めています。その計算には三つの要素があ

ります。(1) 500 Hz と 1000 Hz と 2000 Hz の平均閾値に 0.5 を掛けたものから得られる定数と，(2) 各オージオメータの周波数の閾値に 0.31 を掛けたもの，そして (3) 語音のさまざまな周波数領域を同じ大きさにするのに必要とされる各周波数の異なった利得です。NAL-R の計算の 3 番目の要素について，低周波数は中間の周波数よりも利得が少なく（たとえば 250 Hz に対して 17 dB），高周波数は中間の周波数よりも利得が少なく（たとえば 4000 Hz に対して 2 dB）与えられます。これら三つの要素を加えて，各オージオメータの周波数の利得の処方が決定されます。さらに詳しい説明を必要とする読者は Byrne & Dillon (1986) によるオリジナル論文を読むことをぜひ勧めます。

　図 3-5 は NAL-R のフィッティング法で提案されている利得が POGO よりも高周波数で少なく，低周波数では大きいことを示しています。バーガーと比較すると，NAL-R での推奨利得は 500 Hz と 1000 Hz で似通っていますが，2000 Hz 以上の周波数で小さくなっています。NAL-R のフィッティング法はクライエントの利得調整器の設定よりもさらに 15 dB 予備の利得があることを勧めています。

　オーストラリアでは NAL-R の開発がさらに進み，NAL-RP (Byrne, Parkinson, & Newall, 1990) が作られました。ここでは NAL-RP についてはあまり触れません。なぜなら NAL-R のフィッティング法の後のバージョンに組み入れられたからです。NAL-RP は高度から重度の聴覚障害に対して付加的で特別な配慮を含んでいます。第 1 に，オージオメータの純音の平均 (500 Hz, 1000 Hz, 2000 Hz) が 60 dB よりも大きい人は，ハーフゲインよりも約 10 dB 大きいことを好むのが一般的です。第 2 に，著者らは高音漸傾型の高度から重度の聴覚障害にたいへん重要で意外なことを発見しました。2000 Hz の聴取閾値が 90 dB 以上の場合は，水平型の人よりも低周波数の利得を大きくし，高周波数の利得を少なくすることを実際に好みます。高度から重度の聴覚障害のある有毛細胞の領域がひどく損傷されているので，その領域が聞こえや音声の認識能力に大きく貢献することはありません。ここで主に関係していることは，高度から重度の聴覚障害がある周波数では増幅を少なくし，聞こえが良い周波数でさらに増幅を行うということです。蝸牛の死滅領域に関して前の章で述べた中で，「死んだものは助けられないが，死にかけているものは助けられる」がメッセージになるでしょう。

　現在は NAL-NL1 と呼ばれる NAL のバージョンがあります。NL1 はノンリニアのバージョン 1 を表しています。コンプレッション補聴器を基礎にしたもので，第 4 章でさらに述べます。

　ここで簡単に記述したリニアに基づいたフィッティング法はすべて，どのようなオージオメータの聴覚障害の型に対しても，目標を一つにしていることを繰り返し述べておきます。なぜならリニア増幅（すべての入力音のレベルに対して同じ利得を与える）を前提としているからです。それぞれの方法では最も一般的な聴覚障害のタイプが感音難聴で，弱い音は聞こえないが強い音は聴力正常者と同じように大きく聞こえることを認め

ています。この現象があるために，ダイナミックレンジが狭くなります。どのような聴覚障害についてもそしてどのような閾値を基礎としたフィッティング法についても目標とするところは，感音難聴にともなって狭くなったダイナミックレンジとリニア補聴器の技術との妥協から生じているのです。

要約

- 視力検査法 (optometry) と異なり，唯一広く受け入れられた補聴器フィッティング法は存在しない。すなわち，フィッティングは必ずしも「正しく」あるいは「間違って」行われるとは限らない。

- リニア利得を一杯にしてオージオグラムを単純に「ミラーリング」することは不可能である。なぜなら感音難聴者にとって，聞こえの感度の「床」は聴力正常者に比べて上昇しているかもしれないが，ラウドネスの耐性の「天井」は聴力正常者と似ているからである。ライバーガーのハーフゲイン法は，(1) その当時利用できたリニア技術と，(2)蝸牛のノンリニア機能との妥協から生まれた。

- 古いリニアに基づいたフィッティング法の多くはハーフゲインフィッティング法に由来する。これらの方法はリニア回路を前提としていた。それらはすべてオージオメータの閾値の数字に焦点を当て，感音難聴による狭いダイナミックレンジは認めつつも，ラウドネスの増加については特に焦点を当てていない。ラウドネスの増加とコンプレッションに基づいたいくつかの新しいフィッティング法については第4章で述べることにする。

復習問題

1. 音声を 50 dB HL で，雑音を 40 dB HL で提示すると，信号対雑音比 (SNR) は＿＿＿dB である。

    a. 0
    b. 10
    c. −10
    d. 90

2. Killion (1997a) は SNR が 1 dB 上昇すると，語音明瞭度はどれだけ改善すると言っているか。

    a. 10 %
    b. 50 %
    c. 100 %
    d. 上記に該当なし

3. 補聴器の発展について，1950年代は何の10年か。
    a. 真空管
    b. カーボンをベースとしたマイクロホンとレシーバ
    c. コンプレッション回路
    d. トランジスタ

4. 今日，小さなBTEに非常に細いチューブがストックイヤモールドとつながっているものを何と呼んでいるか。
    a. シンエアーBTE
    b. オープンフィットBTE
    c. ベンティドイヤモールドBTE
    d. 上記に該当なし

5. 補聴器に初めて指向性マイクロホンが現れたのは
    a. 1960年代
    b. 1970年代
    c. 1980年代
    d. 1990年代

6. リニア補聴器の40 dBの入力に対して，出力が100 dBであると利得は
    a. 140 dB
    b. 60 dB
    c. −60 dB
    d. ここでは十分な情報が与えられていない

7. 同じリニア補聴器は出力が120 dB SPLで飽和する。70 dB SPLの入力に対する出力は
    a. 110 dB SPL
    b. 120 dB SPL
    c. 130 dB SPL
    d. 140 dB SPL

8. この章で論じた四つのフィッティング法の中で，2000 Hzで最も大きな利得を推奨しているのはどれか。
    a. バーガー
    b. POGO
    c. リビー
    d. NAL-R

9. この章で論じた四つのフィッティング法の中で，最も小さい全体の利得を推奨しているのはどれか。
    a. バーガー
    b. POGO

c. リビー

d. NAL-R

10. この章で論じた四つのフィッティング法の中で，最も普及しているのはどれか。

a. バーガー

b. POGO

c. リビー

d. NAL-R

【推薦図書】

Byrne, D., & Dillon, H. (1986). The National Acoustics Laboratories' (NAL) new procedure for selecting gain and frequency response of a hearing aid. *Ear and Hearing*, 7(4): 257–265.

Killion, M. C. (1997). The SIN report: Circuits haven't solved the hearing-in-noise problem. *The Hearing Journal*, 50(10): 28–34.

Lybarger, S. F., & Lybarger, E. H. (2000). A historical overview. In R. Sandlin (Ed.), *Hearing aid amplification* (pp.1–35). San Diego: Singular, Thomson Delmar, Inc.

McCandless, G. A. (1994). Overview and rationale of threshold-based hearing aid selection procedures. In M. Valente (Ed.), *Strategies for selecting and verifying hearing aid fittings* (pp.1–18). New York: Thieme Medical Publishers, Inc.

Vonlanthen, A. (2006). *Hearing instrument technology.* Clifton Park, NY, Thomson Delmar Publishing.

【引用文献】

Bentler, R. A., & Duve, M. (1997, April). *Progression of hearing aid benefit over the 20th century.* Poster session presented at American Academy of Audiology, Fort Lauderdale, FL.

Berger, K. W., Hagberg, E. N., & Rane, R. L. (1979). Determining hearing aid gain. *Hearing Instruments*, 30(4): 26–44.

Byrne, D., & Dillon, H. (1986). The National Acoustics Laboratories' (NAL) new procedure for selecting gain and frequency response of a hearing aid. *Ear and Hearing*, 7(4): 257–265.

Byrne, D., Parkinson, A., & Newall, P. (1990). Hearing aid gain and frequency response requirements for the severely/profoundly hearing impaired. *Ear and Hearing*, 11, 40–49.

Byrne, D., & Tonnison, W. (1976). Selecting the gain of hearing aids for persons with sensorineural hearing impairments. *Scandinavian Audiology*, 5, 51–59.

Carhart, R. (1946). Tests for selection of hearing aids. *Laryngoscope*, 56, 780–794.

Hodgson, W. R. (1986). Hearing aid development and the role of audiology. In W. R. Hodgson (Ed.), *Hearing aid assessment and use in audiologic habilitation* (pp.1–12). Baltimore: Williams and Wilkins.

Killion, M. C., & Fikret-Pasa, S. (1993). The 3 types of sensorineural hearing loss: Loudness and intelligibility considerations. *The Hearing Journal*, 46(11): 1–4.

Killion, M. C., (1997a). "I can hear what people say, but I can't understand them." *The Hearing Review*, 4(12): 8–14.

Killion, M. C. (1997b). The SIN report: Circuits haven't solved the hearing-in-noise problem. *The Hearing Journal*, 50(10): 28–34.

Killion, M. C., Schulein, R., Christensen, L., Fabry, D., Revit, L., Niquette, P., & Chung, K. (1998). Real-world performance of an ITE directional microphone. *The Hearing Journal*, 51(4): 24–38.

Libby, E. R. (1986). The 1/3-2/3 insertion gain hearing aid selection guide. *Hearing Instruments*, 37(3): 27–28.

Libby, E. R. (1988). Hearing aid selection strategies and probe tube measures. *Hearing Instruments*, 39(7): 10–15.

Lybarger, S. F. (1944). U.S. Patent Application SN 543, 278.

Lybarger, S. F. (1963). *Simplified fitting system for hearing aids*. Canonsburg, PA: Radio Ear Corp.

McCandless, G. A., & Lyregaard, P. E. (1983). Prescription of gain and output (POGO) for hearing aids. *Hearing Instruments*, 34(1): 16–21.

Willott, J. F. (1991). *Aging and the auditory system: Anatomy, physiology, and psychophysics*. San Diego: Singular Publishing Group, Inc.

CHAPTER 4

コンプレッションとDSLそして NAL-NL1フィッティング法

はじめに

　この章では正常と異常なラウドネスの増加の音響心理学的概念と，普及している新しいフィッティング法について論じます。第3章で述べた古い方法に対して，この方法は補聴器のコンプレッションを使用することを前提としており，さらにクライエントの閾値のみではなく聴取閾値上で生じるラウドネスの「増加」についても焦点を当てています。時々「閾値上」のフィッティング法と呼ばれるのはそのためです。しかし，第3章の用語にそって，新しいフィッティング法を「コンプレッションに基づいた」フィッティング法と呼ぶことにします。コンプレッションに基づいたフィッティング法は1990年代に現れ，急速に普及してきました。

　ラウドネスの増加は個人の聴取閾値から始まり，「ちょうどやっと聞こえる」から我慢できる最大の大きさまでの音を知覚することによって生じます。これら二つの両極端の間にあるデシベルの領域を「ダイナミックレンジ」と呼んでいます。基本的に，ダイナミックレンジはラウドネスの耐性レベル（音声あるいは純音に対する）のデシベルレベルから語音聴取閾値（SRT）あるいは純音閾値のデシベルレベルを差し引いて計算されます。簡単にするためにラウドネスの耐性レベルと単純化して呼ぶことにします。

　中間の周波数の典型的なダイナミックレンジは約100 dBで，閾値は0 dB HLに近く，ラウドネスの耐性レベルは約100 dB付近にあります。このダイナミックレンジを持っている人にとって，50 dB HLの音は「快適な」大きさとして知覚されるでしょう。しかし，老人性難聴のように，軽度から中等度の感音難聴にとっては，50 dB HLの音はかすかに聞こえるかもしれませんが，ラウドネスの耐性レベルは依然100 dB HL付近にあります。この場合，ダイナミックレンジは小さくなり（50 dB），ラウドネスは100 dBの広いダイナミックレンジを持っている聴力正常者よりもより速く「増加」します。聴力正常者と比較して，感音難聴者は聞こえの感度の「床」が上昇しており，その一方，ラウドネスの

耐性の「天井」は聴力正常者とだいたい同じなのです。

　クライエントに正常なラウドネスの増加を回復させたい臨床家がたくさんいます。我々の環境の中には，聴力正常者が「小さい」「快適」「大きい」と知覚する音があります。理想的には，補聴器を装用している聴覚障害者にとっても，これらの音が同じように感じられるべきです。この目的が補聴器によって成し遂げられたならば，そのクライエントにとって正常なラウドネスの増加が回復されたことになります。軽度から中等度の感音難聴の人の例で，正常なラウドネスの増加を回復させるためには，強い入力音（80 dB HLのような）に対するよりも，弱い入力音（20 dB HLのような）に対しては異なった利得を与える補聴器が必要になるのではないでしょうか。コンプレッションの補聴器だけがこの目的を果たすことができます。

　第3章で述べたように，リニア補聴器は異なる入力音のレベルに対して同じ利得を与えます。ある聴覚障害に対して単一の目標利得を作るフィッティング法はリニア増幅を前提にしています。なぜなら目標をどんな入力音の強さのレベルに対しても当てはめることができるからです。しかし，異なる入力レベルに対する利得はこの方法では特に対処されません。たとえば，会話音声が通常いちばん大切なので，これらの古いフィッティング法の目標利得は，入力音（会話音声）の大きさを聞き手のダイナミックレンジの中間にくるようにしています。ここでの考えは，聞き手の快適レベルかその付近に増幅された会話音声を配置することです。しかし残念なことに，聞き手にとってリニア補聴器の利得は，結果としてささやき声にも会話音声の大きさについても同じになってしまいます。つまり，会話音声には十分な増幅が与えられるかもしれませんが，ささやき声のような入力に対しては十分ではないのです。そしてまた，会話音声よりも大きな入力には利得が与えられ過ぎて，聞き手にとって不快なくらい大きく聞こえるか，あるいは補聴器でピーククリッピングされたり飽和を起こさせたりします。

　コンプレッションに基づいたフィッティング法は目標を二つ以上にして，各目標は特定の異なった入力音のレベルに対して処方される利得（あるいは出力）が異なります。これらのフィッティング法は特にコンプレッションを行っています。と言うのもコンプレッションは異なる入力レベルに対して異なる利得（あるいは出力）を与えているからです。これらのフィッティング法の中から普及している二つについてこの章でさらに述べます。望ましい感覚レベル（Desired Sensation Level; DSL）フィッティング法と国立音響研究所ノンリニアバージョン1（National Acoustic Laboratories Nonlinear Version 1; NAL-NL1）フィッティング法です。両方とも地球儀上では色がピンクに塗られている広大な英連邦から始まっています。望ましい感覚レベル（DSL）法はカナダの西オンタリオ大学で開発され，乳児へのフィッティングへの興味から出発し，独自のユニークな考察が施されています。NAL-NL1法はオーストラリアのシドニーにある国立音響研究所で開発され，特にコンプレッションに対処するために，古いリニアをベースにしたNAL-R

法から発展しました。

　今日の補聴器のほとんどすべてにコンプレッションが用いられており，リニア補聴器は今では例外となっています。その割合はわずか約15〜20年で逆転しました。第5章でコンプレッションの多くの異なったタイプについて特に述べます。不快なラウドネスレベルを超えることなく，出力を制限することに特に効果的なコンプレッションのタイプもあります。一方，正常な（広い）ダイナミックレンジを，感音難聴で生じる狭い範囲に縮小することを特に目標にするコンプレッションのタイプもあります。あるコンプレッションが別のコンプレッションよりも良いとは言えず，ある特定の症例のためにコンプレッションを選択することは，臨床上の目的とそのクライエントにどのタイプが最適であるかにかかっているのです。

　本章では，ラウドネスの増加，新しいフィッティング法，それにコンプレッションの必要性について一緒に論じます。ダイナミックレンジの狭まりとそれに伴うラウドネスの急激な増加は，聴覚障害者が臨床家に訴える問題です。コンプレッションに基づいたフィッティング法は，クライエントのために理想的な装用時の利得と出力の目標を設定します。補聴器のさまざまなタイプのコンプレッション（第5章で論じる）は方法や道具であり，それによって，フィッティング法によって設定された目標を成し遂げることが可能になります。

ラウドネスの増加とダイナミックレンジの狭まりの影響

　第1章で述べたように，補聴器は動的な進行波や外有毛細胞の機械的な動きを伴う蝸牛の内的な働きに取って代わることはできません。しかし，我々はその目標に向かって小さなステップではありますが前進しています。図4-1は現在の補聴器の技術が軽度から中等度の感音難聴者のために外有毛細胞の働きを模倣することが可能であること，すなわち正常なラウドネスの増加を回復する手助けができることを示しています。図で横軸は強さの物理的な世界を示し，縦軸はそれに対応する心理音響学的なラウドネスの知覚を示していることに注目してください。

　感音難聴は通常，狭いダイナミックレンジを呈します。図4-1で聴力正常者は100 dBのダイナミックレンジがあり，0 dB HLの音が「やっと聞こえる」と感じ，100 dB HLの音は「やかましい」と感じます。聴覚障害者はダイナミックレンジがわずか50 dBです。というのは閾値（ある周波数における）が50 dB HLで，不快なラウドネスレベルが100 dB HLだからです。100 dBは聴力正常者にも軽度から中等度の感音難聴者のどちらにも「大き過ぎる」と感じられます。この二つの集団の違いは主に弱い音の知覚にあります。「やっと聞こえる」から「大き過ぎる」までのラウドネスの「増加」は，聴力正常者よりも感音難聴の人たちの方が急激で急峻です。ラウドネスの耐性の「天井」は聴力正常も感音難聴も両方同じですが，聴取閾値の「床」が感音難聴者で上昇しているのです。

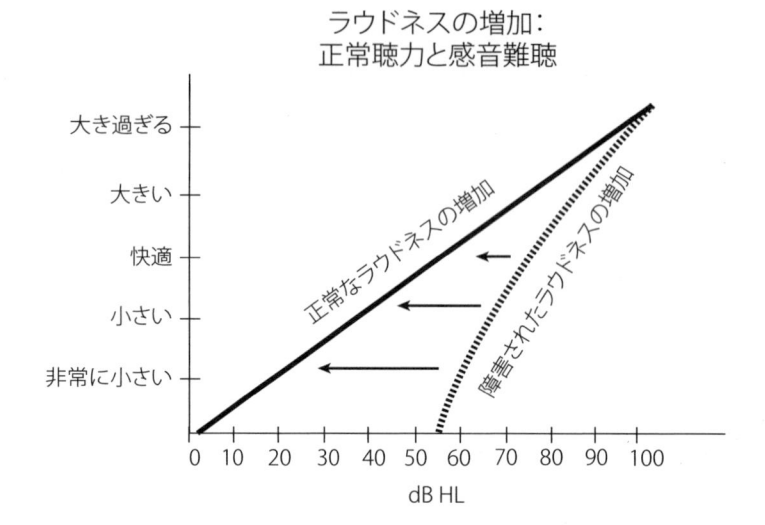

図4-1 軽度から中等度の感音難聴に対する増幅の目標は，正常なラウドネスの増加を回復させることにある。X軸は補聴器への増加する入力音の強さを示す物理的あるいは音響的次元である。Y軸はそれに対応して増加するラウドネス知覚の心理音響学的次元を示している。補聴器によって進行波がどのように鋭くなるかはわからない。しかし，弱い音は強い音よりも増幅することができる。これをするために，補聴器は弱い音をかなり増幅し，大きな音はわずかに増幅するか，まったく増幅すべきではない。

　このような状況で，外有毛細胞の働きを最もよく模倣するために補聴器は何をすべきなのでしょうか。補聴器は正常なラウドネスの増加を回復させなければなりません。すなわち，弱い音を増幅するときは補聴器装用者に「小さく」聞こえるべきであり，中くらいの音を増幅するときには同じ聞き手に対して「快適に」聞こえるべきであり，そして強い音の入力は「大きく」聞こえるべきなのです。補聴器によって正常なラウドネスの増加を回復させる目的を達成するためには，小さい入力音は増幅を大きくし，大きい入力音は増幅を少しか，何もしないようにしなければなりません。強い音では，補聴器の役割は「消えてなくなら」なければならないのです。Killion (1997) によると，補聴器は音響的に「透明」にならなければなりません。蝸牛はノンリニアな器官です。なぜなら閾値が増加したからといって不快レベルも同じように増加するわけではないからです。したがって，補聴器は弱い入力は強い入力よりも増幅されるようにノンリニアな利得を供給すべきです。

　図4-1に示したよく引用されるラウドネスの増加のグラフに注意してください。読者には，Florentine (2003) によるたいへん興味ある論文を一読することを勧めます。この論文は典型的なラウドネスの増加のモデルに反論しています。典型的な純音閾値検査の間，臨床家は気づいていたかもしれませんが，感音難聴者は閾値が上昇している可聴音に対して素早い行動的な反応をします。これは聴覚障害がある周波数における閾値近くの

4. コンプレッションと DSL そして NAL-NL1 フィッティング法　71

**感音難聴では：
「天井」は同じでも，「床」が上昇している**

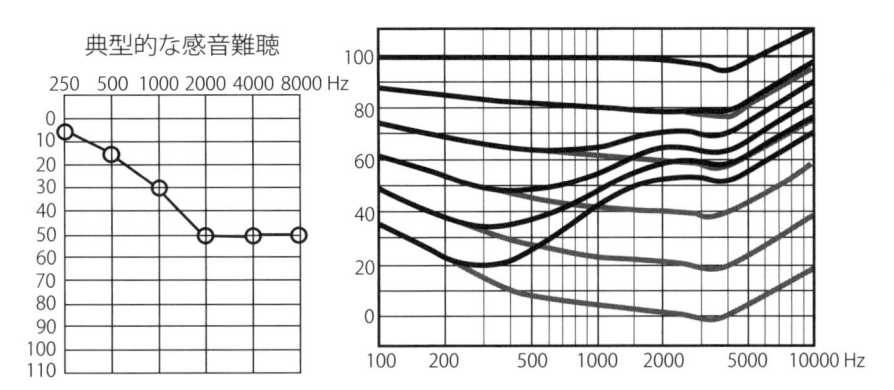

図4-2 周波数と強さそれにラウドネスの増加を，一つの図に一緒に示してある。強さ（縦軸）をdB SPLで表していることに注意してほしい。受話器による片耳での正常な聞こえをいちばん下の曲線で示している。このいちばん下の曲線がオージオグラムにおける0 dB HLに相当する。ここで軽中等度の感音難聴（濃い線）について，ラウドネスの耐性の「天井」は聴力正常と同じであり，聴覚障害者で上昇するのは聞こえの感度の「床」であることがわかる。蝸牛は実際，ノンリニアな器官である。

音を「非常に小さい」とは感じていないことを示しているのではないでしょうか。それとは反対に，聞こえる音の兆候を急に感じており，その後強さがラウドネスの耐性レベルまで増加するに従って，聞こえる音がラウドネスを急に上昇させているのです（Florentine, 2003）。

　図4-1に一つ欠けているのは周波数です。図4-2はラウドネスの増加という心理音響学的次元にそって，周波数と強さの物理次元を含んでいます。図4-2に示した曲線は「等ラウドネス曲線」とか「フレッチャー-マンソンの曲線」とか「フォン曲線」とか呼ばれています。それと，聴力正常者と典型的な軽度から中等度の感音難聴者のラウドネスの増加が比較されています。

　薄い曲線は周波数範囲にわたって聴力正常の等ラウドネス知覚を示しています。どの一つの曲線についても，いちばん下の軸に示したそれぞれの周波数は正常な耳には等しい大きさに聞こえます。注意しなければならないのは，それぞれの周波数は等しく聞こえるために必要とされる音圧レベルが異なっていることです。必要とされる音圧レベルの違いが特に明確なのは下の方にある曲線です。

　いちばん下にある曲線は0 dBの聴力レベル（HL）として知られているものに最も近いものです。しばしば「最小可聴曲線」と呼ばれますが，このいちばん下の曲線が受話器を装着して片耳による聴力正常者の「ちょうどかすかに聞こえる」知覚を表します。我々が最も聞こえるのは1000 Hzと5000 Hzの間であることを示しています。ちょうどかす

かに聞こえるためには，低周波数とかなり高い周波数は中間の周波数よりもさらに強く（dB SPLにおいて）する必要があります。しかし，100 dB SPLのように強いと曲線は平らになります。つまり，強いとすべての周波数の音を等しく大きいと判断するのに必要な音圧レベルの違いが小さくなるのです。再び，ここで蝸牛がノンリニアな器官であることが明らかになります。周波数にわたって等しいラウドネス知覚を得るために，蝸牛は強い音に対する場合と弱い入力音に対する場合で働きが異なっています。

　いちばん下の曲線の形が，ステレオに「ラウドネス」と書かれたスイッチがある理由とか，イコライザのボタンが「スマイル」のように配置されている理由と大いに関係しています。低い利得調整器の設定で，すべての周波数を等しい大きさで聞くには，いくつかの周波数を余分に上げる必要があるのです。しかし，ボリュームの設定が大きいと，等ラウドネス曲線が平らになります。これはすべての周波数を等しい大きさで聞くために，強い音に対してはその周波数範囲の音圧レベルに大きな違いを必要としないことを意味し，これがラウドネスのスイッチを切ってしまう理由です。

　聴力正常にとってラウドネス曲線は正常に広がります。ダイナミックレンジは図4-2のいちばん上といちばん下の曲線間の領域ですが，中間の周波数が最大で，かなり低い周波数で最も小さくなります。ダイナミックレンジが小さいことはラウドネスの増加が速いことを意味しています。たとえば，低周波数でダイナミックレンジが小さいのは，「ちょうどわずかに聞こえる」の感覚から「たいへんうるさい」までのラウドネスの増加が中間の周波数に比べて速いことを意味します。聴力正常者の等ラウドネス曲線は1000 Hz付近でだいたい100 dBのダイナミックレンジがあることを示しています。

　感音難聴者（図4-2の濃い曲線）は，いちばん上の曲線が聴力正常者のものとよく似ています。一方，いちばん下の曲線は中間の周波数から高周波数で上昇しています。中間の周波数から高周波数で押されて挟み込まれた曲線はダイナミックレンジが狭いことを示しています。これらの高い周波数で感音難聴者は弱い音を聴取できません。しかし強い音は聴力正常者と同じように大きく知覚します。繰り返しになりますが，聴力正常者も感音難聴者も「天井」は同じで，聴覚障害者にとって上昇しているのは「床」なのです。ラウドネスの増加がより急激であるのは天井と床が近い高い周波数です。

　最初にどうしてこのような曲線が存在するのかについて質問されるかもしれませんし，また質問するべきです。まず，人の最小可聴曲線（いちばん下の曲線）がどうして聞こえの感度の違いを示しているのでしょうか。正常な聞こえの感度の違いは主に中耳と外耳の物理的な特徴に起因しています（Yost, 2000）。物理的な構造を持ったシステムとして，中耳は質量と弾性の全体としての独自の特徴があり，そのためにある周波数は他よりも容易に通過させる固有の共鳴を持っています。第1章で簡単に述べたように，中耳は効率的に通過させる周波数とそうでない周波数があります。耳介（4000〜5000 Hz）と外耳道（1500〜4000 Hz）の共鳴も人の最小可聴曲線の形に関係しています。

コンプレッションと正常なラウドネスの増加

　第3章の補聴器の基本公式である「入力＋利得＝出力」を思い出してください。リニア補聴器はあらゆる入力レベルに対して等しい利得を与え，リニア増幅を行う閾値ベースのフィッティング法は，聴覚障害者の閾値に基づく利得について単一の目標を提供します。利得はリニア回路の中ですべての入力レベルに対して同じなので，目標を二つ以上必要としません。利得が大きいリニア補聴器は，高入力音に対して出力がラウドネスの耐性レベルを超えてしまうことがあり，最大出力が「クリッピング」されると，音質が歪むことがあるかもしれません。

　コンプレッション補聴器はピーククリッピングによって最大出力を制限するのではなく，むしろ，この目的のためにコンプレッションを用いています。コンプレッションとは何でしょうか。コンプレッションは入力レベルがだんだん大きくなると徐々に利得を小さくします。コンプレッションについて第5章で特に解説します。今のところは，ダイナミックレンジが狭くなるにつれて，その結果，ラウドネスの増加が急速になりコンプレッションが必要になると理解しておけば十分です。

　コンプレッション補聴器については，単一の目標利得で全体を語ることは困難です。なぜなら「コンプレッション回路は入力レベルが異なると利得が異なる」からです。コンプレッションは入力レベルが上昇すれば利得を抑える傾向がありますが，異なる入力レベルに対してすべて出力を同じにしてまで行われるべきではありません。各入力レベルに対する出力を考えることは重要です。なぜなら出力は実際の結果であり，補聴器を装用している人の耳に到達する「商品」だからです。入力レベルが上昇するにつれて利得が同じように下がれば，入力の異なるレベルに対する出力は同じ大きさに聞こえ，補聴器を装用している人は，実生活で実際に音がより大きくなったときがわからないでしょう。

　最も大きな利得を弱い入力音に与えるべきです。そうすると感音難聴者はその音を聞くことができるようになります。感音難聴は閾値の「床」が上昇していますが，ラウドネスの耐性レベルの「天井」がそうではないことを思い出してください。弱い音を上げて上昇した床に達するように利得が与えられるべきです。たとえば，60 dBの聴覚障害者は1〜2 dB (HL) の音を聞こうとすると，理論的には60 dBの利得が与えられなければなりません。入力の強さが増加すると利得を下げなければならず，しかし繰り返しますが，入力の増加分とまったく同じというわけではないのです。出力は入力レベルに従って上昇しますが，入力の増加と同じではありません。このように，聴覚障害者も周囲で自然に生じる音に対してラウドネスの増加を経験します。したがって，一般に広いダイナミックレンジはより狭いものに自然に縮小されます（この話題については第5章のWDRCの節でさらに取り扱います）。

　コンプレッション補聴器に対応する新しいフィッティング法では，いくつかの入力レベ

ル（たとえば，小さい入力，中間の入力，大きな入力）に対して望ましい利得と出力を規定しています。臨床家として，あるコンプレッション補聴器の宣伝で，ラウドネスの増加が異常であるクライエントに対して，正常なラウドネスの増加を回復させることが目的ですと書いてあるのをよく目にします。確かに，多くのノンリニア（あるいはコンプレッション）補聴器は，感音難聴でダイナミックレンジが正常よりも狭い人に対して，正常なラウドネスの増加を回復させるために特に設計されています。ここで二つの今日最も普及しているコンプレッションに基づいたフィッティング法である，DSLとNAL-NL1について特に述べることにします。それぞれのフィッティング法にはかなり異なった傾向があります。

DSLフィッティング法

望ましい感覚レベルフィッティング法は1982年に端を発し，小児のフィッティング集団のニーズに対応することを特に意図していました。話言葉と言語の発達は可聴性すなわちすべての語音を聴取する力に何よりもまず依存しています。このことは，言葉や言語獲得の以前か最中に聴覚障害を経験した子どもたちにとって特に重要です。DSLフィッティング法はそのような子どもに，弱い語音，中間の語音，そして大きな語音を快適に聞こえるようにする試みです。補聴器技術が発展すると共に，DSLフィッティング法は発展と進化を続けてきました。たとえば，1991年にはDSLはもっぱらリニア補聴器が対象でした。その当時フィッティングされた補聴器のほとんどがリニアだったからです。その後，DSL[i/o]が開発されコンプレッションに対応するようになりました（Cornelisse, Seewald, & Jamieson, 1994）。DSLは小児集団のフィッティングの必要性から発展したかもしれませんが，大人にも利用が広がっていきました（Seewald, 1997）。DSLのフィッティングのアルゴリズムは現在なお更新中です。

図4-3はオージオグラム上に重ね書きした音声スペクトルです。母音は比較的強く低周波数からできており（大きくて低い），それに比較すると無声子音は周波数が高く弱い（小さくて高い）のです。音声の受聴を大まかに見ると，母音で聞いているのが音声であるのがわかります。どんな単語にも母音は少なくとも一つは含まれています。しかし，どんな単語を聞いているかの弁別は，母音と子音の音の組み合わせの可聴性に大きく依存しています。

この目標のためにDSLの主な目的は音声の可聴性にあります。現有の聴力を可能な限り利用するために，非装用時の音声スペクトル全体が増幅されて，聴覚障害者の聴取閾値上でしかもラウドネスの不快レベル以下（ダイナミックレンジ内）に適合するようにしなければなりません。さらに，増幅された音声スペクトルはできる限り快適で歪まないようにしなければなりません。

DSLフィッティング法では，会話音声の入力信号は非装用時の長時間平均音声スペク

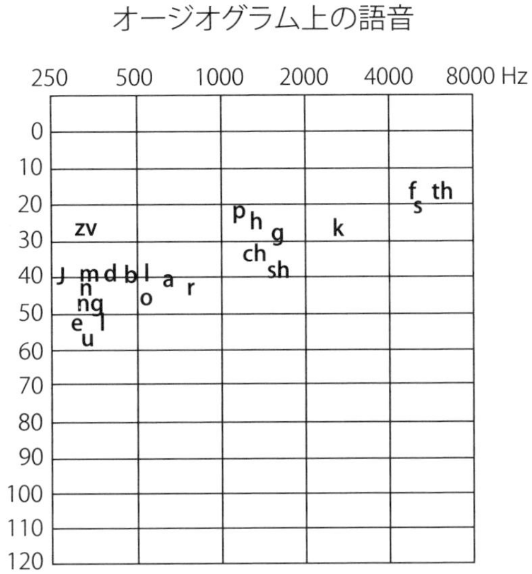

オージオグラム上の語音

```
       250   500  1000  2000  4000  8000 Hz
  0
 10
 20                              f  th
                                  s
 30    zv       p  h  g      k
                   ch sh
 40    ɟ m d b l   a  r
       n  ŋ    o
 50    e
       u
 60
 70
 80
 90
100
110
120
```

図4-3 音声に内在するエネルギーの傾斜は，オージオグラム上で左から右に上昇している。母音はたいていの子音，特に/s/，/f/，/th/などの無声子音と比べて強く周波数が低い。高周波数に聴覚障害がある人にとって，無声子音は特に聞き取りが困難である。したがって，高周波数の語音を聞き取れるように，明らかにそれらを最大に増幅する必要がある。

トル (LTASS) で表されます。DSL の LTASS の測定は，被検者の前方にマイクロホンを通常設置 (Cox & Moore, 1988) するのではなく，子どもの耳の位置にマイクロホンを置いて求められます (Cornelisse他, 1994)。その結果，DSL グループは Cox & Moore (1988) の測定よりも，LTASS が低周波数に比較的大きなエネルギーがあり，高周波数にエネルギーが少ないことを見いだしました。また，子どもたちが音声を正しく獲得するためには，自分自身が生成した高い周波数の子音を聞くことも重要です (Cornelisse, Gagne, & Seewald, 1991)。LTASS の測定の仕方とすべての語音の可聴性を狙いとすることから，DSL は他のフィッティング法よりも低周波数と高周波数の出力が大きいという事実が見られます。

　DSL を特徴付け，他のフィッティング法と違っているところは，SPL・オ・グラムというフィッティング図です。どのクライエントについても，オージオグラム，ラウドネスの耐性，それにフィッティングの目標がこの図の上にすべて描かれます (図4-4)。典型的なオージオグラムと同じように，SPL・オ・グラムは周波数を横軸に，デシベルを縦軸にとって表します。二つの点が異なっています。SPL・オ・グラム上では，デシベルは HL ではなくて SPL の単位で描かれます。さらに，デシベルは縦軸に沿って上方向に上昇します。これら両方の特徴は，補聴器の特性が通常表される方法と一致していることに注意してください。こうすることですべて (聴覚障害とフィッティングのねらい) を補聴器特

性の「言語」で読みとることができるのです。dB HL が単位で通常下方向にいくオージオグラムから，dB SPL が単位で上方向にいく補聴器の特性図に結果を直接変換すると，多くの混乱を引き起こす可能性があります（しばしば起きています）。

　DSL フィッティング法はこれらの障害を避けるために初めてオージオグラムを右上がりにして表示しました。現在では，NAL-NL1 のフィッティング法がこれにならい，同じことを表すのに同様な様式の図を用いています。フライ（Frye™）やオーディオスキャン（Audioscan™）のような聴覚検査システムは SPL・オ・グラム様式の表示をずいぶん前に組み入れています。

　SPL・オ・グラム上に，片耳の受話器による正常な聞こえの感度を dB SPL で図のいちばん下に沿って描いています（図4-4）。正常な人間の可聴曲線の形は明らかで，低周波数やかなり高い周波数で聞こえの感度が悪い典型的な「スマイル」の形をしています。左耳あるいは右耳の聴力レベルの「床」をその図の上の方に描いて，正常な聞こえと比較して見やすく視覚化しています。ラウドネスの不快の「天井」がアスタリスクを並べて図のいちばん上に描かれています。周波数を関数として平均のラウドネスの耐性レベルを選択することができ，あるいは実測した値を入力することもできます。このように，クライエントのダイナミックレンジがいちばん大きいところと，小さくなっているところを見ることができます。もちろん，ダイナミックレンジの狭い領域にはコンプレッション

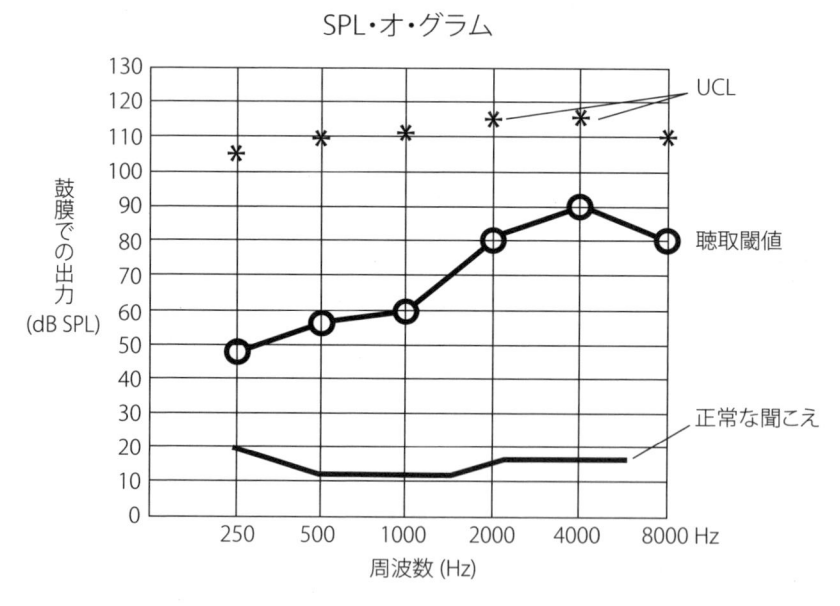

図4-4　典型的なオージオグラムと異なり，DSL においてはすべてを dB SPL で表す。正常な聞こえを曲線で示しているが，その理由は dB SPL で表示しているからである。また聴力レベルは下がるかわりに上昇する。アスタリスクはこのクライエントのラウドネスの耐性レベル（LDL）すなわち「天井」を示している。床（閾値）と天井（LDL）の間の距離がこのクライエントのダイナミックレンジである。

がさらに必要になるでしょう。

DSLはそれと類似したフィッティング法とかなり違うところがあります。DSLにとっては補聴器の出力が最終的に重要なのであって利得ではありません。これは有利で，なぜなら結局，出力が鼓膜に最終的にもたらされるものだからです。他のフィッティング法と違って，DSLは「インサーション」測定ではなくて「インシチュー」測定に関係しています。インサーション(挿入)利得は鼓膜における装用時と非装用時の音圧レベルの差として一般に知られています。挿入利得には頭の陰影効果や耳介共鳴の要因は考慮あるいは含まれておらず，ましてや外耳道共鳴や「補聴器」と呼ばれるプラスチックの塊で外耳道がふさがれていると，それがどのように変化するかについて特に対処しているわけでもありません。一方，インシチュー(ラテン語で「場所で」とか「その場で」の意)利得は，それらの要素をまったく除外していません。なぜなら文字通りそれらと密接に関係しているからです。インシチュー利得は補聴器のマイクロホンにおける非装用時の音圧レベルと装用時の鼓膜における音圧レベルの差です。DSLフィッティング法はインシチュー測定を利用しています。なぜならインシチュー測定にはどのような人に対しても補聴器の出力に影響する要因が含まれているからです。要約すると，DSLは鼓膜に届けられる出力を見ていて，その出力は入力音圧レベルとインシチュー利得を合わせた出

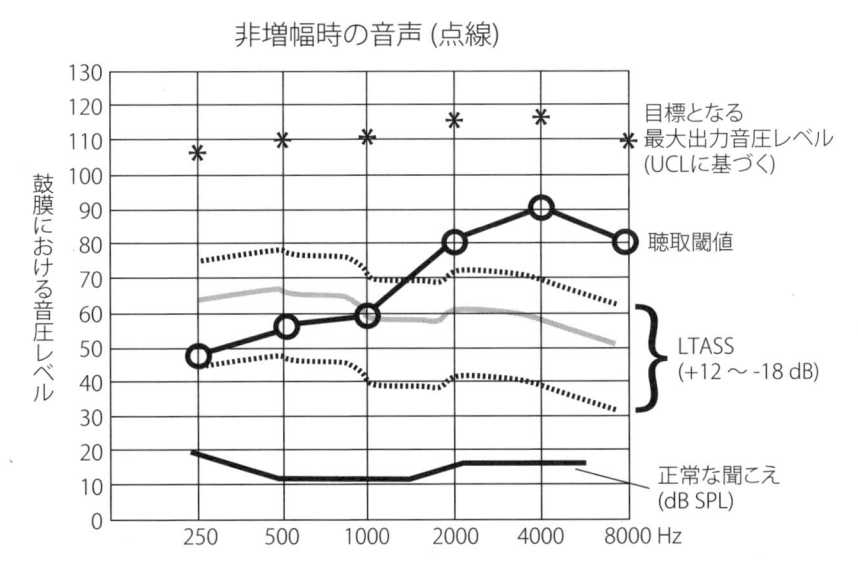

図4-5 長時間平均音声スペクトル(LTASS)をSPL・オ・グラム上に描き，クライエントの聴取閾値とラウドネスの耐性レベルを示している。LTASSは周波数に沿って典型的な非増幅時の会話音声の強さを表している。一般に30 dBのダイナミックレンジがある。平均の音圧レベルを実線で示し，上の点線は平均から12 dB上に，下の点線は平均から18 dB下にある。このように，音声は平均の周りに「正規」分布しているわけではない。この例では平均の音声の低周波数部分のみがクライエントに聞こえ，高周波数の部分については，クライエントの文字通り閾値以下にあるので聞こえないことがわかる。

力からなっています。

　非装用時の音声 (LTASS) をSPL・オ・グラム上に描くことができます (図4-5)。ここでは，LTASSを図4-4に示した聴力レベルに重ね書きしています。どの語音がクライエントの閾値下にあり聞こえなくなり，どの語音が聴力レベルの上になって聞こえるかがすぐにわかります。

　DSLの目的がこの図からすぐに読み取れます。LTASSをクライエントの閾値上で，しかもラウドネスの耐性レベルを超えないように，補聴器の出力を「上げ」なければなりません (図4-6)。すでに見てきたように (図4-3)，音声の高周波数の要素は低周波数の音調要素よりも弱いのです。さらに，高周波数の聞こえが低下している感音難聴者がほとんどです。これら二つの要因は，DSLの目的であるクライエントにすべての音声が聴取できるようにするという目標と一緒になって，前述したように，DSLはたいていの他の補聴器フィッティング法よりも高周波数を比較的強調して処方するようになっています。しかし，次に述べるNAL-NL1のフィッティング法で見るように，DSLはまたたいていの他のフィッティング法よりも低周波数の出力も大きくすることを主張しています。

　それぞれの図で，実線で示したLTASSの平均が，点線で示したLTASSの範囲のぴったり中央にないことに気づくでしょう。これは偶然ではありません。それどころか，音声は

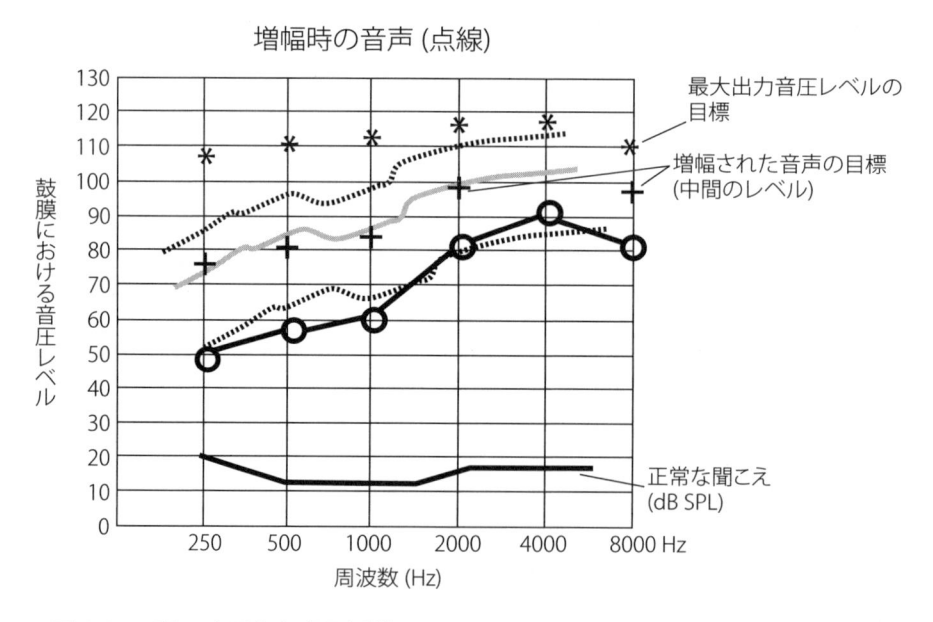

図4-6　平均の会話音声 (LTASS) に対するDSLの出力目標を「＋」の印で示している。平均音声の増幅の目標は，クライエントの閾値とラウドネスの耐性レベルの間のダイナミックレンジ内にある。すなわち，DSLが目的としているのはLTASSを文字通り持ち上げて，聞き手のダイナミックレンジ内に上手く設定することである。高周波数ではダイナミックレンジが狭いので，コンプレッションがさらに必要であることに注意してほしい。

その強さが時間によって急激に変動するたいへん独特な音刺激であるという事実を強調しているのです。扇風機やエアコンのような定常的な暗騒音は，時間について強さがかなり一定のレベルにあります。遠く離れた背景音声の「わいわいがやがや」や「ざわめき」もまたそうです。統計的にはこれらの種類の音は強さのレベルがかなり正規分布しています。それに対して，時間で区切った音声の強さは正規分布していません。したがって，音声の強さの平均は，強さの範囲のちょうど中央に必ずしもくるわけではないのです。これは第7章と第8章でさらに述べるデジタル補聴器にも関連しています。デジタル騒音抑制のアルゴリズムは，音声の強さのレベルの統計的分布がたいていの騒音のレベルとはかなり異なっているという事実を実際に利用しています。

　DSLフィッティング法は補聴器フィッティングの妥当性と信頼性を確保する測定にしっかりと基づいていることを強調しています。補聴器フィッティングの妥当性とは，入力が実際に我々が考えたそのものであることが必要で，そうして初めて，補聴器からの出力について見当を付けることができます。DSLを擁護する人から日常聞かれることばに「誤ったデータを入れると，誤った答えしか出てこない」というのがあります。フィッティング法の信頼性は，同じ結果を絶えず繰り返し提供し続けることを意味しています。

　DSLフィッティング法は通常の聴力検査で用いる受話器に始まり，補聴器の性能の測定に用いる標準の2ccカプラから，補聴器によりクライエントの実耳に届けられる実際の装用時の音圧レベルの測定までに生じるあらゆる可能性のある音響変換を説明しようと試みます。たとえば，オージオメータの純音の検査結果は，実際にオージオメータのダイヤルの読みが示しているものそのものなのでしょうか。6ccカプラで較正される耳覆い形のイヤホンによって検査すると，各周波数における鼓膜に達する実際の音圧レベルに個人差が出る余地がかなりあります。その人の鼓膜での実際の音圧レベルは，どの試験周波数についてもオージオメータのダイヤルの読みとかなり違っているかもしれないのです。実耳とダイヤルの違い（REDD）は周波数範囲について計算しなければなりません。これには耳覆い形イヤホンをかけて，実耳（プローブチューブ）測定を各周波数で行うことが必要です。このような骨の折れる測定をしようとする臨床家はほとんどいないので，DSLでは平均のREDDを入力して，コンピュータで目標値を推定します。一方，挿入形イヤホンはばらつきが少ないので推奨されています。さらに，補聴器自身と同じように2ccカプラで較正されています。挿入形イヤホンを用いると音響変換の測定誤差が少なくなります。

　実耳とカプラの違い（RECD）はDSLフィッティング法で特に扱われているもう一つの要素です。この測定を考慮することは重要です。なぜならRECDが鼓膜に達する補聴器からの出力に影響するからです。RECDは個々の実耳の外耳道共鳴が，補聴器の性能を測定するのに用いられる標準の2ccカプラの共鳴といかに違っているかを測定します。補聴器のレシーバからの出力は，それぞれの個人の実耳の外耳道共鳴によって形成され，

そしてこれらの変化が補聴器の特性シートに掲載されている出力音を変化させます。補聴器の特性（北米において）は2ccカプラによって測定されています。しかし，補聴器特性から個人の実耳の特性を十分に予想できないことはよく知られています。臨床で一般に用いられている実耳（プローブチューブ）検査装置として，フライ（Frye™）やオーディオスキャン（Audioscan™）がありますが，各クライエントのRECDの素早い測定が可能です。

　クライエント自身の外耳道共鳴である「耳の指紋」がいったんわかると，RECDが記録されDSLのフィッティングの目標を決定する等式の中に自動的に組み入れられます。クライエントが特に子どもの場合，子どもはさらにプローブチューブマイクロホン（実耳）の測定のために部屋の中に腰掛けている必要はもはやありません。臨床家は単純にその聞こえを2ccカプラにつなぎ，クライエントのRECDに組み入れることができるのです。このように測定すると，臨床家は自信を持って，クライエントの耳で同じ補聴器の実耳（プローブチューブ）特性を予測することができます。さらに追加して測定する（たとえば，トリマの設定を変える）こともでき，クライエントがその場にいる必要はありません。検査のこの側面は，注意力が持続せず「とんでもない」ことをしでかす子どもの補聴器の機能を検査する際にたいへん有用になります。

　実際にRECDを測定する代わりに，平均のRECDの値をDSLフィッティングプログラムに入力することもできます。これらの値は5歳までの各月数の違う年齢群から集められた平均を基にしています。5歳を過ぎると，平均のRECDの値に月ごとの変化は見られません。なぜなら外耳道の物理的容積や大きさがプラトーになると考えられているからです。DSLでは子どもについてRECDを実際に測定することを勧めています。

　DSLでは補聴器の形式も重要です。なぜならそれはマイクロホンの位置効果に影響する外耳の典型的な共鳴に関係するからです。BTE, ITE, CIC補聴器のマイクロホンの位置は，頭の大きさ，耳翼の耳甲介の形などによって異なります。補聴器のマイクロホンに入力する音はそのすぐそばの環境によって形成されるのです。このように変化した入力が補聴器の利得に加えられ，鼓膜への最終的な出力に影響します。たとえば，CIC補聴器のフェースプレートの上にあるマイクロホンは外耳道内に深く埋め込まれているので，耳甲介はCICでは，フルコンチャシェル（耳甲介に一杯に広がる）のITE補聴器よりも比較的ふさがれていません。CICのマイクロホンに入る音は，したがってフルコンチャのITEよりも耳甲介の共鳴の影響を受けるのです。臨床家で補聴器の出力を実際的に推測したい人は，マイクロホンの位置効果（MLE）を考慮することが上手になるでしょう。

　ここで要約すると，REDD, RECD, それにMLEの三つの要因がDSLフィッティングの重要な基礎をなしています。なぜならこれらすべてが鼓膜における補聴器の最終的な出力に影響しているからです。DSLフィッティング法ではフィッティングソフトに，ラウドネスの不快レベルとREDDとRECDの予想された平均値か実測値のどちらかを入力

するようになっています。DSLのフィッティング原理はこれらの確固たる基礎に基づいて，補聴器の出力がクライエントのダイナミックレンジ内に適合するようにLTASS（非装用時の音声）を配置できるようにすることなのです。

　DSLに関する最後の一つは，コンプレッションに基づいたフィッティング法として，二つ以上の目標を持っているということです。DSLを通常臨床で実施すると，小さい入力音声，平均の入力音声，そして大きな入力音声に対する三つの出力目標が関係します。三つの異なる入力に対して，装用時の出力を示す二つの症例を以下に示します。

[症例1] 異常な谷型の軽度から中等度の感音難聴の被検者

　この人にDSL（オーディオスキャン上で）に従って，三つの異なる入力音圧レベル50 dB SPL，70 dB SPL，85 dB SPL（図4-7）でフィッティングしました。最初，70 dB SPLのスイープ音（3分の1オクターブ間隔で）を実耳検査装置から提示します。この入力は平均の会話音声（LTASS）とほぼ同等であることを想定しています。補聴器の設定をすべて調整して，出力がこの平均の音声入力に対するDSLの目標出力に最もよく合うようにします。もちろん，この出力があればLTASSをクライエントの閾値上に引き上げるのに

症例1：三つの刺激によるオーディオスキャン上のDSL

薄い縦線：　50 dB SPL ダイナミック刺激　小さい音声
点線：　　　70 dB SPL の純音スイープ　　平均音声
濃い縦線：　85 dB SPL ダイナミック刺激　大きい音声

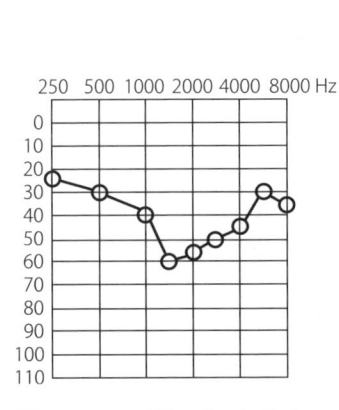

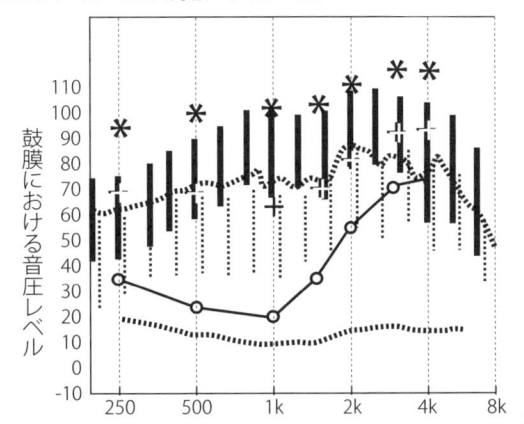

図4-7　この図では，クライエントのオージオグラムを左に，そしてSPL・オ・グラムを右に示している。正常な聞こえをいちばん下の曲線で，クライエントのdB SPLの閾値を丸で示し，いちばん上のアスタリスクはクライエントのラウドネスの耐性レベルである。DSLの目標に従って，最適に増幅された音声のほとんどがクライエントのダイナミックレンジ内に収まるようにする。DSLの目標は「＋」の印で，この図では縦線の下に隠れてしまっている。薄い縦線の大部分がクライエントの閾値以上にあるので，増幅時の弱い音声入力（50 dB SPL）のほとんどがこのクライエントには聞こえている。増幅時の大きな音声入力（85 dB SPL）もまた極端に不快にはなっていない。なぜなら縦線がアスタリスクを超えて上に伸びていないからである。

十分と思われます。次に，50 dB SPL の入力レベルを選択します。しかし，今度はスイープ音ではなく「ダイナミック」刺激を選択することができます。オーディオスキャン上で，ダイナミック刺激はわずかに異なる長さと周波数のスタッカートのようなピッピッという音からなっています。これは強さと周波数が変化する典型的な音声の中断と始まりを模倣することを想定しています。補聴器の出力を調整しないで，50 dB ダイナミック入力刺激を提示します。オーディオスキャンのスクリーン上で縦の線が現れてきます。これは聴力検査の周波数にわたって散らばった出力範囲を示します。これらの縦線の少なくとも半分がクライエントの聴力検査の閾値よりも上にあるかどうかを見てください。そうであれば，装用時の弱い音声の少なくとも半分はクライエントに聞こえているとみなすことができます。最後に，補聴器の出力を調整することなく，オーディオスキャンから大きな (85 dB SPL) ダイナミック入力刺激を提示します。別の縦線が現れ，それらは SPL・オ・グラムでより高い位置にくるはずです。これらの縦線の先端がアスタリスクで示されているクライエントの不快レベルを超えないようにしてください。これは装用時の大きな音声がクライエントにラウドネスの不快を過度に起こさせないこと意味しています。

症例2 水平型の感音難聴の被検者

図 4-8 は，小さい音声入力，平均の音声入力，そして大きな音声入力を比較的水平型の聴

症例2： 三つの刺激によるオーディオスキャン上のDSL

下の縦線： 50 dB SPL ダイナミック刺激　小さい音声
点線：　　 70 dB SPL の純音スイープ　　平均音声
上の縦線： 85 dB SPL ダイナミック刺激　大きい音声

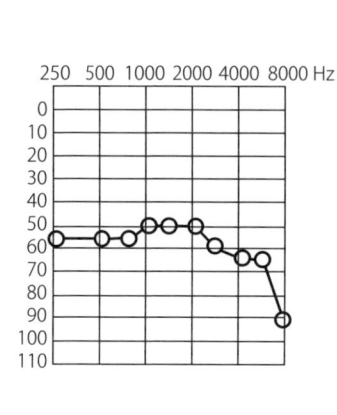

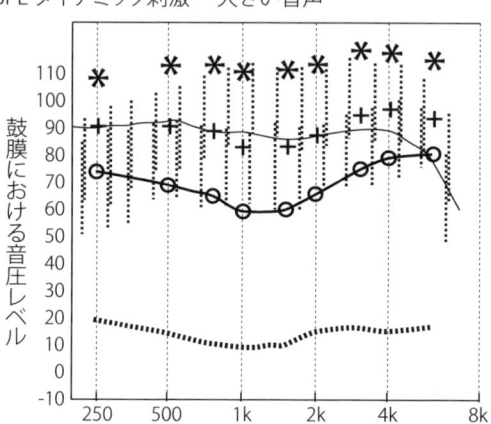

図 4-8　この図では，小さい入力 (50 dB SPL)，平均の入力 (70 dB SPL)，そして大きい入力 (85 dB SPL) のすべてがクライエントのダイナミックレンジ内にほぼ収まるように，DSL フィッティング法によって増幅されている。このフィッティング例では，増幅時の小さい音声入力と大きい音声入力の両方が薄い縦線で示されているが，いくつかの周波数で交わっている。クライエントの閾値上に周波数にわたって見られる実線は，増幅時の平均の音声入力を表している。

覚障害者のダイナミックレンジに，DSLを用いてフィッティングする第2の例を示しています。同じオーディオスキャン装置で，同じく三つの入力を提示しました。ここでのフィッティングは「教科書通り」で，縦線は聴覚障害者の「床」（閾値）と「天井」の間のダイナミックレンジにほとんど完全に適合しています。このことは装用時の小さい音声，平均の音声，そして大きな音声のほとんどすべてがクライエントのダイナミックレンジ内に上手に収まっていることを意味します。

DSLの実質的な成果は，小さい音声入力，普通の音声入力，そして大きな音声入力に対する可聴性と快適な補聴時の出力を，すべての人にわかるように簡単に表示できることにあります。第3章で述べたフィッティング法の場合のように，ある目標に合う挿入利得の線をただ描くのと対比してください。DSLによって，小さい入力，普通の入力，そして大きな入力に対して反映された可聴性と，増幅時の音声出力の快適性を予測することが可能です。DSLが子どもたちやクラスでの音声や言語の学習を考慮する際に特に有意義である理由はわかりやすいものです。両親や教師そして誰に対しても，聴覚ハビリテーションへの大きな影響があることは明らかです。

NAL-NL1フィッティング法

DSLと比較して，NAL-NL1フィッティング法はかなり異なっています。それはリニア補聴器に基づいた以前のNAL-R法（第3章）から，1998年にコンプレッションに基づいた方法として出てきました。すべてのコンプレッションに基づいたフィッティング法と同じように，NAL-NL1は目標を二つ以上持っています。なぜなら補聴器のコンプレッションは異なる入力レベルに対して異なる利得を提供するからです。しかし，DSLフィッティング法と異なって，NAL-NL1の目標はむしろ出力ではなく利得なのです。NAL-NL1は通常，50 dB SPL，65 dB SPL，80 dB SPLの入力レベルに対する三つの目標利得を提示します。65 dB SPLの中間の入力に対する目標利得は，平均の会話音声入力に対して推薦される利得を想定しています（図4-9）。

NAL-NL1開発の主な目的は，最も効果的な可聴性をもたらすいくつかの入力レベルに対する利得を決めることにありました（Dillon他，1998a; Byrne, Dillon, Ching, Katsch, & Keidser, 2001）。NAL-NL1の目標利得を計算するために，さまざまなオージオグラムの型を持つ52名に対して，30〜90 dB SPLの入力レベルに対して10 dBずつ増加させて利得の計算が行われました。高音漸傾型のオージオグラムで，軽度から高度の範囲の聴覚障害者について，新しいNAL-NL1フィッティング法は65 dB SPLの入力に対する挿入利得の目標がNAL-Rと非常によく似ていました。NAL-Rの背景にある元々のフィッティング原理（第3章）と一致して，聴覚障害のほとんどのタイプに対して，音声の中間の周波数はそれより低いあるいは高い近くの音声周波数とラウドネスが同じに聞こえる

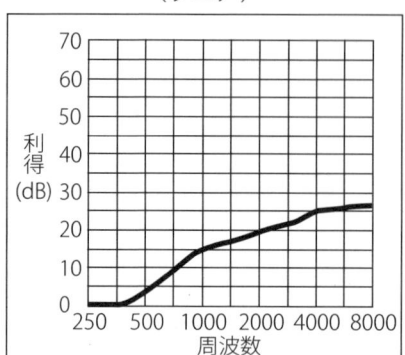

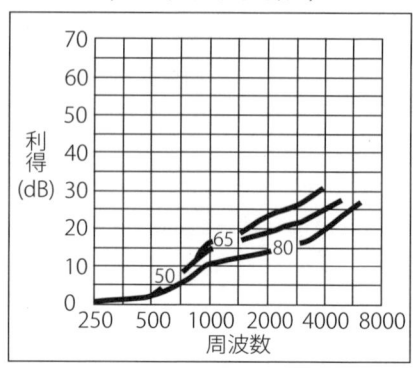

図 4-9 NAL-R の目標（左）と NAL-NL1 の目標（右）を比較する方法に注意してほしい。65 dB SPL の平均の会話音声入力に対する NAL-NL1 の目標は NAL-R とよく似ている。しかし，ここで一つ違いが現れている。つまり，NAL-NL1 の目標は 4000 Hz を少し超えて止まっている。NAL-NL1 のフィッティング原理によると，これらの周波数において入力が増幅されても，効果的な可聴性を増加させることはないだろう。

ように補聴されます。したがって，NAL-NL1 の究極の目的は，最大の語音明瞭度を得られることと，すべての音声周波数帯域のラウドネスを等しくすることです。

NAL-NL1 フィッティング法には，フィッティング法の NAL「ファミリー」全体 (NAL, NAL-R, NAL-RP) に元々ある原理に一部基づく興味ある特徴が他にもいくつかあります。音声周波数間のラウドネスの関係を保つ（あるいは正規化する）のではなく等しくします。少し詳しくこの原理を調べてみましょう。NAL の開発者にとって，ラウドネスを等しくするということは，隣り合う音声周波数帯域を増幅して，それらが等しく音声の全体のラウドネスに貢献するようにすることです (Byrne 他, 2001)。聴力正常者には，低周波数の母音は高周波数の無声子音よりも大きく聞こえます（図 4-3）。もしこのラウドネスの関係を保つと，母音は常に増幅されて，補聴器を装用している聴覚障害者は常に低周波数の母音をいちばん大きく聞き続けることになります。Dillon 他 (1998b) と Byrne 他 (2001) によると，他のフィッティング法は音声周波数間のラウドネスの正常な関係を保とうとして，低周波数に対する利得を大きく処方する傾向があります。NAL-NL1 フィッティング法は，他のほとんどのフィッティング法よりも低周波数の利得を実際に少なく処方しています。後で見ることにしますが，これが DSL と比較して明らかに NAL-NL1 の実情なのです。

聴力正常者は高周波数子音よりも母音の方が大きく聞こえるのが普通ですが，Dillon 他 (1998b) と Byrne 他 (2001) は聴覚障害者にとって音声周波数全体を正規化するより

も等しくした方が語音明瞭度は最大になることを確信しています。NALが唯一「正規化する」(等しくすることに対して) ことに努力しているラウドネスは，全体としての音声スペクトルのラウドネスです。すなわち，音声周波数のすべてを一つにまとめて，正常なラウドネスの増加になるように増幅すべきです。Cox (1995) が述べているように，聴力正常者にとって弱い音は補聴器装用者にも弱いと知覚されるべきであり，聴力正常者にとって快適な音は補聴器装用者にも同じように知覚されるべきであり，聴力正常者にとって大きな音は補聴器装用者にも大きく知覚されなければなりません。

　NAL-NL1フィッティング法が音声の異なる周波数要素間の非増幅時のラウドネスの関係を保つことから外れる理由は，この「保つ」アプローチで語音明瞭度が向上することが示されなかったからです (Dillon, Katsch, Byrne, Ching, Keidser, & Brewer, 1998)。しかし，NAL-NL1がコンプレッションに基づいたフィッティング法の中で特殊であることを特徴付けるものがさらにあります。それは高度から重度の感音難聴者のフィッティングを意図した以前のNAL-RPの研究に由来しています (第3章)。その議論から，高度から重度の感音難聴者は聴力レベルが軽い聴覚障害者に比べて，より大きいオーバーオールの利得を好むことが見いだされたことを思い出してください (Byrne, Parkinson, & Newall, 1990)。しかしまた，同じ研究者たちが漸傾型の高度から重度の聴覚障害者 (高周波数の聞こえが悪い) は同じ聴力レベルで水平型の聴覚障害者よりも，低周波数の利得が大きく高周波数の利得が少ないものを実際に好むことを偶然発見したことも思い出してください。さらに漸傾型で高度から重度の感音難聴者は音声周波数にわたってラウドネスを等しくすることを望まないように思われます。この集団には，高周波数が音声の聞こえる全体的なラウドネスに寄与する割合が小さくなるように増幅すると，語音明瞭度が最高になることを発見しました。すなわち，この人たちには，聴覚障害の程度が最も小さい周波数を最も増幅し，聴取閾値が最悪の周波数の利得を小さくするのです。NAL-NL1が他のフィッティング法と比較して，高周波数の目標に対してどう考えているかを予測することができます。高周波数が高度の感音難聴の場合は，NAL-NL1は他のフィッティング法よりも高周波数の利得を小さく処方します。繰り返しますが，後で見るように，NAL-NL1をDSLと比較するとこれが実情なのです。

　ここまで，新しいコンプレッション補聴器のためのNAL-NL1フィッティング法を特徴付ける二つの重要な事柄について見てきました。すなわち (1) 近い音声周波数のラウドネスを正規化するのではなくて平等化する概念と, (2) 聴力レベルが最悪の周波数の利得を少なくし，聞こえが最良の周波数の利得を増やして与えることです。この最後のポイントはNAL-NL1の開発について述べた文献の中でさらに進展しており，そこでは「可聴性」という用語を「効果的な可聴性」という用語から区別して用いています (Dillon他, 1998a; Byrne他, 2001)。実際の聴取閾値がわかっていれば，「可聴性」は感覚レベルとして記述したり測定したりすることができます。一方，「効果的な可聴性」とは，いった

ん音声が聞こえるようになったら，その中からいかに多くの情報を抽出することができるかを表します。Dillon 他 (1998a) によると，聴力レベルが進むにつれて，小さな可聴性で「効果的な可聴性」を増大させる傾向にあります。高度から重度の聴覚障害者にとって，感覚レベルが小さくても音声を理解するためにある程度の情報量を与えることがあり，一方，感覚レベルが大きいからといって必ずしもさらに多くの情報が付加されるとは限りません。重度聴覚障害者にとって，可聴性に「効果的な可聴性」が実質的に伴っていないことがあります。たとえば，聞くことはできますが視覚的な手がかりがなければ音声を弁別できない重度の聴覚障害のクライエントに出会ったことが誰にでもありました。

可聴性と効果的な可聴性のこの知見は NAL-NL1 フィッティング法の目標にとって重要で，すぐにそれとわかる特徴を与えています。たまに目標が聴力検査の周波数を完全には含まないことがあります（図 4-9）。実際，目標がなくなってしまうことがしばしばあるのです。目標にしない周波数はいつも聴力レベルが最も厳しいところです。たとえば，低音障害型に対して，NAL-NL1 の目標は聴取閾値が最も低下した低周波数には現れないかもしれません。高音漸傾の聴覚障害について，目標は低周波数から中間の周波数へ伸びて，そこで急に終了することがあるかもしれません。NAL-NL1 の背景にある原理によると，これらの周波数をどんな利得によって増幅しても，「効果的な可聴性」の役には立たないでしょう（Ching, 2000, 私信; Byrne 他, 2001）。

結論として，NAL-NL1 は DSL とはかなり異なった仮定と特徴を持っていますが，NAL-NL1 の中にはいくつか DSL の特徴が含まれています。そのフィッティングソフトウェアで「スピーチ・オ・グラム」には DSL とよく似た 30 dB のダイナミックレンジの典型的な長期の非増幅時の音声が含まれています。それに，装用時の閾値は dB SPL または dB HL で読み込むことができます。子どもの外耳道の大きさや共鳴は大人とかなり違っていることを念頭に置いて，NAL-NL1 の使用者マニュアルは子どもの挿入利得の測定には例外があることを十分注意しています。ここでは，ごそごそ動く子どものプローブチューブマイクロホンの測定を少なくするために RECD を測定することを勧め，子どもの外耳道は小さくその共鳴は大人よりも高いという事実を認めています。最後に，子どもには挿入利得 (insertion gain) ではなく，実耳装用利得 (real-ear-aided gain, インシチュー利得) を勧めています。その理由は，実耳装用利得は補聴器を子どもの耳に付けた場合，補聴器が実際に何をしているかを予測する際に，このような特別な物理的特徴を考慮に入れているからです。

DSL と NAL-NL1：どのように比較するか

見てきたように NAL-NL1 の目標が利得で描かれるのに対して，DSL の場合は出力がプロットされます。ところで，NAL-NL1 と DSL を比較する場合，利得を出力に変換しなければならなかったり，出力を利得に変換しなければならなかったりします。このよう

な比較をするために，著者 (Venema, 2002) はユニフィット (Unifit^{TM}, ユニトロンヒヤリング社のフィッティングソフトウェア) 上で，デジタル補聴器 (ユニトロンヒヤリング社) のプログラムをしました。このソフトウェアにはNAL-NL1とDSLの両方のフィッティング法が含まれています。この比較をした当時，オーディオスキャンにはDSLフィッティング法は含まれていましたが，NAL-NL1フィッティング法は含まれていませんでした。したがってNAL-NL1の結果をDSLと比較するのに，出力で比較しなければなりませんでした。デジタル補聴器を初めにDSLの出力目標に最も合うようにユニフィット上でプログラムし，その出力を測定して，オーディオスキャンの実耳プローブチューブ検査システムで確認しました。同じ補聴器をNAL-NL1の目標利得に最も合うようにユニフィット上でプログラムし，その出力をオーディオスキャンで再び測定しました。オーディオスキャン上でNAL-NL1とDSLの出力の比較を，水平型，低音障害型，漸傾型，急墜型の聴覚障害で行いました。

60 dBの水平型の聴覚障害者に対して，NAL-NL1は1000 Hz以下と4000 Hz以上の周波数でDSLよりも出力が約10 dB小さくなるように処方するようです (図4-10)。同じ聴覚障害に対して，両者のフィッティング法の出力目標は1000 Hzと4000 Hzの間では非常に似ています。この二つのフィッティング法の原理上の違いを考慮すると，これらの結果は一般に予想された違いです。NAL-NL1は隣接する音声周波数間のラウドネスの関係を保ったり正規化したりするのではなくて等しくしようとします。増幅された高周波

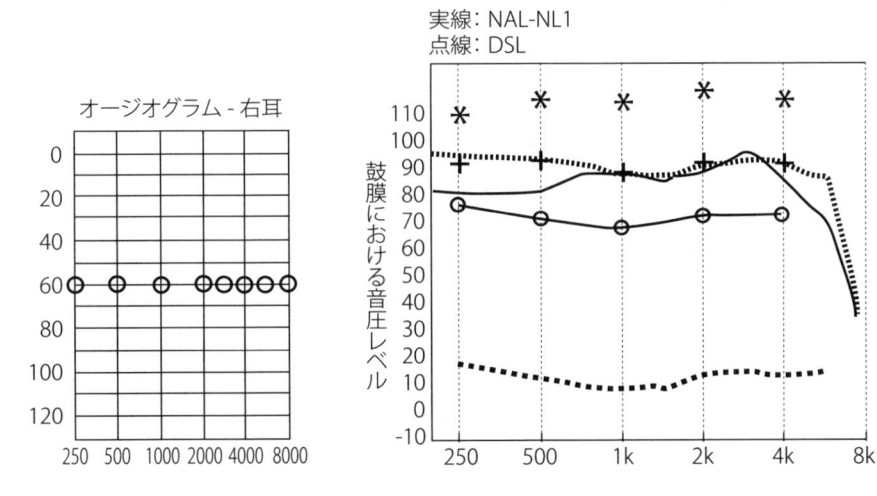

図4-10 水平型のオージオグラムを左に示す。そしてオーディオスキャン上の出力の比較を右に示す。比較がSPL・オ・グラムに近い形にしたグラフ上で表されていることに注意してほしい。60 dB HLの水平型のオージオグラムに対して，DSLはNAL-NL1よりも低周波数において約10 dB出力が大きく，高周波数においても同じように出力をわずかに大きく処方している。

オーディオスキャンシステム上のNAL-NL1とDSL

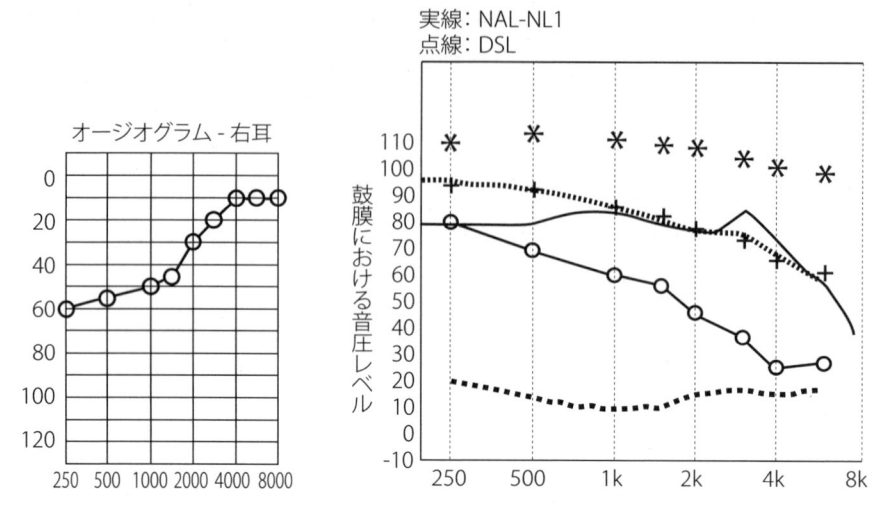

実線：NAL-NL1
点線：DSL

図 4-11 低音障害型のオージオグラムを左に示し，オーディオスキャン上の出力の比較を右に示す．低音障害型のオージオグラムに対して，DSLはNAL-NL1よりも低周波数の出力を約10〜15dB大きく処方している．

数の子音が音声の全体のラウドネスに等しく貢献するように，NAL-NL1によって大きな低周波数の母音は通常あまり増幅されません．なぜならこれによって語音明瞭度が理論上最高になるからです．また高周波数で微調整することもあります．まとめると，NAL-NL1では低周波数の利得を小さくし，高周波数で大きくすることを推奨しています．

　低音障害型の聴覚障害者について，NAL-NL1は低周波数の出力をDSLよりも小さく処方しています（図4-11）．しかし今度はその違いは10dBよりも大きいのです．明らかに，NAL-NL1では低周波数の最も悪い閾値を増幅しても効果的な可聴性にそれほど貢献しないでしょう．ここで示した低音障害型の聴覚障害者に対して，NAL-NL1はDSLよりも高周波数の出力を実際にわずかですが大きくしていることに注目してください．

　漸傾型の聴覚障害者について，NAL-NL1もDSLも低周波数と中間の周波数の出力を同じように処方しているようです（図4-12）．高周波数については，NAL-NL1はDSLよりも出力を小さく（10〜15dB）処方しています．繰り返しますが，NAL-NL1では，閾値が最も低下している高周波数を増幅することは，効果的な可聴性を向上させることにそんなに役立たないのではないかとしています．

　急墜型の聴覚障害者について，NAL-NL1とDSLは低周波数と中間の周波数の出力をほとんど同じように処方しているようです（図4-13）．しかし，かなりの違いが高周波数に見られます．NAL-NL1は高周波数の出力をかなり小さく処方しています．高周波数の感音難聴の程度が高度なものに対して，NAL-NL1とは反対にDSLの高周波数の出力の処方がよりいっそう目立つようになります．

4. コンプレッションとDSLそしてNAL-NL1フィッティング法　　89

オーディオスキャンシステム上のNAL-NL1とDSL

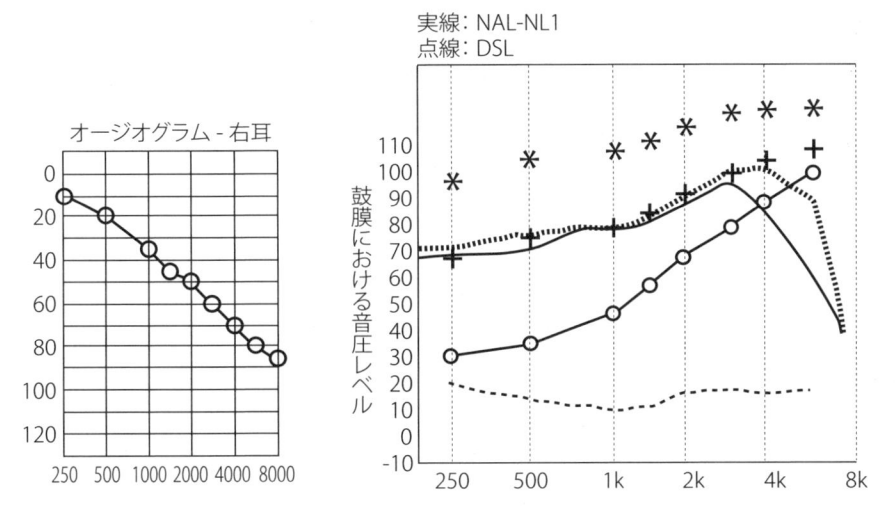

図4-12　漸傾型の聴覚障害を左に示し，オーディオスキャン上の出力の比較を右に示す。高音漸傾型の聴覚障害のオージオグラムに対して，DSLはNAL-NL1よりも高周波数の出力を10dB以上大きく処方している。

オーディオスキャンシステム上のNAL-NL1とDSL

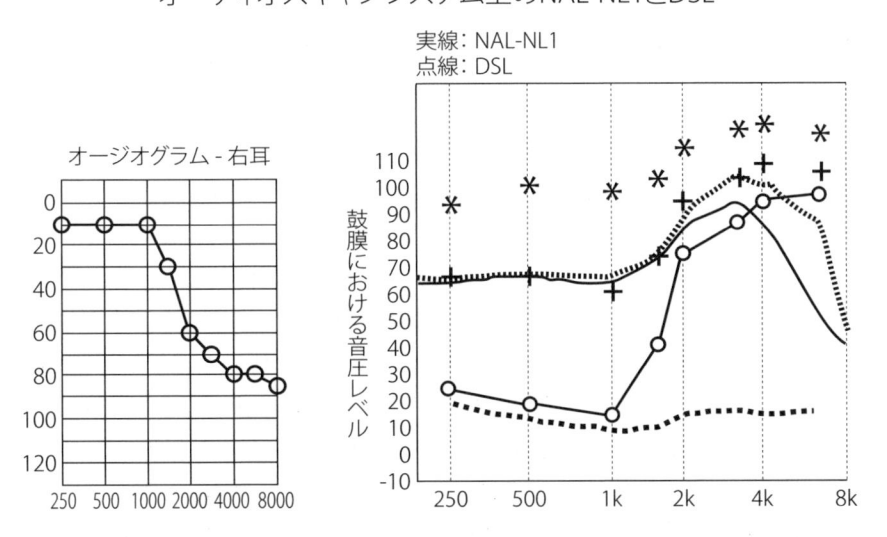

図4-13　急墜型の聴覚障害を左に示し，オーディオスキャン上の出力の比較を右に示す。高度の高音急墜型の聴覚障害に対して，DSLはまたもNAL-NL1よりも高周波数の出力を大きく処方している。

一般的に，水平型と低音障害型の聴覚障害に対して，NAL-NL1 は DSL に比べて低周波数の利得と出力を小さく処方する傾向があります。漸傾型と高音急墜型の聴覚障害に対して，NAL-NL1 は DSL に比べて高周波数の利得と出力を小さく処方する傾向があります。NAL-R の過去の実績に基づいて，新しい NAL-NL1 はかなり一般化し，コンプレッション補聴器のフィッティング法として広く受け入れられています。目標利得に実際「達する」ことができる心理的なアピール (正しいか，間違っているか，あるいは関係ないか) があり，他のフィッティング法を用いるよりも，NAL-NL1 によって簡単にこれが成し遂げられることは感謝すべきことです。

　しかし，事実によって物事に直面する必要があることを臨床の実際が示しています。たとえば，NAL-NL1 と比較して DSL は，高周波数の利得と出力に対して常に「ハングリー」であると広く受け止められていますが，これは間違った想定です。実は，たいていの聴覚障害の型に対して，これら二つのフィッティング法の最も大きな違いは，低周波数の利得と出力に関するものなのです。NAL-NL1 は DSL よりも低周波数の利得を少なく処方する傾向があります。ただ漸傾型から急墜型で高周波数に高度の聴覚障害がある場合に対してのみ，DSL は高周波数の利得と出力をより大きく処方します。最後に，NAL-NL1 フィッティングソフトウェア (Dillon 他，1998b) には，DSL フィッティングソフトウェア (Seewald，1997) に見られる SPL・オ・グラムが組み込まれていることをよく考えてください。DSL はこの種の表示を最初に導入しましたが，真似されることは最大の賛辞なのです。

フィッティング法についていくつか熟考すべきこと

　第3章と第4章で注意した補聴器フィッティングの公式がたくさんあることは，目に比べて耳のフィッティングがかなり違った問題であることの証です。他に比べてある補聴器フィッティング法が正しいことを証明するデータがとても少ないのです。その代わり，臨床家は新しいフィッティング法が登場したり流行したりすると，それを学ぶ状況に立たされるようです。

　多くの臨床家 (著者を含めて) は，最初からこれらのフィッティング法を訓練されたり体験したのではなく，最初は臨床でフィッティングする間それらを用いることに困難を感じていました。第3章で述べたほとんどのフィッティング法 (POGO から NAL-R，バーガー，リビーへ) で必要とされる利得を直接比較することは非常に単純で，これらの方法はそれぞれオージオメータの閾値から数学的な計算あるいは割り算に基づいて単一の目標利得を提示しています。どのような聴覚障害に対しても，これらの閾値に基づいた異なる方法をたいていの実耳検査装置上でいとも簡単にトグルスイッチでオン・オフすることができ，それぞれの方法の目標をすぐに視覚化することができます。一方，DSL と NAL-NL1 を直接比較するのは難しいところがあります。なぜなら DSL は出力を見てお

り，一方NAL-NL1のデフォルトは利得に着目しているからです。DSLから利得を決定する場合は，その出力レベルから入力レベルを差し引くことによって求められます。簡単にしたいと思っている人には，dB SPLの閾値，ラウドネスの耐性レベルをプロットし，基本的な非増幅時のLTASSの範囲を含めると，少しごちゃごちゃして見えるかもしれません。

フィッティング法が求めている理想と，現在の補聴器の最高の技術水準がかなえられる理想の間には，大きな溝が存在し続けています。たとえば，DSLによって，臨床家は装用時の目標出力に完全に達することができずにしばしば失望します。支持者たちはしばしば，これはよくあることだが，中心となる考えは目標にできる限り近づけることであると口々に指摘します。DSLの目標と実際の補聴器のレスポンスの隔たりは，顕著な高周波数の聴覚障害にフィッティングしようとするときに体験することが最も多いのです。

思い浮かぶ疑問は，目標が何であれ達成したならば，それがまず補聴器を装用しているクライエントに感謝されるか，すなわち受け入れられるかどうかです。クライエントは語音明瞭度を理論上最高にするレベルにいつも我慢できるでしょうか。少ない数の有毛細胞で新しいコンプレッションに基づいたフィッティング法が要求する音響的な負荷に対処することができるでしょうか。常に覚えておかなければならないのは，フィッティング法は問題と解決を概念化する一つのツールであるということです。これをイメージで表すと，あるツールは大小のレンチであったり，あるものはスクリュードライバーであったり，またあるものはプライヤーであったりします。後の章で論じる技術はこの目的のための手段に過ぎません。フィッティング法は補聴器によってクライエントに何が生じているかを予測する一つの方法なのです。しかし天気を予想するように，補聴器が何をするかを予測するとき考えなければならない変数がたくさんあります。

生理学的な観点からすると，ある特定のフィッティング法で増幅された蝸牛の中で実際に何が起こっているかをモデル化することは現在のところ困難です。最善を尽くして補聴器をフィッティングしている臨床家がほとんどですが，特定の周波数を増幅しても新しい有毛細胞は生えてきません。増幅するだけでは蝸牛の申し分ない機能を模倣する十分に精巧なツールではないのです。コクレア・インプラントによる粗雑な技術は別にして，現在は増幅が利用できるすべてなのです。増幅された出力音は進行波の振幅を増大し，損傷されたりなくなったりした有毛細胞を刺激するために，中耳系を通って駆動されます。WDRCの技術は外有毛細胞の働きを模倣することを意図しており，外有毛細胞は内有毛細胞が弱い音を感知するのを助けていると考えられています。しかし，補聴器は現在，外有毛細胞がしていると考えられているような，進行波を鋭くすることはできません。我々のねらいは正しい所にあるはずですが，まだ「ミトンの手袋をはめて針を拾い上げ」ています。

臨床での補聴器フィッティングの芸術と科学は相補う面があります。特に，臨床家に

とってリニアに基づいたフィッティング法からコンプレッションに基づいたフィッティング法への移行と，どちらのフィッティング法を取るかの決定は，たいへん難しいことがあります。さらに，補聴器フィッティング法の理想と供給できる実際の補聴器回路の間には大きな格差があります。このような状況にあって，臨床における補聴器フィッティングは芸術でもあり科学でもあるという状態のままなのです。

　補聴器は，最も精巧なデジタル補聴器でさえ，最良の状態に調整した蝸牛の粗悪で大まかな近似なのです。これが補聴器の聴こえを「補う」という用語がそんなに悪いものではない理由です。耳にとっての補聴器は悪いひざにとっての杖のようなもので，助けにはなりますが実物に取って代わるものではありません。正常な蝸牛の機能を補聴器によって回復できないのは，義手が切断した腕にとって代わることができないのと同じです。

　フィッティング法はクライエントのニーズよりも優先されるものではなく，ましてや異なった方法を用いる仲間に対する聖戦で立場を示す旗じるしとして掲げるものでもありません。第3章で論じたように，臨床での補聴器フィッティングの全領域は，私たちはしばしばそう思いたいのですが，純粋な科学ではないのです。フィッティング法の目標を，いつかは行き着く到達点と考えるのも妙案かもしれません。新しい高齢者のクライエントはDSLで勧めている利得や出力の大きさを最初は受け入れられないことがありますが，そのような場合は，利得がより少ない方法（たとえばNAL-NL1）を用いてフィッティングを始めるのが良いかもしれません。一方, 乳児は音声や言語をまだ獲得していません。知識の限りを尽くして，弱くて高周波数の無声子音がここでは聞こえるように確保するべきではないでしょうか。用いるフィッティング法は目的が何かによります。恐らく，臨床家はすべての症例に対してある一つのフィッティング法を盲目的に信奉すべきではないのでしょう。

　老人性難聴のあるクライエントについて，ある方法と別の方法で行った補聴器フィッティングの結末はどうなったのでしょうか。何が良い補聴器フィッティングと実際みなされているのでしょうか。ある方法と別の方法で補聴器をフィッティングするとき，私たちは「行っている」と言っていることを実際にしているのでしょうか。視能検査と違い，さまざまな補聴器フィッティングのストラテジーが私たちの分野にはあふれかえっていますが，それぞれのフィッティング法の利点は明確に定義されていません。NAL-RとDSLでフィッティングすると，激しい頭痛に発展しないかあるいは車を運転していて木に突っ込んでしまう機会が増えるかのどちらかです。補聴器と人は依然として水と油のように混ざり合っていません。音質と語音明瞭度のような問題は重要な要素ですが，問題の中心として依然残るのは補聴器フィッティングの芸術と科学の両面における臨床家のスキルなのです。

要約

- ラウドネスの増加，補聴器のコンプレッション回路，それにコンプレッションに基づいたフィッティング法はすべて関連している。

- 感音難聴の閾値は聴力正常者より低下しているが，ラウドネスの耐性は通常，聴力正常のものと大きく違わない。聴覚障害の閾値をオージオグラム上で正常よりも下に描くことを考えるのではなく，オージオグラムの上下を逆にして，聴覚障害の閾値を聴力正常に比べて聞こえの感度の「床」が上昇していると考える。同じように，ラウドネスの耐性は「天井」と見ることができる。このように，聴覚障害のダイナミックレンジを正常より狭いと考えることができる。ダイナミックレンジが狭いとラウドネスの増加が速いことを意味する。

- リニア回路と違い，コンプレッション回路は入力レベルによって利得を変化させる。コンプレッションは一般に，弱い入力レベルに対して利得が大きくなり，強い入力に対して利得が小さくなる。聴取閾値の「床」よりも下の弱い入力音はかなり増幅する必要があるが，「天井」近くの強い音はまったくかあるいはそんなに増幅する必要はない。ダイナミックレンジが正常よりも狭く，したがってラウドネスの増加が正常よりも速い人について，コンプレッション補聴器はリニア補聴器よりもより良く適合するかもしれない。

- コンプレッションに基づいたフィッティング法は，コンプレッション補聴器を用いることによって正常なラウドネスの増加を回復させることに基づいている。これらの方法では，独自の特徴を持っている音声を目標と定めて，増幅された音声を聴覚障害者の正常よりも狭いダイナミックレンジの中に適合させようとする。

- DSLとNAL-NL1のフィッティング法をこの章で比較した。DSLフィッティング法はカナダの西オンタリオ大学で開発されたもので，SPL・オ・グラムを発明し，目標出力（利得ではなく）を表示し，装用時の音声の可聴性と快適性に焦点を当てている。NAL-NL1フィッティング法はオーストラリアの国立音響研究所で開発されて，音声のラウドネスの同一化（正規化ではなく），すなわち音声周波数帯域のすべてが音声の全体のラウドネス（可聴性）に対して等しく貢献するように試みている。それで，DSLよりも低周波数の利得と出力を比較的小さく処方する。またNAL-NL1は，聴取可能な音声から引き出すことができるという意味の「効果的な可聴性」の概念にも取り組んでいる。高度の高周波数の感音難聴にとって，かなり損傷されている高周波数の有毛細胞からは効果的な可聴性はほとんど引き出すことはできない。したがって，これらの聴覚障害に対してNAL-NL1は高周波数の利得と出力をDSLよりも小さく処方する。

> **復習問題**

1. 正常なダイナミックレンジは約
    a. 50 dB
    b. 75 dB
    c. 100 dB
    d. 125 dB

2. リニア利得を前提とするフィッティング法では，いくつ目標をとる傾向があるか。
    a. 一つ
    b. 二つ
    c. 三つ
    d. 四つ

3. ダイナミックレンジが狭いと，たいてい聞こえの閾値も悪く，そして
    a. ラウドネスの耐性が正常よりも大きい
    b. ラウドネスの耐性が低下している
    c. ラウドネスの耐性は正常と似ている
    d. 音声の弁別が非常に悪い

4. DSLフィッティング法はその目標を何で表しているか。
    a. 入力
    b. 利得
    c. 出力
    d. どれにも該当しない

5. DSLフィッティング法はどこで作られ，NAL-NL1フィッティング法はどこで作られたか。
    a. アメリカ合衆国／リトアニア
    b. カナダ／アメリカ合衆国
    c. オーストラリア／アメリカ合衆国
    d. カナダ／オーストラリア

6. 中等度の感音難聴に対して正常なラウドネスの増加を回復するために，補聴器は何を増幅しなければならないか。
    a. 弱い音はたくさん増幅し，強い音は少し増幅するか全然増幅しない
    b. 強い音はたくさん増幅し，弱い音は少し増幅するか全然増幅しない
    c. すべての入力音をまったく等しく増幅する
    d. どれにも該当せず

7. 図4-1に示されているラウドネスの増加のモデルには何が欠けているか。
    a. 強さ
    b. 心理音響学的な知覚

c. 周波数

d. ダイナミックレンジ

8. DSL の狙いは

a. 高周波数の利得

b. すべての音声周波数のラウドネスを等しくすること

c. 音声の効果的な可聴性

d. 音声の可聴性

9. インシチュー利得とは何と何の差か。

a. 鼓膜における装用時と非装用時の音圧レベル

b. 補聴器のマイクロホンの非装用時の音と鼓膜における装用時の音圧レベル

c. 装用時と非装用時の閾値

d. どれにも該当せず

10. 水平型で中等度の感音難聴に対して，NAL-NL1 は DSL に比較して

a. 低周波数の利得が小さく，高周波数の利得が小さい

b. 低周波数の利得が大きく，高周波数の利得が大きい

c. 低周波数の利得が小さく，高周波数の利得が大きい

d. 低周波数の利得が大きく，高周波数の利得が小さい

【推薦図書】

Florentine, M. (2003). It's not recruitment – gasp! It's softness imperception. *The Hearing Journal*, 56(3), 10–15.

Mueller, G. H. (1997). 20 questions: Prescriptive fitting methods: The next generation. *The Hearing Journal*, 50(10), 10–19.
　この文献にはいくつか他の出典が掲載されている。また，この章で述べたフィッティング法を注文するための電話番号，ファックス番号，それにインターネットアドレスも載っている。

【引用文献】

Byrne, D., Dillon, H., Ching, T., Katsch, R., and Keidser, G. (2001). NAL-NL1 procedure for fitting nonlinear hearing aids: Characteristics and comparisons with other fitting methods. *Journal of the American Academy of Audiology*, 12, 37–51.

Byrne, D., Parkinson, A., and Newall, P. (1990). Hearing aid gain and frequency response requirements for the severely/profoundly hearing impaired. *Ear and Hearing*, 11, 40–49.

Cornelisse, L. E., Gagne, J. P., & Seewald, R. C. (1991). Ear-level recordings of the long-term average spectrum of speech. *Ear and Hearing*, 12, 47–54.

Cornelisse, L. E., Seewald, R. C., & Jamieson, D. G. (1994). Wide-dynamic-range compression hearing aids: The DSL[i/o] approach. *The Hearing Journal*, 47(10): 23–29.

Cox, R. M. (1995). Using loudness data for hearing aid selection: The IHAFF approach. *The Hearing Journal*, 48(2): 10–44.

Cox, R. M., and Moore, J. N. (1988). Composite speech spectrum for hearing aid prescriptions. *Journal of Speech and Hearing Research*, 31, 102–107.

Dillon, H., Katsch, R., Byrne, D., Ching, T., Keidser, G., & Brewer, S. (1998a). The NAL-NL1 prescription procedure for non-linear hearing aids. *National Acoustics Laboratories Research and Development, Annual Report 1997/98*, pp.4–7.

Dillon, H., Byrne, D., Brewer, S., Katsch, R., Ching, T., and Keidser, G. (1998b). *NAL Nonlinear Version 1.01 User Manual*. Chatswood, Australia: National Acoustics Laboratories.

Florentine, M. (2003). It's not recruitment – gasp! It's softness imperception. *The Hearing Journal*, 56(3): 10–15.

Killion, M. C. (1997). The SIN report: Circuits haven't solved the hearing-in-noise problem. *The Hearing Journal*, 50(10): 28–34.

Seewald, R. (1992). The desired sensation level method for fitting children: Version 3.0. *The Hearing Journal*, 45(5): 36–41.

Seewald, R. C. (1997). Amplification: A child-centered approach. *The Hearing Journal*, 50(3): 61.

Venema, T. (2002). The NAL-NL1 fitting method. *The Hearing Professional*, July–August.

Yost, W. A. (2000). *Fundamentals of hearing: An introduction* (4th ed.). San Diego: Academic Press, Inc.

CHAPTER 5

コンプレッションの
さまざまな側面

はじめに

　今日コンプレッションは補聴器の世界では重要な言葉です。聞こえに関係するほとんどの学会において，特にコンプレッションの問題を扱った発表がいくつか見られます。1990年代の終わりに向けて，補聴器の仕様書はすべてがコンプレッションの出現と卓越性を認め，あらゆる種類のコンプレッション補聴器がほとんどすべての補聴器製造会社から売り出され始めました。この点で，1990年代の10年間はアナログ補聴器時代の最終段階で，コンプレッションの進歩が目覚ましかったことを強調しなければなりません。今日販売されているほとんどすべての補聴器がデジタルです。それらは同じ種類のコンプレッションを用いていますが，レジスタやキャパシタやその他の電気部品だけを用いるのではなく，デジタルソフトウェアのアルゴリズムを用いてコンプレッションを行っています。

　今日，ほとんどのデジタル補聴器は製造会社によって供給されたフィッティングソフトウェアによって調整されます (デジタル的にプログラムされる)。全般に「クイックフィット」を選択して，クライエントの聴力レベルの型に最も合うように，デジタル補聴器を調整している臨床家がたくさんいます。しかし，この種のフィッティングのオプションを選択すると，デジタル補聴器のコンプレッションの特性が表面から隠されてしまい，スクリーン上で見ることができません。デジタル補聴器のコンプレッションの特徴は，より詳しいフィッティングオプションを選択すると見られることがよくあります。多くの場合，補聴器製造会社が発行した紙の補聴器特性シートにおいてさえ，今日のデジタル補聴器のコンプレッションの詳細の多くをしばしば省略しているのです。

　1990年代の10年間はコンプレッションの黄金時代であったかのようです。ほとんどすべての補聴器がアナログ補聴器で，それらはある特定のタイプのコンプレッションか別のタイプを用いていました。ワイド・ダイナミック・レンジ・コンプレッション (WDRC) が出始め，ベテランの臨床家たちは新しいタイプのコンプレッションとしてそれを学ぶ

立場に立たされ，製造会社はコンプレッションを概観し，説明し，比較するセミナーを定期的に開催しました。

　その当時，臨床家たちはしばしば補聴器のトリマでコンプレッションの調整をすることができましたが，別のタイプのコンプレッションに変えることは，別の補聴器を選択することを意味していました。今日のデジタル補聴器にもまだ同じタイプのコンプレッションが含まれていますが，フィッティングソフトウェアによってコンプレッションのタイプをほぼ完璧に選択し，コンプレッションの特性自身も作ることができます。プログラミングソフトウェアを用いることによって，今日のデジタル補聴器はプログラムが容易になり，コンプレッション自体の理解に不安のあった臨床家に実際に役立っています。

　あるタイプのコンプレッションを聴力レベルの異なった臨床の場で出会うさまざまな人たちに用いる理由や方法を理解するために，さまざまなタイプのコンプレッションを理解しなければなりません。それにもかかわらず，製造会社のフィッティングソフトウェアに臨床家がわけもわからないまま言いなりになっていることがあります。今日のデジタル補聴器に組み込まれているコンプレッションのタイプを理解するために，臨床家は昨日のアナログ補聴器ではそれらが単独で用いられていたことを理解する必要があります。この章はコンプレッションのタイプをそれぞれ別々に説明し記述するために設けましたが，それらはかつてアナログ補聴器でそのように提供されていたのです。臨床家が今日のデジタル補聴器に見られる同じタイプのコンプレッションの背景にある原理を理解するのに，この章が役に立つと思います。

　1990年代，大学院における聴覚学（オージオロジー）の多くのプログラムではコンプレッションを十分に教えていない後ろめたさがありましたが，それはしばしばそのプログラムの補聴器の授業を担当する教授がコンプレッションを実際に理解していなかったことによりました。その当時は製造会社がこの種の知識のほとんどを握っていて，大学は一般に「仲間はずれ」の状態でした。時代は変わり，聴覚学や補聴器技能者養成プログラムでは少なくとも補聴器の授業が二コマ用意され，そこでコンプレッションが十分に教えられています。しかし，時がたてばこの知識も退屈なものになることがあります。フィッティングソフトウェアで「クイックフィット」を選択すると，コンプレッションの多くのタイプやどのタイプをいつフィッティングするかという確かな理解をなくしてしまう臨床家が多くいるかもしれません。

　前の章で蝸牛は素晴らしいノンリニアな器官であると述べました。技術が不完全であることやフィッティング法が無数にあることによって，「正常な」聞こえを回復させようとする試みは思うように成功していません。目標に向かって私たちは小さな歩みですが，正しい方向に向かっています。この章では補聴器のコンプレッションの技術的な分野を説明します。第6章では，多チャンネルとプログラムの可能性について見ます。第7章で，いかにコンプレッションのこれらの要素が組み合わされて，今日のデジタル補聴器にな

るかを論じます。第8章では、指向性マイクロホンやデジタル騒音抑制の特徴を調べ、それぞれの臨床における利点について比較します。

コンプレッションにはさまざまな側面があります。それを明確に記述する簡単な方法はありません。コンプレッションを調べる最良の方法は彫刻を鑑賞するときと似ています。それを鑑賞するには周囲を歩き回ったり、さまざまな異なった角度から眺めたりします。この章はまさにそれを行うのが目的です。

最初に話しておかなければならないのは、根本的にコンプレッションには三つの実物の積み木があるということで、コンプレッションのX, Y, Z次元のようなものです。それらは分離してはいますが関連した概念であり、1. 入力コンプレッションと出力コンプレッション、2. コンプレッションを調整する際にトリマの影響が異なること、3. 天井を制限することに焦点化したコンプレッション（アウトプット・リミッティング・コンプレッション）と床を持ち上げることに焦点化したコンプレッション（WDRC）です。低レベルで低音と高音を増加させるBILLとTILLはWDRCの「子ども」であり、多チャンネルプログラマブル補聴器の多くはこれらの側面の両方を利用しています。コンプレッションの動的な側面にアタックタイムとリリースタイムがあり、今日のコンプレッション補聴器でお目にかかることがあります（選択することができる）。これらが本章で扱う領域になります。

入出力図に関する用語

入出力図はコンプレッションを説明する最も一般的な方法で、どの補聴器製造会社の特性シートにも見られ、それに慣れ親しんでおくことは良い考えかもしれません。理想を言えば、臨床家たる者どの補聴器製造会社からの特性シートに書いてある内容を読み飛ばしても、この図を見ただけでコンプレッションのタイプがわからなければいけません。

以下の図の多くのグラフはX軸に入力音圧レベルを、Y軸に出力音圧レベルをとって表した入出力図です。各図の斜めの線は「関数」を示し、補聴器の働きを表しています。各図の関数は入力と出力のレベル差を示しており、すなわちその関数は異なる入力音圧レベルに対する補聴器の利得を示します。

注意してほしいことは、入出力図における入出力の値は常にdB SPLで表されているということです。これは0 dB SPL（$0.0002\,\mathrm{dyn/cm^2}$）に相当する絶対値を基準にしているからです。利得を問題とするときは、ただ「dB」として表されていることに読者は気が付いているかもしれません。というのも利得は0 dB SPLに相当する音圧を基準とするものではなく、相対的なデシベル値だからです。読者は特にデシベル値同士を単純に算術加算できないと教えられたのを思い出したかもしれませんが、それぞれが0 dB SPLに相当する絶対値を基準とする二つのデシベル値の加算についてもそれは当てはまります。$0.0002\,\mathrm{dyn/cm^2}$を基準とする絶対デシベル値に相対的なデシベル値を単純に加える場合

は，単純にデシベル値同士を足す（あるいはそれぞれからdBを引く）ことができます。たとえば，30 dBの伝音難聴＋30 dBの感音難聴＝60 dBの混合難聴という具合に。別の例では，50 dB SPLの入力に50 dBの利得を足すことによって全体の出力が100 dB SPLになります。これはデシベルを理解する際に，しばしば見落とされている事実です。我々の分野では，単純にデシベル値を足し合わせることが実際しばしばあるのです。

第3章で述べたことですが，補聴器の機能を理解する最も重要な公式は「入力＋利得＝出力」です。たいていの入出力図では，リニア利得を45°の斜め線で表しています。利得の線が突然曲がる点をコンプレッション「閾値」とか「ニーポイント」と呼んでいて，コンプレッションが始まるのがこの点です。入力軸上のコンプレッションの「ニーポイント」はコンプレッションが始まる入力音圧レベルを示しています。これから先では「ニーポイント」という用語をコンプレッションが始まる入力を表すために用いることにします。

入出力図の多くで示される利得はニーポイントの左（あるいは下）がリニアで，入力音圧レベルが増加するとそれに従って出力音圧レベルも同じだけ増加することを意味します。たとえば，60 dBの利得を持つ補聴器では，10 dB SPLの入力は70 dB SPLの出力になり，20 dB SPLの入力は80 dB SPLの出力になります（図5-1）。リニア利得については第3章で述べました。

第3章の図3-3で示したリニア利得と図5-1で示したコンプレッションを対比してください。図3-3のリニア補聴器の例は，利得が60 dBで最大出力音圧 (MPO) が120 dB SPLです。この例で注意してほしいのは，60 dB SPLの入力レベルで，急にその出力が入力に伴って増加しなくなりました。60 dB SPLよりも大きな入力レベルに対して，リニア補聴器では「ピーククリッピング」が働き，最大出力音圧 (MPO) は120 dB SPLのままでした。では次に図5-1を見ると，リニア利得ではなくてコンプレッションを示しています。一貫性をとるために，この例でも依然，利得を60 dBにし，入力レベルが60 dB SPLを超えると，何かが再び起こっています。しかし今度生じているのは，ピーククリッピングではなくコンプレッションです。MPOが右にまっすぐ水平方向ではなくて，ゆるやかな傾斜で上昇しています。この例ではMPOが少し「柔軟性」を持って制限されています。セメントの天井に頭を打つかわりに，スポンジがセメントの天井に貼り付けてあるようで，ドスンと当たるのを和らげています。実際，このように最初のコンプレッションが導入されました。これがピーククリッピングによる歪をなくしてMPOを制限する方法でした。この章では「アウトプット・リミッティング」という見出しでそれについて後でさらに論じることにします。

コンプレッションによって利得はノンリニアになります。なぜなら利得が入力音圧レベルの関数として変化するからです。ニーポイント以下に入力レベルがあると補聴器の利得はリニアです（利得関数は45°の角度になる）。そのレベルより大きくなるとコンプレッションが始まります。コンプレッションがかかると，入力音圧レベルが増加しても出

コンプレッション増幅

- 出力＝入力＋利得
- コンプレッション回路：
  異なる入力に対する異なる利得
- ニーポイント：60 dB 入力
- 上昇角度にある直線：
  - コンプレッション
  - 出力の増加＜入力

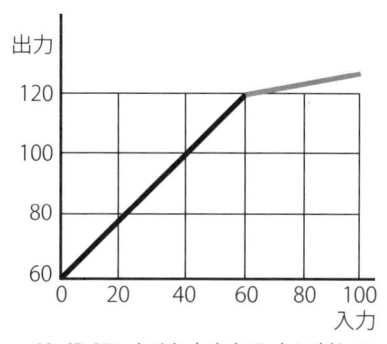

60 dB SPL よりも大きな入力に対して
コンプレッションが MPO を制限する

図 5-1 コンプレッション補聴器ではニーポイントに達するまで，まったく入力に沿って出力はリニアに増加する。ニーポイントは入出力図で直線が屈曲したところである。ニーポイントを超えると（右側），入力の増加に伴って出力は増加するが，この増加は 1:1 の割合に相当するものではない。コンプレッションが始まるのはこの時点である。この例では，コンプレッション比は 4:1 で，4 dB 入力が増加しても 1 dB しか出力が増加しないことを意味している。この状況を図 3-3 に示したようなリニアのピーククリッピングと対比してほしい。ピーククリッピングによって出力の増加が急に止まる。すなわち，入力がさらに増加しても，出力はそれ以上増加しない。この例では，コンプレッション補聴器の利得は 60 dB である。20 dB 入力に対して出力は 80 dB，60 dB 入力に対して出力は 120 dB で，まだリニア利得である。しかし，80 dB 入力に対して出力は 125 dB となる。なぜならコンプレッション比が 4:1 であるので，20 dB 入力が増加すると出力が 5 dB 増えるからである。同じように 100 dB 入力に対して出力は 130 dB SPL になる。

力音圧レベルが同じだけ増加することはありません。それどころか，「ニーポイント」より上あるいは右側の入力音圧レベルに対する利得は，ニーポイントより下の入力音圧レベルに対する利得よりも小さくなります。コンプレッションのニーポイントよりも右側の線の傾斜が，補聴器の利得に対するコンプレッションの効果を示しています（図 5-1）。たとえば，コンプレッションのニーポイントが 60 dB SPL の入力にあるとは，60 dB SPL までの入力レベルに対する利得はリニアであることを意味しています。そのレベルより大きい入力に対して，コンプレッションが始まります。たいていの場合，コンプレッションは入出力図で視覚的に示され，リニア利得である 45°の線よりも傾斜がゆるやかな斜め線として表されます。傾斜がゆるやかになればなるほど，コンプレッションの量が大きくなります。

　ニーポイントよりも上あるいは右側の入力音圧レベルについて，コンプレッションはこのように補聴器の MPO を決定します。MPO はニーポイントの右側の線の「高さ」によって一般に表されます。いつも覚えておいてほしいことは，コンプレッションは実際，利得に関連した問題であるということです。入力とのかかわりでのみ，コンプレッショ

ンはMPOの総体に影響します。したがって，コンプレッションを示す入出力図上では，ニーポイントよりも右側（上）の入力音圧レベルに対して，コンプレッションは補聴器のMPOを決定するのです。

　コンプレッション比とは，コンプレッションがいったん始まると補聴器によって与えられるコンプレッションの量のことです。コンプレッション比は入出力図上ではニーポイント後の線の傾斜によって視覚化することができます。10:1のコンプレッション比とは，入力音圧レベルが10 dB増加するごとにそれに合わせて出力音圧レベルがわずか1 dBしか増加しないことを意味します。2:1のコンプレッション比とは，入力音圧レベルが10 dB増加するごとに補聴器の出力音圧レベルがそれに合わせて5 dB増加することを意味します。コンプレッション比が大きくなればさらに圧縮され，リニア利得よりも徐々に利得が小さくなります。

　要約すると，これから見る入出力図で45°の角度の直線はリニア利得を表していると考えると役に立ちます。ニーポイントの右側に延びる直線の傾斜がゆるやかになっていれば，コンプレッションによってMPOが制御されていると見ることができます。ニーポイントをコンプレッションの「いつ」と考え，その比をコンプレッションの「程度」と考えてください。コンプレッションはしばしば自動利得制御（AGC）と呼ばれます。なぜなら補聴器の利得は入力音圧レベルの変化に従って変わるからです。

　「カーブリニア・コンプレッション」として知られる補聴器もあります。これは入出力線あるいは関数の角を表しています（図5-2）。急に曲がるのではなく，線が湾曲します。

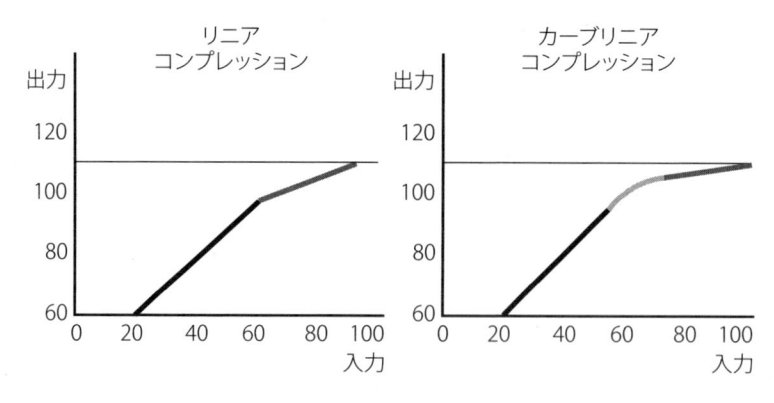

図5-2　「リニア」コンプレッションを左に示し，カーブリニア・コンプレッションを右に示す。用語が紛らわしいかもしれないが，リニア・コンプレッションはニーポイントがはっきりしており，ニーポイントの右側で生じるコンプレッションは直線的（まっすぐな線）である。このためコンプレッション比は一定になる。カーブリニア・コンプレッションにおいては，ニーポイントは丸くなり限定しにくく，コンプレッション比は入力が変化すると実際に変わる。

ニーポイントは角が鋭くなるのではなく丸くなります。カーブリニア・コンプレッションでは補聴器がコンプレッションの量あるいは程度を徐々に一杯にしていきます。すなわち，コンプレッションの量は入力レベルが増加するにつれて徐々に増大するのです。

入力コンプレッションと出力コンプレッション

臨床家がコンプレッションに向かい合うとき，はっきり見える最初の関門が入力コンプレッションと出力コンプレッションの問題です。その違いは何で，さらにどのタイプをいつフィッティングするかです。入力コンプレッションと出力コンプレッションはコンプレッションのX軸と考えることができます。著者が約10年前に大学の補聴器の授業でコンプレッションを教えたときは，入力コンプレッション補聴器はコンプレッサがマイクロホンと増幅器の間にあり，出力コンプレッション補聴器はコンプレッサが増幅器とレシーバの間にあると言いました。これが真実であるか否かは別にして，臨床家が老人性難聴のあるクライエントにフィッティングする際にはほとんど重要なことではありません。

臨床家にとって，入力コンプレッションと出力コンプレッションの大きな違いは，利得調整器(VC)が回路(図5-3下)のどこにあるかということと，したがってそれが何をするか(図5-3上)です。なぜならVCが補聴器装用者によって操作されるからです(少なくともユーザーが調整するVCがある従来型の補聴器では。それさえないものもいくつかあります)。VCが出力コンプレッションよりも入力コンプレッションに対して異なる影響を与えるとしたら，臨床家はその違いが何かを知ることが必要です。

アナログの出力コンプレッションの補聴器において，VCは文字通り回路の「最初に」位置づけられていて，マイクロホンと増幅器の間に置かれていました(図5-3左下)。入力コンプレッションの補聴器においては，VCは回路のいちばん後に位置づけられていて，音を耳に送るレシーバのちょうど前に置かれていました(図5-3右下)。

VCの位置が異なると，動作がかなり違ってきます。図5-3の二つのグラフは出力コンプレッションの補聴器(左上)と入力コンプレッションの補聴器(右上)でVCの影響が異なることを示しています。

今日のデジタル補聴器では，デジタルのアルゴリズムによってアナログ回路の物理的なVCの位置の違いによる効果を数学的に模擬あるいは模倣することが可能です。このように，デジタル補聴器は入力コンプレッションと出力コンプレッションのどちらかに固定されないようになっています。デジタル補聴器をプログラムするソフトウェアによって入力コンプレッションあるいは出力コンプレッションの効果を簡単に作り出すことができるのです。

入力コンプレッションと出力コンプレッション：
利得調整器の効果

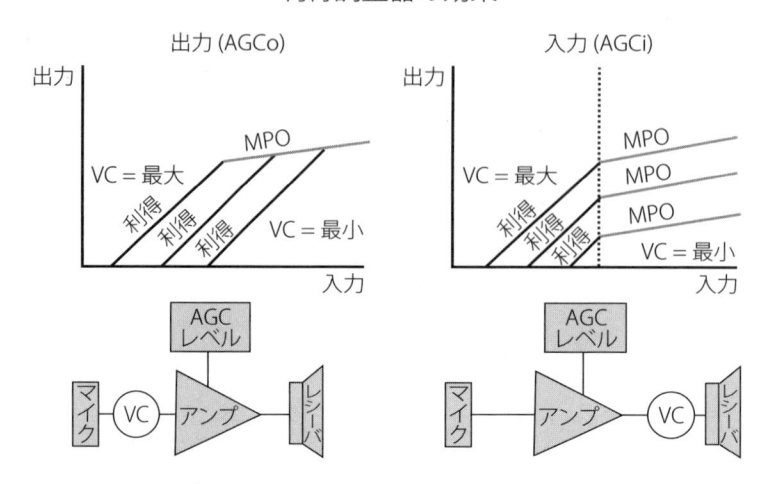

図5-3 入出力図と，出力コンプレッション（左）および入力コンプレッション（右）の利得調整器（VC）の相対的状態を示す回路の略図。それぞれのグラフにおいて，X軸から上昇する平行な斜めの線はリニア利得を表している。角はコンプレッションのスレッショルド・ニーポイントを示しており，ニーポイントの右側の線は最大出力音圧（MPO）を表している。回路内のVCの位置がその効果を決定している。出力コンプレッション（左）において，VCは利得とニーポイントに影響するが，MPOには影響しない。入力コンプレッション（右）において，VCは利得とMPOに影響するが，ニーポイントには影響しない。

出力コンプレッション

　出力コンプレッションの補聴器において（図5-3左上），VCは利得には影響しますがMPOには影響しません。各グラフの三つの45°の傾斜の利得線は，補聴器の利得に与える三つの異なるVCの状態の効果を示しています。いちばん右側の線はVCを最小の状態に下げたときの最小の利得を示しています。いちばん左の線はVCを最大の状態に上げたときの最大利得を示しています。

　これをはっきりさせるために，ここでもう少し線を描くと役に立つかもしれません。出力コンプレッションのグラフの右端のニーポイントから縦線を入力軸に下ろします。同じニーポイントから水平線を出力軸に引きます。これは最小のVCの設定を示しており，Yの出力を得るためにはXの入力が必要です。同様な縦線と横線を左端のニーポイントから描くと，最大VCの状態では，同じ出力を得るのに少ない入力で済むことが明らかになるでしょう。ボリュームの低い状態では，ある出力を得るために多くの入力を必要とします。ボリュームの高い状態では，同じ出力を得るために入力が少なくて済みます。このことはVCの状態が上昇するにつれて利得が大きくなることを意味しています。

入出力図はまた,いったんニーポイントを「過ぎ」たコンプレッションの範囲内,つまりニーポイントの右側には,三つの斜め線のすべてに共通する一本のMPOの線だけしかないことを示しています。これは出力コンプレッションの補聴器では,VCがMPOに影響しないことを示しています。出力コンプレッションはしたがって高出力の補聴器としてたいへん適しています。なぜなら,このような補聴器について,臨床家は聞こえをさらに悪化させることがあるかもしれない過度な出力を与えることに大いに気をつけなければならないからです。

　VCがコンプレッションのニーポイントを変化させることにも注意してください。アナログ補聴器においては,コンプレッションのニーポイントはVCの後の回路で調整されるからで,コンプレッサはある一定量の電圧になるのを常に待って圧縮します(図5-3左下)。VCは補聴器のコンプレッサに到達する入力電圧の量に影響します。入力電圧の量が十分でないとコンプレッサは動作しません。VCがコンプレッサの待望している必要とされる入力信号の電圧を送って初めて,コンプレッサはその動作を行うのです。繰り返しますが,今日のデジタル補聴器では,これらの動作はデジタルソフトウェアのアルゴリズムによって数学的に模倣されます。

入力コンプレッション

　入力コンプレッションの補聴器においては,VCの効果がまったく異なります(図5-3右上)。入力コンプレッションでは,VCが利得とMPOの両方に影響します。再び,三つの異なるVCの状態について三つの斜めの利得線を示します。繰り返しますが,いちばん右側の45°の傾斜の利得の線はいちばん低いVCの設定を示しており,左端の利得の線はVCが最大の設定を示しています。MPOがVCによって影響を受けているのは明らかです。なぜなら,いったんニーポイントを過ぎた右側では,三つの利得の線の高さがすべて変化しているからです。

　入力コンプレッションの補聴器でVCがMPOに影響することは,特に意図した設計上の特徴でも,臨床上フィッティングに有利になることでもありません。むしろ,アナログ補聴器では,この特徴は回路の中のVCの位置による副作用に過ぎません。それに,VCが回路の初めに置かれることによって,別の制御であるTKコントロールを回路の最後近くに置くことができるようになりました(この制御については次の節で詳しく述べることにします)。いずれにしても,軽度から中度の感音難聴者は高度の感音難聴者に比べてダイナミックレンジが広く,VCを調整することによって上下するMPOに適合することが容易です。入力コンプレッションの補聴器は,したがって軽度から中等度の感音難聴に用いることを意図した,出力が普通の補聴器であることがしばしばなのです。

　入力コンプレッションの補聴器において,VCがコンプレッションのニーポイントに影響しないことにも注意してください。図5-3(右下)が示しているように,コンプレッサ

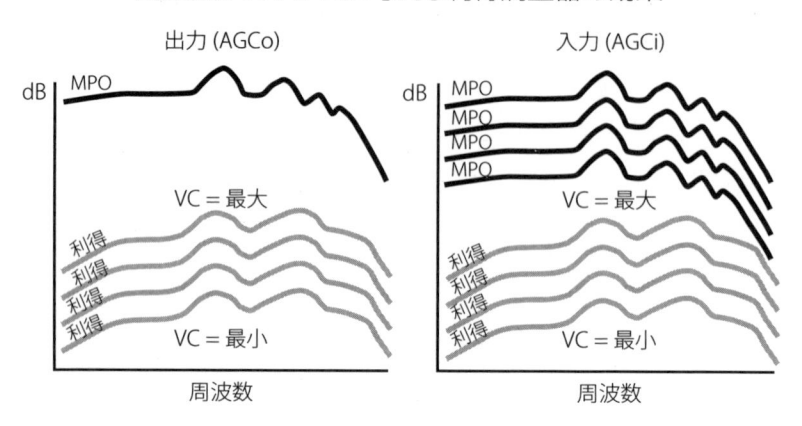

図 5-4 出力コンプレッション(左)と入力コンプレッション(右)における利得調整器(VC)の相対的な状態を示す周波数レスポンス。図5-3で示したように,出力コンプレッションのVCはMPOではなく利得を調整するが,入力コンプレッションのVCはMPOと利得を調整する。

がVCの前段に置かれています。このことはVCはニーポイントに関係がないことを意味します。なぜならコンプレッションのニーポイントはすでに決まっているからです。

　入出力図はVCの効果の違いを見る唯一の方法ではありません。臨床家は一般に,図5-4に示したような補聴器特性検査装置のスクリーンやプリントアウトした周波数レスポンス(周波数を関数とした利得)を見ることに慣れています。ここで,VCが利得とMPOに与える効果が入力コンプレッション(右図)と比較して出力コンプレッション(左図)で容易に見られます。出力コンプレッションにおいてはVCは利得を増加させたり減少させたりしますが,入力コンプレッションにおいてはVCによって利得とMPOの両方が影響を受けます。

入力コンプレッションと出力コンプレッションの臨床での利用

　入力コンプレッションと出力コンプレッションはどちらが良くてどちらが悪いというものではなく,それらはまさに異なっており,そして臨床での応用が違います。出力コンプレッションはダイナミックレンジが非常に狭い高度から重度の感音難聴に良いのではないでしょうか。これらのクライエントに対して,VCを過度に高くすると現有する有毛細胞あるいは現有する聴力に障害を生じさせることがあるかもしれません。出力コンプレッション回路ではVCは利得のみに影響してMPOには確かに影響しません。同じ理由で,出力コンプレッションか入力コンプレッションのどちらかである古いアナログ補聴器について,子どもには出力コンプレッションがしばしば選択されました。小さな子

どもがVCを一杯にして家で転げまわっていても，両親や教師，養育者がさらに聴力低下を起こさせる過度なMPOについて心配する必要はありません。

アナログ補聴器の入力コンプレッションは，軽度から中等度の感音難聴に一般的にお勧めでした。というのもダイナミックレンジが広く，したがってMPOを操作する余裕があるからです。繰り返しますが，アナログ補聴器の入力コンプレッションもTKコンプレッションコントロールを使用することができました。これは軽度から中度の感音難聴者に特に使用されていました。第1章で見たように，軽度から中等度の老人性難聴が聴覚障害では最も一般的なタイプです。したがって入力コンプレッションの補聴器をフィッティングに利用する可能性が大きかったのです。今日ではデジタル補聴器のほとんどが小さい入力に対して入力コンプレッションを，大きな入力に対しては出力コンプレッションを組み入れています。

補聴器検査装置でそれぞれのタイプのコンプレッションを検査することに加えて，出力コンプレッションと入力コンプレッションの効果を耳で確かめることができます（蝸牛は優れた音響分析器なのです）。出力コンプレッションと入力コンプレッションの違いを聞くために，VCを調整しながら各補聴器に静かにしゃべりかけてください。出力コンプレッションと入力コンプレッションによって音量が上がったり下がったりするのに気づくはずです。なぜなら，どちらのコンプレッションもVCによって利得を調整するからです。次はVCを調整しながら大きな声でしゃべってください。入力コンプレッションの補聴器を聞いていると音量が主として変化しますが，これはVCがMPOを調整するのはこのタイプの補聴器のみだからです。

コンプレッションの制御：従来のものと「TK」

入力コンプレッションと出力コンプレッションの問題はいったん置いて，これからコンプレッションの別の側面である，補聴器の別の変数を操作する効果，すなわちコンプレッションのニーポイントの制御に移ることにします。この話題はコンプレッションのY次元で，VCの変数を定数として固定して考えます。

コンプレッションのニーポイントの制御には二つのタイプがあります。(1) 初期のあるいは元々のタイプで，ここではアウトプット・リミッティング・コンプレッション制御と呼ぶものと，(2) 1980年代の後半に補聴器のために元々開発されたコンプレッション制御で，一般にスレッショルド・ニーポイント（TK）として知られているものです。これらのそれぞれの効果は図5-5で見ることができます。この図の両方のグラフは再び入出力図で，図5-3のものと類似しています。

コンプレッションを調整する方法の違い

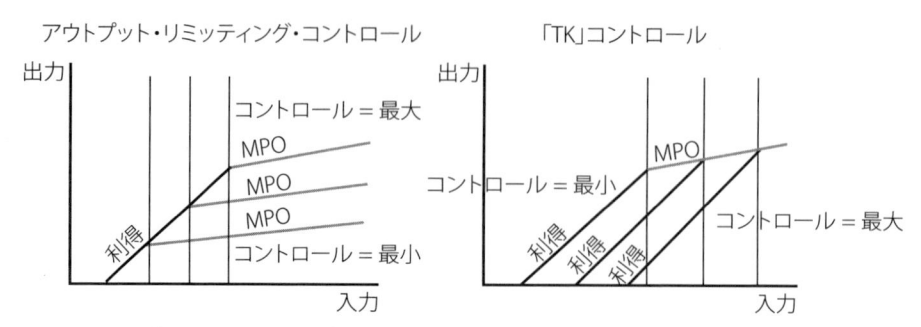

アウトプット・リミッティング・コントロール

（グラフ：出力対入力、コントロール＝最大／MPO／MPO／MPO／コントロール＝最小、利得）

「TK」コントロール

（グラフ：出力対入力、コントロール＝最小／MPO／利得／利得／利得／コントロール＝最大）

アウトプット・リミッティング・コントロール：ニーポイントと出力に影響する
「TK」コントロール：ニーポイントと利得に影響する

図 5-5 二つの異なるタイプのコンプレッション制御の効果を示す入出力図 (VC をある状態で一定に保ったと仮定する)。両方のグラフで, X 軸から上昇する斜めの線はリニアな利得を表し, 角はコンプレッションのスレッショルド・ニーポイントを示す。ニーポイントの右側の直線は最大出力音圧 (MPO) を表す。両方のコントロールはコンプレッションのニーポイントを調整するが, 類似しているのはここまでである。伝統的なコンプレッションの制御は MPO に影響するが, TK コントロールは入力音圧レベルが弱いときのみ利得に影響する。

従来のコンプレッション制御

　図 5-5 の左のグラフはアウトプット・リミッティング・コンプレッションのニーポイント制御の効果を示しています。これは出力コンプレッションに関連して典型的に見られるものです。補聴器がすべてアナログであったとき, 入力コンプレッション補聴器で, アウトプット・リミッティング・コンプレッション制御も使用していたものがいくつかありました。繰り返しますが, コンプレッションが補聴器に最初に登場した 1980 年代の 10 年間は, このタイプの制御がピーククリッピングによって引き起こされる歪がなく MPO を制限する方法の一つとして用いられていたのを理解してください。したがって, 出力であろうと入力であろうとコンプレッションの補聴器はすべてこのタイプのコンプレッション制御を用いていました。1990 年代の半ば頃, アナログの入力コンプレッションの補聴器は異なるタイプのコンプレッション制御である「TK」制御を使用し始めました。この制御について後ほどこの節でさらに述べることにします。今は, コンプレッション制御のアウトプット・リミッティングタイプの特別な機能について見ていくことにします。

　アウトプット・リミッティング・コンプレッションの制御はコンプレッションのニーポイントと MPO に影響します。回路のコンプレッサがコンプレッションを開始するのに必要な電圧レベルを調整することによって動作します。その制御を最大の状態にすると, コンプレッションのニーポイントは MPO と一緒に上昇します。ニーポイントを最大

に設定すると，コンプレッション補聴器は弱い入力音圧レベルから中間までの広い範囲にわたって実際にリニア (1:1) 利得モードになり，入力音がニーポイントによって規定された強さのレベルに達するまでコンプレッションは生じません。ニーポイントの設定を最大にするとMPOも上昇します。図5-5 (左のグラフ) から，伝統的なコンプレッション制御では利得に影響がないことに注意してください。なぜなら45°の傾斜のリニア利得の線はコンプレッション制御の設定が変化しても状態が変わらないからです。

この制御の効果を補聴器特性検査装置での検査に加えて，聞き取ることもできます (蝸牛は優れた音響分析器です)。このコンプレッション制御の効果を聞くためには，補聴器に向かって大声でしゃべらなければなりません。なぜなら，そのとき初めて入力音プラス利得がMPOに達するからです (弱い声のような，小さい入力音プラス補聴器の利得ではMPOに達する出力にならないでしょう)。コンプレッション制御を最大の状態から最小の状態にすると，MPOと同様にコンプレッションのニーポイントが低下し，増幅された大きな声が弱くなることに気づくはずです。これはコンプレッションの制御が利得ではなくMPOに影響するからです。

TKコントロール

TKコントロールはまったく異なっています。アナログ補聴器では，アウトプット・リミッティングタイプがコンプレッション制御として最初に現れ，その後になってTKコントロールがコンプレッションを制御する一種として現れました。1990年代には多くの臨床家が最初TKコントロールについて困惑していました。というのもアウトプット・リミッティング・コンプレッション制御とはかなり異なった動作をしたからです。今日のデジタル補聴器では，TKコントロールは同じように動作しますが，必ずしも常に「TK」コントロールと呼ばれるわけではないようです。むしろ複雑に見える入出力図上で，ニーポイントを左端つまり低く調整すると，TKコントロールをデジタルソフトウェア上で見ることがあるかもしれません。デジタル補聴器のコンプレッションについては第7章で詳しく述べることにします。今はTKコントロールを見て，それが一般にどのように動作するかを知りましょう。

図5-5の右のグラフはTKコントロールの効果を示しています。技術的にはどんなコンプレッション制御もコンプレッションのニーポイントに影響しますが，電気技師であれば「スレッショルド・ニーポイント」という用語は入力に関連した用語で，出力コンプレッションの補聴器の回路ではめったに出くわさないことに恐らくすぐに気づくことでしょう。いずれにしても，TKコントロールは入力コンプレッションに関連して見られることが常であり，さらに詳しく言うと，次の節で論じる「ワイド・ダイナミック・レンジ・コンプレッション」(WDRC) として知られている入力コンプレッションの一部なのです。古いアナログ補聴器では，TKコントロールは最初Kアンプ (KAmp^{TM}) 回路を用いた

補聴器に付いていました。その回路とともに，TKコントロールはコンプレッション制御の伝統的なアウトプット・リミッティングタイプとは異なるものとして知られるようになりました。

　TKコントロールはコンプレッションのスレッショルド・ニーポイントと，60 dB SPL以下の弱い入力音圧レベルに対する利得にも影響します。その理由は，TKコントロールは40 dB SPLあたりから60 dB SPLの比較的低い入力レベルの範囲にコンプレッションのニーポイントを調整するからです。すべてのコンプレッション補聴器と同じように，TKコントロールのある補聴器はコンプレッションのスレッショルド・ニーポイント以下でリニア利得が大きくなります。しかし，ニーポイントが比較的弱い入力にあるので，TKコントロールは弱い音に対する利得の増幅と考えることができます。伝統的なコンプレッション制御と異なり，TKコントロールはMPOには影響しません。

　TKコントロールの入出力図（図5-5右）は出力コンプレッションのVCの効果を示すグラフ（図5-3左上）と似ています。これはTKコントロールが出力コンプレッションの補聴器のVCと同じように働くからです。アナログ補聴器では，TKコントロールは補聴器の入力段に位置してきました（アナログ補聴器では出力コンプレッションのVCはコンプレッサと増幅器の前に置かれていることを思い出してください）。したがって，VCが出力コンプレッションの補聴器に対して働くように，TKコントロールは回路のコンプレッサに到達する入力信号の量に影響するのです。

　利得が最大である左端の利得の線がTKをいちばん低いニーポイントに設定していることを示していることに気付くことが非常に重要です。利得が最も小さい右端の利得の線は，TKを最も高いニーポイントの位置に設定していることを示します。TKコントロールによってコンプレッションのニーポイントが低くなるに従って，低入力音に対する利得が上昇します。同じように，TKコントロールによってコンプレッションのニーポイントが上昇するに従って，低入力音に対する利得が低下します。

　TKコントロールの付いた補聴器を聞く際に，そのコントロールを回した効果を聞くために，部屋の暗騒音だけをマイクに入れてみることが大切です。どんな入力でもコンプレッションのニーポイント（TKコントロールによって設定する）よりも大きいと，TKを調整する効果を聞くことはできないでしょう。これはニーポイントを上げMPOを上昇させるにつれて大きな入力音が聞き手にさらに大きくなるアウトプット・リミッティング・コンプレッションの制御とは，かなり違っているのです。

アウトプット・リミッティング・コンプレッションの制御と
TKコンプレッション制御の臨床での利用

　アウトプット・リミッティング・コンプレッションの制御はMPOに影響を与えますが利得には影響を与えないので，MPOを制限して補聴器を装用しているクライエントを

さらなる有毛細胞の損傷や聴覚障害から保護するために使用することができます。この種のコンプレッション制御は，高度から重度の聴覚障害がありダイナミックレンジが限られているクライエントに特に有用です。コンプレッションの制御がアウトプット・リミッティングタイプのものは，クライエントのラウドネスの耐性レベルに相当するレベルに補聴器のMPOを制限するように調整することができます。臨床家によってはMPO (dB SPLで測定) をクライエントが報告するラウドネスの耐性レベル (dB HLで測定) よりも約 15 dB 高く設定する人もいるようです。この原理は dB HL と dB SPL の違いが，会話周波数において平均で約 15 dB と近いことによります。前述したように，アウトプット・リミッティング・コンプレッションの制御は出力コンプレッションの補聴器に見られることが多く，高度から重度の聴覚障害に最適です。

　前に述べたように，TK コントロールは最初 K アンプ (KAmp^{TM}) に付いていました。K アンプは入力コンプレッションの補聴器の特定のタイプで，すなわち WDRC です。これについては次の節でさらに詳しく述べます。TK コントロールの背景にある目的は，蝸牛の外有毛細胞の働きを模倣することにあります (Killion, 1996)。第 1 章で外有毛細胞は弱い音 (ほぼ 40〜50 dB SPL よりも小さい) を増幅して，内有毛細胞がそれらの音を感知できるようにすると述べました。TK コントロールを用いるのが最適なのは，したがって軽度から中等度の感音難聴です。TK コントロールの調整には実際的な決まりはありません。たとえば TK コントロールを 40 dB SPL 入力と 60 dB SPL 入力のどちらに調整するか，どのようにして決めているのでしょうか。まず初めに TK を調整可能にする主な理由は，弱い入力音に対する利得を抑えることにあります。静かな環境で最大利得にする TK の設定 (たとえば，ニーポイントを 40 dB SPL に設定する) では，クライエントには補聴器自体の内部の増幅器やマイクロホンの雑音が聞こえてしまいます。シューという音 (ヒスノイズ) が聞こえると，特に低周波数の聞こえが良いクライエントにはうっとうしくなります。一般に，非常に弱い入力音に対する利得を下げるために TK コントロールのニーポイントの設定を上げることは，水平型で中等度の感音難聴があるクライエントには問題はありません。今日のデジタル補聴器では「エクスパンション」が TK コントロールと一緒に用いられることが一般的で，静かなときにシューという音が聞こえるのを抑制するためです。エクスパンションについては第 7 章でさらに述べることにします。

　今までのところを要約しましょう。四つの入出力図を図 5-6 に示します。左側の上下のグラフは一対で，これまでに述べてきたコンプレッションの二つの側面を表しており，しばしば高出力補聴器に組み入れられています。左上のグラフは出力コンプレッションに見られる VC の効果を示しており，クライエントは MPO への影響を心配することなく，VC によって利得が調整できることを示しています。左下のグラフはクライエントのラウドネスの耐性を基にして聴覚医療の専門家によってなされる MPO の調整を示しています。高出力補聴器では，利得と MPO の調整は一緒にしてうまく行われます。

「X次元とY次元」全部一緒に表す
X: VCの効果

[出力コンプレッション のグラフ]　[入力コンプレッション のグラフ]

Y: コンプレッションの調整

[アウトプット・リミッティング のグラフ]　[TKコントロール のグラフ]

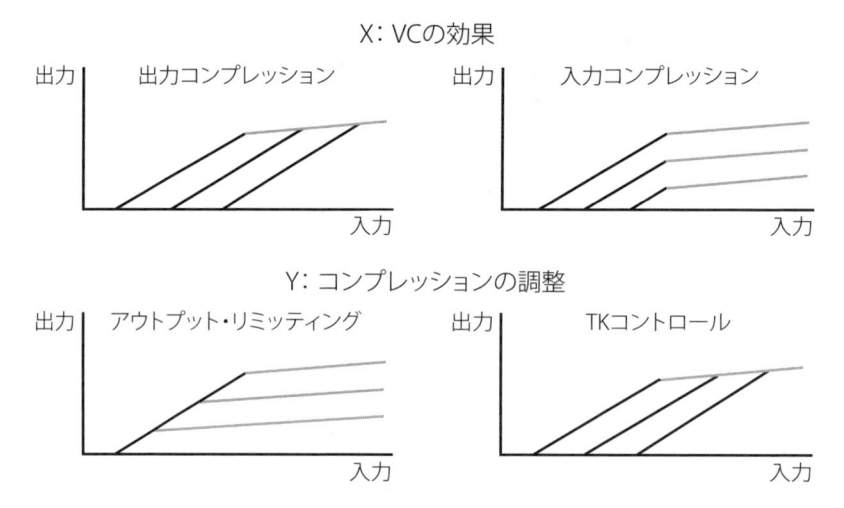

図5-6 (1) 入力コンプレッションおよび出力コンプレッションと(2) アウトプット・リミッティング・コンプレッションの制御およびTKコントロールの要約をここに示す。入力コンプレッションと出力コンプレッションにおけるVCの効果を上段の二つのグラフに見ることができ，一方，異なるコンプレッションの制御の効果を下段の二つのグラフに示す。高度から重度の聴覚障害に対しては，出力コンプレッションがアウトプット・リミッティング・コンプレッションの制御と組み合わされていることが最も多い(左の図)。軽度から中等度の感音難聴に対しては，しばしば入力コンプレッションがTKコントロールと組み合わされている(右の図)。

　右側の二つのグラフは中等度の出力を持つ補聴器に一般に見られる二つのコンプレッションの特徴を組み合わせて示しています。右上のグラフはVCによってクライエントが利得とMPOの両方を同時に調整することを示しています。これは中等度の出力を持つ補聴器の満足のいく特徴です。なぜなら聴力にさらに損傷を及ぼしかねないMPOを生じさせることは通常ありえないからです。右下のグラフはTKコントロールの効果を示しており，アウトプット・リミッティング・コンプレッションの制御のように，聴覚医療の専門家によって設定されます。TKコントロールやその働きについて多くの臨床家が困惑しています。繰り返しますが，利得最大の左端の利得の線はTKがニーポイントを最も低い状態に設定していることを示していることに注目することがたいへん重要です。利得最小の右端の利得の線はTKがニーポイントを最も高い状態に設定していることを示しています。コンプレッションのニーポイントが低下するにつれて，低レベルの入力音に対する利得が増加します。同じように，ニーポイントが増加するに従って，低レベルの入力音に対する利得が低下します。TKコントロールを設定する一般的な規則は，小さい入力音に対する利得をできるだけたくさん与えるためには，TKコントロールをできる限り下げることです。理論的に補聴器が外有毛細胞の役割をこのように模倣することになります。

最後に，TK コントロールの右下のグラフが，出力コンプレッションに対する VC の効果を示す左上のグラフと似ていることに注意してください。出力コンプレッションの補聴器の VC のように，古いアナログ補聴器では，TK コントロールがコンプレッサと増幅器の前に置かれていました。したがって，TK コントロールは回路のコンプレッサに届く入力信号の量を変えることによって，出力コンプレッションの補聴器の VC と同じように動作しました。これは出力コンプレッションの古いアナログ補聴器で VC が行っていたこととまったく同じです。もちろん，デジタル補聴器では，これらの特徴のすべてが数学的なソフトウェアのアルゴリズムによって達成されます。

アウトプット・リミッティング・コンプレッションとワイド・ダイナミック・レンジ・コンプレッション (WDRC)

　コンプレッションの二つの側面 (X 軸と Y 軸) について論じてきました。(1) 入力コンプレッションと出力コンプレッション，それに (2) アウトプット・リミッティング・コンプレッションの制御と TK コントロールです。ここで第 3 のそしてコンプレッションの最後の側面に出会います。これでコンプレッションの「彫刻」を巡る旅が終結します。Z 軸はアウトプット・リミッティング・コンプレッションとワイド・ダイナミック・レンジ・コンプレッション (WDRC) に関するもので，これらは実際に異なる二つのコンプレッションの体系で，特定の制御とは関係がありません。これらのコンプレッションの体系はそれぞれコンプレッションのスレッショルド・ニーポイントとコンプレッション比の範囲が異なっています。アウトプット・リミッティング・コンプレッションと WDRC の効果を図 5-7 に見ることができます。再び，図の両方のグラフは図 5-3 や図 5-4 と同じく入出力図です。

アウトプット・リミッティング・コンプレッション

　アウトプット・リミッティング・コンプレッションはアウトプット・リミッティング・コンプレッションを制御に用いている出力コンプレッションの補聴器に一般に付いています。高度から重度の感音難聴のための高出力補聴器には，これら三つの特徴が関係しています。すでに述べたように，入力コンプレッションが付いた古いアナログ補聴器は TK コントロールではなく，アウトプット・リミッティング・コンプレッションの制御を用いていました。出力コンプレッションを見て，WDRC とどう違うかを調べてみましょう。

　アウトプット・リミッティング・コンプレッションの重要な特徴が図 5-7 の左のグラフに示されています。アウトプット・リミッティング・コンプレッションはコンプレッションのニーポイントが高く，コンプレッション比も大きいのです。ニーポイントが高いとは，補聴器の圧縮が始まるのが比較的高い入力音圧レベル (たとえば 60 dB SPL よりも大き

アウトプット・リミッティング・コンプレッションと
ワイド・ダイナミック・レンジ・コンプレッション

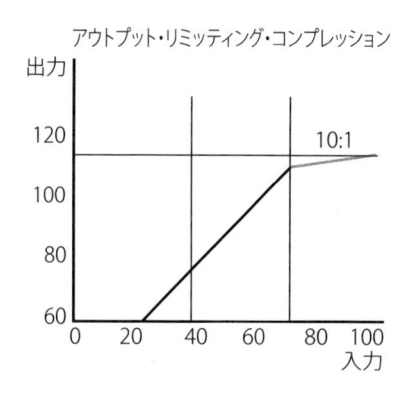

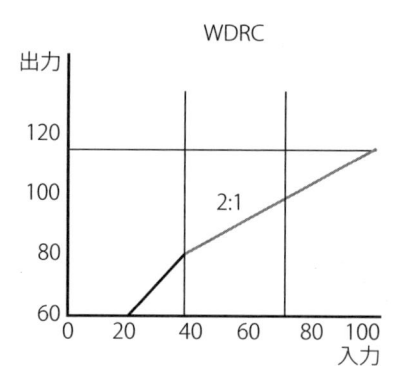

図 5-7 入出力図はまたアウトプット・リミッティング・コンプレッション（左）とワイド・ダイナミック・レンジ・コンプレッション（WDRC, 右）の効果を示している。両方のグラフについて，X 軸から斜めに上昇する線は利得を示している。角はコンプレッションのスレッショルド・ニーポイントで，ニーポイントの右側の線は MPO を示している。補聴器の利得はどちらのタイプのコンプレッションについても同じ（60 dB）である。しかし，利得は各タイプのコンプレッションでかなり異なっている。アウトプット・リミッティング・コンプレッションはニーポイントが高くコンプレッション比も大きい。リニア（最大）利得が弱い入力レベルから中間の入力レベルに対して得られ，圧縮の程度が高くなって急に MPO を制限する。このコンプレッションの組み合わせが狙いとするところはラウドネスの耐性の「天井の制限」である。WDRC は低いニーポイントと小さいコンプレッション比で，リニア（最大）利得は非常に弱い入力のみに生じ，中程度から強い入力レベルに対してコンプレッションが弱くかかる。このコンプレッションの組み合わせが狙いとしているのは，聞こえの感度の「床を持ち上げる」ことである。

い）であることを意味します。ニーポイント以下では，補聴器の利得はリニアです。

　すでに述べたように，コンプレッション比とはコンプレッションがいったん始まって，補聴器によって与えられる圧縮される量のことです。コンプレッション比は入出力図において，ニーポイント後（右側）の直線の傾斜によって視覚化できることを思い出してください。10:1 のコンプレッション比は 2:1 のコンプレッション比に比べて水平に近くなります。いつも覚えていてほしいことは，コンプレッションはリニア利得よりも利得が小さくなることを意味していることです。コンプレッション比が大きいとは 4:1 よりも大きいことであると通常は定義されています（Venema, 2000）。コンプレッション比が大きいことはより圧縮されることを示します。

　アウトプット・リミッティング・コンプレッションの補聴器は高いニーポイントと大きなコンプレッション比を持っています。入力の狭い範囲にわたって圧縮の程度が強い（図 5-7 の左のグラフ）のです。スレッショルド・ニーポイント以下では，アウトプット・リミッティング・コンプレッションの補聴器は広い入力音圧レベルにわたってリニア利

得を提供します。すなわち，高い入力音圧レベルになるまでコンプレッションがかかりません。そしていったんコンプレッションがかかると，実際に圧縮を行います。

アウトプット・リミッティング・コンプレッションの補聴器はリニア補聴器と似たところがいくつかあります。両方とも異なった入力音圧レベルの広い範囲にわたってある一定の利得を提供し，その後，急に出力音圧レベルを制限します。前に述べたように，それらの主な違いは，リニア補聴器は出力を制限するのにピーククリッピングを用いていますが，アウトプット・リミッティング・コンプレッションの補聴器は出力を制限するのにコンプレッション比を大きくします。コンプレッションによってMPOを制限する利点はピーククリッピングよりも歪が少ないことです。

ワイド・ダイナミック・レンジ・コンプレッション（WDRC）

WDRC補聴器は1990年代にかなり一般化しました。WDRCがコンプレッションのたくさんある側面の全体の範囲のどこに適合するかを分類することは重要です。なぜなら，WDRCは何であって何ではないかが正しく理解されるからです。

WDRCを図5-7（右のグラフ）に示します。TKコントロールがWDRCを調整するのに用いられ，TKコントロールのようにWDRCは入力コンプレッションの補聴器に常に付いていました。しかし，思い出してほしいのですが，入力コンプレッションのすべてがWDRCであるわけではなく，アナログの入力コンプレッション補聴器の中には，伝統的なコンプレッション制御で調整する，アウトプット・リミッティング・コンプレッションを用いているものもありました。補聴器の授業でコンプレッションを教えるとき，著者はそれらのことをしばしば「風変わりな」補聴器と呼んでいました。というのは，それらの補聴器は二つの方法，VCとアウトプット・リミッティング・コンプレッションの制御でMPOを変化させたからです。今日，もちろん，これらのアナログ補聴器は舞台を降りてかなりたっています。

WDRCはスレッショルド・ニーポイントが低く（60 dB SPL以下），そしてコンプレッション比が小さい（4:1よりも小さい）のです。図5-7の右のグラフが示すように，WDRC補聴器はほとんど常に圧縮されています。なぜなら非常に弱い音声から叫び声まで，どんな種類の入力も圧縮するからです。恐らく「ワイド・ダイナミック・レンジ・コンプレッション」と呼ばれたのは，そのニーポイントが低く，圧縮が入力レベルの広い範囲にわたって行われるからです。

しかしいったんWDRCの補聴器に圧縮がかかっても，コンプレッション比や程度は大きくはありません（図5-7）。基本的に，WDRCの補聴器は広い入力範囲にわたってコンプレッションの程度が弱いのです。WDRCの効果はアウトプット・リミッティング・コンプレッションあるいは古いリニア補聴器とはその点でかなり異なっています。入力音圧レベルがある量をいったん超えると利得が急に下がる補聴器と違い，WDRCは入力音

圧レベルの広い範囲にわたって利得を徐々に低下させます。

アウトプット・リミッティング・コンプレッションとWDRCの臨床応用

　アウトプット・リミッティング・コンプレッションをWDRCと比較する際，その名前をよく調べることは有用で有益であるかもしれません。この二つが臨床で主に違うのは，アウトプット・リミッティング・コンプレッションがニーポイントよりも上で動作し，高入力の音圧レベルに対する出力を抑えたり制限したりすることです。一方，WDRCはニーポイント以下で動作し，弱い入力音に対して最大の（リニア）利得を与えることによって，ニーポイント以下の音の利得を増加させます (Johnson, 1993; Killion, 1996)。

　どうして臨床家はこれら二つのタイプのコンプレッションのどちらかを選択したいと望むのでしょうか。この問題に答えるために，第4章ですでに述べたラウドネスの増加について別の角度から見ることは良い考えかもしれません。外有毛細胞が損傷されているクライエントは，軽度から中等度の感音難聴であることがほとんどです。その人にとって，聞こえの感度の「床」は正常に比べて上昇していますが，ラウドネスの耐性の「天井」は正常と似ています。増幅の適切な目的は正常なラウドネスの増加を回復させることであり，この目標に到達するためには小さな音をかなり増幅し，大きな音は少しだけ増幅するかまったく増幅しないことが必要です。

　ここに考えるいくばくかの材料があります。一方にKアンプやWDRC，他方に耳音響放射と外有毛細胞の役割に対する知識が，1980年代後半と1990年代前半のほぼ同じ時期に臨床の場で一般化したことは偶然などではありません。

　図5-8は二つの同じラウドネスの増加のグラフ上に，アウトプット・リミッティング・コンプレッション（左）とWDRC（右）を重ねて示しています。両方のグラフは図4-1のものと同じですが，正常者と軽度から中等度の感音難聴の人のラウドネスの増加関数を示しています。

　図5-8が示しているように，アウトプット・リミッティング・コンプレッションとWDRCはどちらも，100dBの入力に対して出力音が「大き過ぎる」と知覚されている点では同じことをしているかもしれません。しかしそれぞれのコンプレッションのタイプがこの共通の点に到達する仕方はかなり異なっています。著者はかつてアメリカオージオロジー学会 (American Academy of Audiology) の大会でF.クークが1996年に行ったコンプレッションに関するセミナーに出席しました。F.クークはたいへんわかりやすい比喩を述べていました。アウトプット・リミッティング・コンプレッションを，10代の人が親戚の車を運転していて，道の行き止まりにある止まれの標識を見てブレーキを踏んでスピードを落としキーと音を立てて止まるのにたとえていました。WDRCを高齢者が普通のスピードでスタートを切り，ずっと遠くに止まれの標識を見て，注意深く徐々にブレーキを踏んで，長い距離をかけてゆっくり止まるのにたとえていました。

ラウドネスの増加とコンプレッションのタイプ

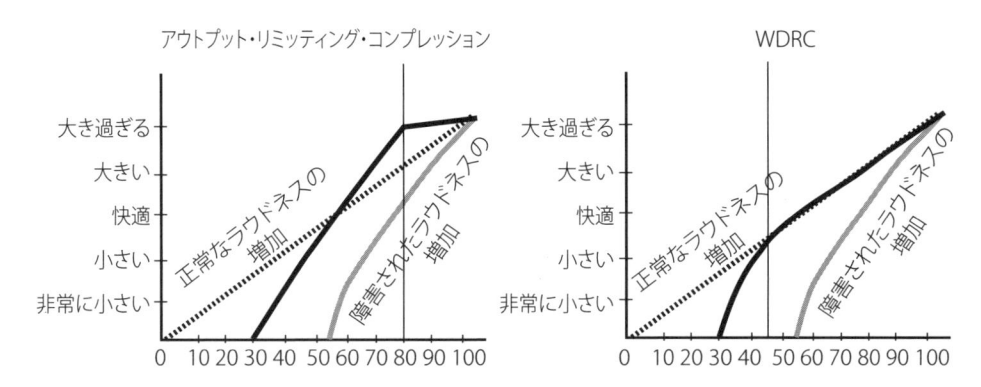

図 5-8 最も一般的である軽度から中等度の感音難聴に対して正常なラウドネスの増加を回復させることは，アウトプット・リミッティング・コンプレッションよりも WDRC の方が簡単にできる。両方のグラフで，X軸は補聴器への入力音の強さの物理的な次元を表しており，Y軸はラウドネスの知覚の心理音響学的次元を示している（図4-1と似ている）。この例では，アウトプット・リミッティング・コンプレッションと WDRC の両方で，100 dB の入力音が「大き過ぎる」になっている。しかしニーポイントが高くコンプレッション比が大きいアウトプット・リミッティング・コンプレッションでは 80 dB，90 dB，100 dB の入力音すべてが同じように「大き過ぎる」となっている。WDRC ではこれは起こっていない。なぜならニーポイントが低くコンプレッション比が小さいからである。

上記の比喩で，正常なラウドネスの増加が道に当たります。アウトプット・リミッティング・コンプレッションを用いて正常なラウドネスの増加を回復させようとすると，何らかの問題が生じます（図5-8の左のグラフ）。まず，正常なラウドネスの増加を「行き過ぎ」てしまいます。しかし最悪の問題は 70 dB，80 dB，90 dB の入力が同じに聞こえ，しかも「うるさ過ぎる」と知覚されることです。これは正常なラウドネスの増加の回復ではありません。右のグラフは WDRC が正常なラウドネスの増加を回復させるという同じ目標に適用されたのを示します。もしラウドネスの増加を回復させることが目的であれば，WDRC で提供されるニーポイントの低下とコンプレッション比の低下が明らかによく適合しています。なぜなら小さな音は大きく知覚され，大きな音は聞き手の快適レベルを超えないからです。

WDRC と呼ばれる別の理由は，ニーポイントを低くしコンプレッション比を小さくすることよって，正常な広いダイナミックレンジを軽度から中等度の感音難聴に見られる狭いものに変化させることにあるのかもしれません。たとえば，2:1 の小さいコンプレッション比は 100 dB のダイナミックレンジを 50 dB に圧縮します。

このことは軽度から中等度の感音難聴者のすべてが「高齢者のように運転しなければならない」ことを意味しているのでしょうか。まさかそんなことはありません。軽度から中等度の感音難聴のクライエントの中にはピーククリッピングが付いている補聴器を

装用することに慣れていたり，あるいはリニア利得でアウトプット・リミッティング・コンプレッションによってMPOを制限している補聴器を装用することに慣れている人もいます。このクライエントにとって，WDRCに急に変更することは変化が大き過ぎて，十分音が大きくないという理由でWDRCが拒否されてしまいかねません。WDRCは弱い入力音圧レベルをかなり増幅しますが，平均の入力音圧レベルをそれと同程度に増幅することはなく，リニア増幅に慣れているクライエントがフラストレーションを起こすのはこの違いなのです。アウトプット・リミッティング・コンプレッションは図5-8の左のグラフで見たように，正常なラウドネスの増加を超えていますが，クライエントはその音に慣れてしまっているのかもしれません。この場合，WDRCの導入を徐々に行い，補聴器に期待することについてカウンセリングを念入りにします。多くのクライエントはWDRCに適応できますが，さらにパワーのあるものを求めて自分たちのニーズを手放すことができずに，変更を拒否する人たちもいます。

　高度から重度の聴覚障害のクライエントにとって，WDRCよりもアウトプット・リミッティング・コンプレッションがより良い選択であるかもしれません。これらのクライエントは出力音圧レベルがラウドネスの耐性あるいはラウドネスの不快レベルに近くなるまで，入力音圧レベルの広い範囲にわたって，強いリニア利得を好むかもしれません。さらに，これらのクライエントは過去にこの種の補聴器を装用したことがしばしばありました。高出力のアウトプット・リミッティング・コンプレッションの補聴器は小さい音に対して利得が大きく，音声のような平均的な入力音に対しても同じように利得が大きく，かなり聞こえるようにしています。

　アウトプット・リミッティング・コンプレッションの補聴器はリニア補聴器と同じような利得の特徴を持っていることを理解すべきです。両方とも弱い入力音圧レベルからかなり強い入力音圧レベルまで広い範囲にわたってリニア利得を与えます。この章の最後に近い部分で，この類似性についてさらに述べることにします。一般に，これら二つのタイプの補聴器にはかなり異なっていることが一つあります。MPOを制限するのに古いリニア補聴器のようにピーククリッピングを用いるのではなく，アウトプット・リミッティング・コンプレッションの補聴器は，同じことをするのに圧縮の程度を上げているのです。これによってピーククリッピングより歪が抑えられます。

　リニア利得を与える補聴器は音が「きれい」でしかも「はっきり」聞こえることをここで言っておかなければなりません。その理由は音質を劣化させる圧縮が働かないからです。リニア利得は，入力プラス利得によって補聴器が飽和しなければ，言い換えるとMPOと等しくなるまでは，音はたいへん心地よく聞こえます。つまり，アウトプット・リミッティング・コンプレッションは高度から重度の聴覚障害があるクライエントにきっと好まれるものなのでしょう。

　WDRCを周波数レスポンスに与える影響によって表すこともでき (図5-9)，入力コ

ンプレッションと出力コンプレッションの比較でしたことと同じです（図5-4）。ここで，WDRCの補聴器の利得は入力レベルの広い範囲にわたって，入力音圧レベルにかなり依存していることが明らかになっています。高い入力レベルが補聴器に達すると利得が急に低下するアウトプット・リミッティング・コンプレッションに比べて，WDRCは「トランポリン」のように動作して，どんな入力音のレベルも低いニーポイントよりも上にあればその利得が変動するのです。この現象によって，WDRCはしばしば「入力レベル依存のコンプレッション」と呼ばれています。

WDRCのアタックタイムとリリースタイムを短くして用いると，音声認識に必要な手がかりのいくつかが失われることがあると指摘されています（Kuk, 1999）。その理由は，WDRCは弱い音声を強い音声よりも増幅しますが，アタックタイムとリリースタイムを短くして使用すると，入力音声波形の「山」と「谷」の間の違いを減少させるからです。この話題についてさらにこの章の「音節コンプレッション」の節と第7章で述べます。

明確に記述すると，簡単なWDRCの補聴器は周波数にわたってかなり同じ程度の圧縮をかける傾向があります。図5-9で示すように，それぞれの入力レベルに対する利得の違いは補聴器の周波数レスポンスにわたって一定です。1990年代，まったくこれと同じことをしていたWDRCのアナログ補聴器がいくつかありました。それらの補聴器では，低周波数と高周波数の利得はトリマ（補聴器自身についている物理的なトリマかプログラムできるトリマ）で調整ができ，調整するとすべての入力レベルについて利得が等しく低下しました。たとえば，高音漸傾型の聴覚障害者にフィッティングするために，臨床家は低周波数の利得を幾分カットします。図5-9で，低周波数においてグラフの3本の線がすべて等しく低下することが見られます。

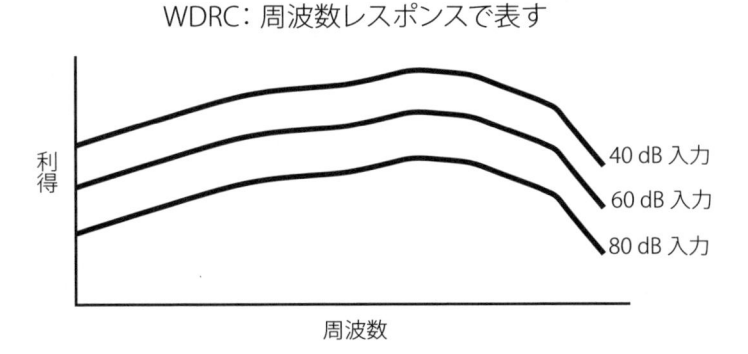

図5-9 WDRCの効果は，入力の強さを変えて周波数レスポンス上でも見ることができる。VCをある典型的な好みのレベルに設定し，入力の強さを広範囲に変化させると，WDRCによって与えられる利得がかなり異なる。異なる入力に対して利得がこのように異なることはアウトプット・リミッティング・コンプレッションでは明らかに生じることはなく，40 dB SPLと60 dB SPLの入力に対する利得は同じになる。すなわち，二つの関数は同じになる（一致する）。

周波数にわたって WDRC の量を等しくするポイントをここと図 5-9 でも強調する理由は，WDRC を他よりもある周波数に特に適用することもできることを指摘したいからです。これについては次の節でさらに説明します。

BILL と TILL：WDRC の二つのタイプ

低レベルでの低域強調 (BILL) と低レベルでの高域強調 (TILL) は WDRC の二つのタイプあるいはサブセットです。これらのカテゴリーに適用される別の名前として，LDFR（レベル依存の周波数レスポンス），FDC（周波数依存のコンプレッション），ASP（自動信号処理）があります。基本的にこれらの名前はすべて少なくともある同じ事柄に要約されます。すなわち，コンプレッションが他の周波数よりもある周波数で生じるということです。コンプレッションが生じるのは，ニーポイントが低くコンプレッション比が小さい WDRC でしょう。コンプレッションのこの種の最も単純な分類が BILL と TILL ということになります (Killion, Staab, & Preves, 1990)。

BILL の出現は 1980 年代の半ばで，TILL はキリオンによって 1989 年頃に開発されたアナログの K アンプ回路と共に出現しました。このように BILL の方が TILL よりも少し古いのです。BILL は「マンハッタン」回路として知られた回路の中に登場し，「アゴシー」と呼ばれる新たな合併会社で作られました。アメリカ音声言語聴覚学会 (American Speech-Hearing Association) がかなり昔に行ったネーミングコンテストで，誰かがその回路基盤がマンハッタンのスカイラインに似ていると言ったことによって，マンハッタン回路と呼ばれました。BILL を用いるその後の回路はしばしば「自動信号処理」(ASP) とも呼ばれました。

基本的に BILL は低周波数に限定した WDRC であり，TILL は高周波数に限定した WDRC です。どのコンプレッション補聴器でも，コンプレッションのニーポイントは異なる周波数に対して異なる入力音圧レベルに設定されるのがしばしばです。北米の補聴器の特性シートにはこれが示されておらず，2000 Hz のみの入出力図にコンプレッションのニーポイントが示されています。その理由は 2000 Hz が聴取可能な音声の認識にとって必要とされる重要な周波数だからです。

BILL と TILL は特別な補聴器であり，異なる周波数のかなり違う入力音圧レベルで圧縮が生じます。BILL の補聴器は低周波数のニーポイントが低く，高周波数のニーポイントが高いのです。低周波数の入力が BILL の補聴器に圧縮をかけるのにそう強くなくてもよいのですが，高周波数の入力は圧縮を起こさせるのにさらに強くしなければなりません。このことは BILL の回路は低周波数入力でしばしば圧縮が生じますが，高周波数入力ではそれほどでもないことを意味します (図 5-10)。BILL は基本的に低周波数で主に生じる WDRC なのです。

図 5-10 は BILL 回路（左のグラフ）と TILL 回路（右のグラフ）における利得と周波数

BILLとTILL
WDRCの二つのタイプ

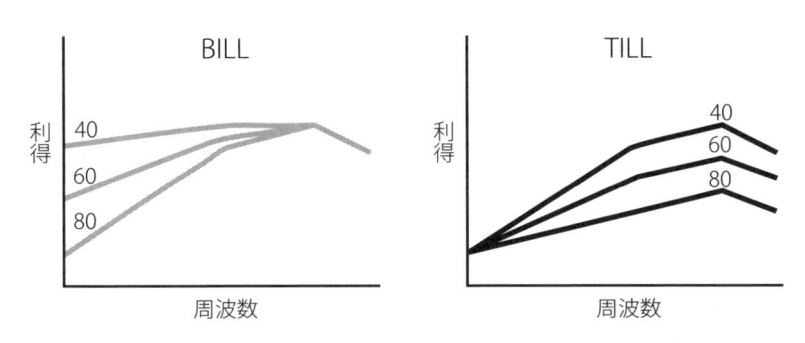

図5-10 各グラフは，三つの異なる入力レベルに対する利得 (Y軸) を周波数範囲 (X軸) について示している。左のグラフはBILLを示している。入力の強さが低下するに伴って，低周波数の利得が増加する。WDRCが低周波数のみに生じていて，そこでは線同士が最も離れていることに注目してほしい。右のグラフはTILLを示している。入力の強さが低下するにつれて，高周波数の利得が増加する。ここではWDRCが高い周波数でのみ生じている。線が高い周波数で最も離れているので明らかである。

の簡単な組み合わせを示しています。BILLの補聴器 (左のグラフ) は弱い入力 (たとえば40 dB SPL) に対して周波数レスポンスが広く平坦です。入力音がすべての周波数範囲にわたって40 dB SPLであれば，BILLの補聴器の利得と周波数レスポンスはグラフのいちばん上の平坦な線のようになります。周波数にわたって入力が60 dB SPLに増加すると，利得と周波数レスポンスは，低周波数の利得が減少することがわかります。入力の強さが80 dB SPLに増加すると，低周波数の利得はさらに落ちます。

BILLの背景にある主な考えは，暗騒音の中で音声のより良い聞こえを実現することにあります。すなわち，音声の明瞭性をもたらす高周波数の音は利得を十分にして受容し，低周波数の暗騒音の「わいわいがやがや」は圧縮によって抑制します。繰り返しますが，異なる周波数でコンプレッションの量が異なることでこの事実がはっきりします。これらの補聴器 (BILLとTILL) の入出力関数は周波数が異なると非常に違って見えます。前に述べたように，BILLは「マンハッタン」回路に1990年代半ばに最初に出現し，オーティコンはBILLの考え方を採用し，1995年にアナログの2チャンネルのマルチフォーカス (Multi-Focus™) 補聴器にそれを用いました (多チャンネル補聴器については第6章でさらに述べます)。後になって，1997年にオーティコンは最初のデジタルの製品であるデジフォーカス (DigiFocus™) にBILLを再び用いました (デジタル信号処理の話題については第7章で述べます)。オーティコンは上行性マスキングの抑制を目的とすることを表明しました。第1章の蝸牛の生理についての議論を思い出してください。この現象は低周波数が高周波数を逆の場合よりマスキングしやすいという事実を指しています。BILLは暗騒音下の語音明瞭度を上昇させるために，上行性マスキングと戦う一つの方法

と考えられていました。

　TILLの補聴器（右のグラフ）はまったく違っています。最初のアナログのTILLの補聴器はKアンプ回路を用いていました。この補聴器は1989年ごろに初めて登場し，またたく間に非常に人気を博しました。ニーポイントは高周波数に対して低い入力レベルに設定されています。TILLの補聴器について，高周波数の入力がコンプレッションを生じさせるために非常に強い必要はありません。これはTILL回路が高周波数の入力でしばしばコンプレッションが起こり，低周波数の入力ではそれほど起こらないことを意味します。TILLは基本的に高周波数に限定されたWDRCなのです。

　図5-10（右のグラフ）はTILLのレスポンスを示しています。TILLの補聴器について，周波数範囲にわたって40 dBの低入力の音圧レベルがあると，高周波数を強調した利得と周波数レスポンスになります。入力が60 dB SPLに上昇すると，低周波数の利得と比較して高周波数の強調が低下します。入力が80 dB SPLでは，高周波数に対する利得がさらに低下します。TILLの耳あな形補聴器の中には，80 dBより強い音圧レベルのレスポンスが非装用時の外耳道共鳴と同じになるようにしたものがあり，増幅の必要がない強い入力に対して音響的に「透明」になるようにできています。

　TILLの背景にある主な考えは，典型的に見られる高周波数に聴覚障害がある聞き手に高周波数の語音を強調することにあります。第4章で述べたように，このクライエントは高周波数に対するダイナミックレンジが狭いのです。聴力正常と比較して，聞こえの感度の「床」が上昇していますが，ラウドネスの耐性の「天井」はそうではありません。

臨床上よく見られるコンプレッションの組み合わせ

　これまでのところを要約しておきましょう。第4章でコンプレッションの三つの次元がお互いに関係していました。(1) 出力コンプレッションと入力コンプレッション，(2) アウトプット・リミッティング・コンプレッションの制御とTKコントロール，そして (3) アウトプット・リミッティング・コンプレッションとWDRCです。コンプレッションのこれら六つの固定的な側面は，二つの共通するコンプレッションの組み合わせとして見られることがしばしばで，それぞれの組み合わせは臨床上異なった集団に用いることができます（図5-11）。あるタイプのコンプレッションが別のものよりも支持される絶対的な原理はありませんが，ここで述べるようないくつかの傾向があります。ここで再び強調しておきたいことは，アナログ補聴器で最初に登場したコンプレッションのこれらの組み合わせを理解することは，今日のデジタル補聴器技術を理解するためには必須であるということです。

要約：コンプレッションの適用

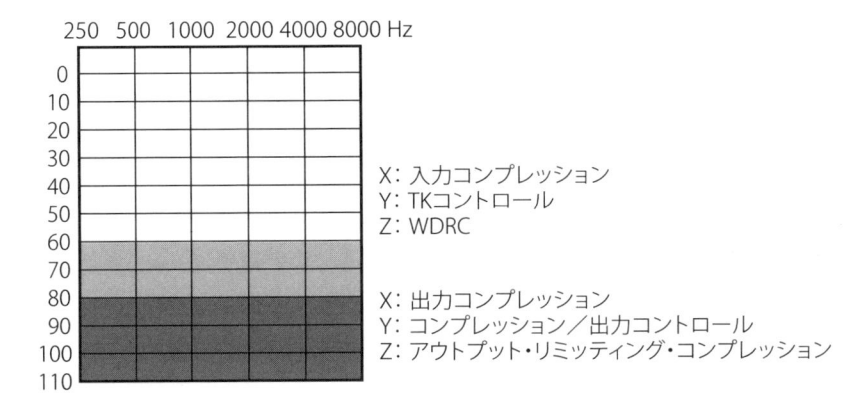

```
      250 500 1000 2000 4000 8000 Hz
   0
  10
  20
  30
  40            X: 入力コンプレッション
  50            Y: TKコントロール
  60            Z: WDRC
  70
  80            X: 出力コンプレッション
  90            Y: コンプレッション／出力コントロール
 100            Z: アウトプット・リミッティング・コンプレッション
 110
```

図5-11 WDRCは入力コンプレッションで，TKコントロールを用いており，軽度から中等度の感音難聴のフィッティングに適している。アウトプット・リミッティングは出力コンプレッション回路で用いられるのがほとんどで，アウトプット・リミッティング・コントロールによって調整し，高度から重度の聴覚障害のフィッティングに適している。60〜80 dB の聴覚障害の範囲の薄く塗られた部分はどちらのタイプのコンプレッションのフィッティングにも交わる「グレイ」な領域を表している。

高度から重度の聴覚障害のためのコンプレッションの組み合わせ

　出力コンプレッション，アウトプット・リミッティング・コンプレッションはアウトプット・リミッティング・コンプレッションの制御と一緒に使用することで同じ回路内でお互いに上手く機能します。これらを組み合わせることで，通常ダイナミックレンジが狭い（約20 dB），高度から重度の聴覚障害があるクライエントに対していくつかの特徴があります。高出力の補聴器なので，現有する聴力の保護がこれらのクライエントには重要です。出力コンプレッションを用いるときに，補聴器のVCを変化させるとコンプレッションのニーポイントは変化しますが，利得のみに変化があってMPOは変化しません。補聴器の伝統的なコンプレッションはVCから独立してコンプレッションのニーポイントを変化させ，これがMPOを調整します（図5-6も参照）。特に，ニーポイントが上昇するとMPOも上昇します。補聴器のアウトプット・リミッティング・コンプレッションはコンプレッションのニーポイントが比較的高い入力レベルで起こり，コンプレッション比あるいは程度も高いのです。補聴器が高出力回路を持っている場合は，クライエントは弱い音声入力レベルから少なくとも通常の音声入力レベルまで大きなリニア利得が得られますが，出力がその個人のラウドネスの耐性レベルに近づくと，補聴器は急に圧縮の程度を大きくして出力を制限します。これらのクライエントには正常なラウドネスの増加は達成されませんが，最大出力を制限して強力な増幅が得られるのです。

軽度から中等度の聴覚障害のためのコンプレッションの組み合わせ

　入力コンプレッション，WDRCはTKコントロールと一緒に使用すると，同じ回路の中で互いに上手く機能します（図5-11）。この組み合わせは少なくとも40dBから60dBのダイナミックレンジがある，軽度から中等度の感音難聴のクライエントのニーズに対処する数々の特徴を持っています。入力コンプレッションでは，VCを動かしてもコンプレッションのニーポイントに影響はなく，しかし利得とMPOには影響を与えます。TKコントロールを動かすとコンプレッションのニーポイントが変わり，特に弱い入力音に対する利得に影響します（図5-6も参照）。TKコントロールが大きな入力に対する利得には影響しないことを思い出してください。特に，ニーポイントが下がるにつれて，弱い入力に対する利得が増加します。補聴器のWDRCはコンプレッションのニーポイントが比較的低入力レベルにあり，コンプレッション比やその程度が低くなっています。WDRCの補聴器は中程度の出力の補聴器であることが一般的で，クライエントは非常に小さい入力レベルについてだけリニアな利得を受けます。この補聴器はその他，中程度から強い入力レベルまでの広い範囲にわたってコンプレッションの程度は低いのです。このような特徴があるので，小さい入力音については増幅の程度が大きく，ダイナミックレンジ内にある音については増幅が小さくなります。

　第2章と第3章で述べた軽度から中等度の感音難聴のクライエントについては，蝸牛の損傷は外有毛細胞に生じることがほとんどであることを思い出してください。その結果，聞こえの感度である「床」が上昇しますが，ラウドネスの耐性の「天井」は聴力正常と非常によく似ています。WDRCが付いた入力コンプレッションをこの臨床上最も多い集団（軽度から中等度の感音難聴者）に適用することができます。したがって，ますます一般化してきた入力コンプレッションのタイプを分類することは非常に重要なことなのです（図5-12）。

　入力コンプレッションを視覚的に分類したものを図5-12に示します。哲学者のジョン・クイーンはかつて「分類することは知性のエッセンスである」と述べました。まず，図に示した円の外側の輪を見てください。これはWDRCではない入力コンプレッションの歴史的な発達を表しています。それらはしばしば高出力のアナログの入力コンプレッション補聴器で，MPOを調整する伝統的なアウトプット・リミッティング・コンプレッションが付いていました。またそれらはニーポイントが高く，コンプレッション比も大きいアウトプット・リミッティング・コンプレッションを用いています。著者の意見では，WDRCでない入力コンプレッションはコンプレッションの特徴を「風変わりに」組み合わせた，「余計な部署の部署」のようなものです。なぜならMPOを調整する方法を二つ持っているからです。つまりコンプレッションによる制御とVCです。

　一方，WDRCは入力コンプレッションと常に一緒に見られます。WDRCは入力コン

AGCi, WDRC, BILLとTILLの分類

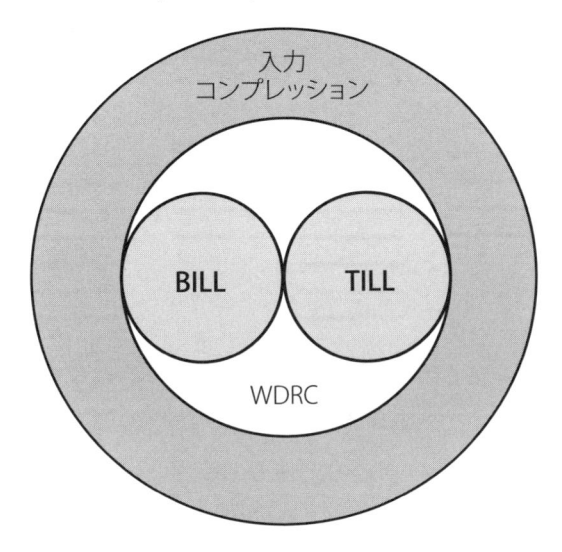

図 5-12　入力コンプレッションは補聴器をフィッティングする多くの人々に適用することができるので，入力コンプレッションが最も普及している。過去のアナログ補聴器について，コンプレッションはあるタイプか別のタイプのものしかなかったが，入力コンプレッションの下位分類が最も大きかった。臨床家にとって分類は役に立った。見てきたように，WDRCはすべて入力コンプレッションであるが，入力コンプレッションのすべてがWDRCであるとは限らない。さらに，BILLやTILLはWDRCであるが，WDRCのすべてがBILLやTILLであるとは限らない。なぜならWDRCでない入力コンプレッション（外側の円）は，アウトプット・リミッティング・コンプレッションと同じようなコンプレッションのニーポイントとコンプレッション比を持っているからである。BILLでもTILLでもないWDRCもあり，この場合，図5-9に示したように，低入力ではすべての周波数で利得の上昇量が等しくなる。

プレッションの一タイプですが，すべての入力コンプレッションがWDRCでは必ずしもありません。同じようにBILLとTILLはWDRCの二つのタイプですが，すべてのWDRCがBILLやTILLでは必ずしもありません。1990年代のアナログのKアンプ補聴器回路はWDRCの一タイプであるTILLで，入力コンプレッションの一タイプでもありました。アナログのオーティコンのマルチフォーカス補聴器は1990年代のものですが，WDRCのもう一方のタイプであるBILLでした。BILLの補聴器は低周波数に対して最もコンプレッションが働き，TILLは高周波数に対して最もコンプレッションが働きます。BILLでもTILLでもない素直なWDRCの補聴器は周波数にわたってコンプレッションの程度が似ています。今日のデジタル補聴器はこれまで述べたコンプレッションのあらゆるタイプを容易に共通に用いています。

　それでは一緒に述べてきた補聴器をすべて臨床から見た「領域」に順番に並べてみましょう（図5-13）。ピーククリッピングが付いている古いリニア利得の補聴器，アウトプッ

要約
臨床から見た補聴器の「領域」

リニア　　　　　リミッティング　　　WDRC

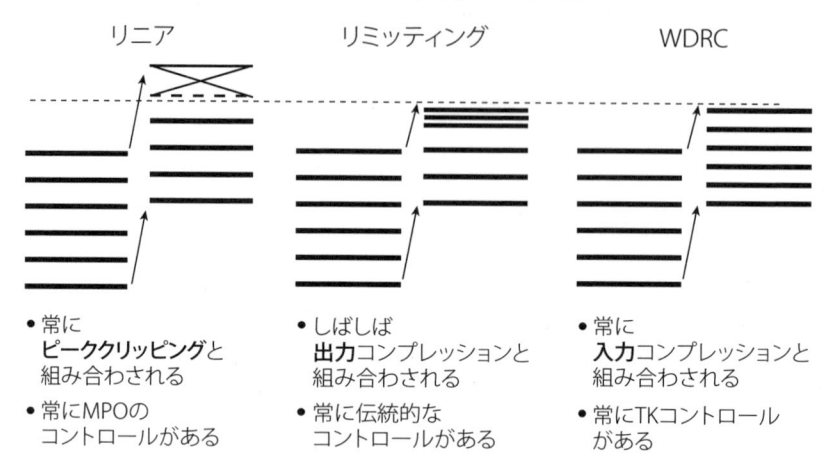

- 常に**ピーククリッピング**と組み合わされる
- 常にMPOのコントロールがある

- しばしば**出力**コンプレッションと組み合わされる
- 常に伝統的なコントロールがある

- 常に**入力**コンプレッションと組み合わされる
- 常にTKコントロールがある

図5-13 ここに示した三つのタイプの補聴器のそれぞれについて，二組の水平線と矢印が示されている。左の線は入力を示し，矢印は利得を示す。そして右の線が出力を示す。点線はあるクライエントのラウドネスの耐性レベルを示す。リニア補聴器において，利得は入力レベルのすべてについて同じである。出力がラウドネスの耐性の「天井」に達すると，出力がクリッピングされて，その結果，音質に歪が生じる。出力コンプレッションの補聴器においては，いちばん上にある「出力」の線だけが互いに込み合っているが，それは弱い入力音や普通の入力音については利得がリニアであり，強い入力音に対しては極端に低下するからである。WDRCの補聴器については，入力と出力の線は等間隔に離れている。なぜなら入力の強さが増加するにつれて利得が徐々に低下するからである。大きなダイナミックレンジが均等に縮小され，正常なラウドネスの増加を回復させる。

ト・リミッティング・コンプレッションを使い始めた新しい補聴器（1970年代後半に初めて出現した），そしてWDRCを使用したさらに新しい補聴器（1980年代に初めて現れた）。リニア・ピーククリッピング補聴器はWDRCの補聴器よりはアウトプット・リミッティング・コンプレッションの補聴器により類似しており近い関係にあります。したがって，アウトプット・リミッティングはリニア・ピーククリッピングとWDRCの間の架け橋のようなものです。繰り返しを覚悟で，前のポイントをもう一度述べます。アウトプット・リミッティングは出力を制限するのにニーポイント上で動作しますが，WDRCは弱い音に対する利得を増加させるためにニーポイント以下で動作します。

　リニア補聴器はかつて広く使われていましたが，フィッティングに用いられることが少なくなっています。1980年代後半までは大多数のクライエントに決まってフィッティングしていました。リニア回路は高度から重度の聴覚障害には利得を大きく与えることができますが，軽度から中等度の聴覚障害には利得が小さくなってしまいます。リニア補聴器の最も重要な特徴は，すべての入力レベルに対して利得が同じであるということです。図5-13の左端のグラフで，弱い入力，平均的な入力，それに大きな入力がすべて同

じ程度上昇していることに注目してください。リニアタイプの利得において最も悪いことは，MPOがピーククリッピングによって制限されることです。このように制限された音は歪むことがしばしばで，聞き手にとって音質が低下します。

かつてコンプレッション補聴器と言えば，一般にアウトプット・リミッティング・コンプレッションの補聴器（通常，出力コンプレッションと一緒になる）を表しました。それは高出力回路と関係していることが多いのですが，高度から重度の聴覚障害のクライエントに大きな利得を提供しています。アウトプット・リミッティング・コンプレッションの補聴器はラウドネスの耐性が主な問題であるクライエントのニーズに対応していました。図5-13の中央のグラフは，コンプレッションのニーポイントが高くコンプレッション比が大きいアウトプット・リミッティング・コンプレッションの補聴器が，弱い入力レベルと平均的な入力レベルを同じだけ「持ち上げ」ている様子を示しています。この方法は左のリニア補聴器と同じでした。しかし，リニア補聴器と違うのは，アウトプット・リミッティング・コンプレッションの補聴器は出力を制限するのにコンプレッション（ピーククリッピングの代わりに）を可能にするアウトプット・リミッティング・コンプレッションの制御があることでした。こうすればリニア・ピーククリッピングにしばしばつきものの歪がなくなります。

アナログ補聴器のコンプレッションの世界で，WDRCは1980年代後半に初めて出現した「新入り」でした。入力コンプレッションの一つのタイプとして，WDRCの補聴器はアウトプット・リミッティングの補聴器よりも利得が小さいことがしばしばありました。図5-13の右端のグラフはニーポイントの閾値が低くコンプレッション比が小さいWDRCの補聴器が，入力が増加するにつれて利得を段々小さくしていくことを示しています。WDRCのねらいは広いダイナミックレンジを狭いものに縮小させることによって，正常なラウドネスの増加を回復させることにあることを思い出してください。しかし利得は入力音圧レベルの増加と同じ程度には減少しません。さもなければ出力は入力のすべてのレベルに対して同じになってしまうでしょう。利得は入力音圧レベルの増加よりゆっくりと低下させなければなりません。

WDRCが最初に登場したとき経験ある臨床家は，リニア補聴器の装用に慣れているクライエントにWDRCの補聴器をフィッティングすることは難しいと指摘するきらいがありました。これらのクライエントは最初，WDRCの補聴器は「大きさが十分でない」ことに気づきました。弱い入力音に対してはWDRCの補聴器は満足のいくものでした。なぜなら，これらの音に対して最も大きな利得を与えたからでした。コンプレッションのニーポイントが低く，コンプレッション比が小さいWDRC回路は，古いリニア補聴器が平均的な入力音から強い入力音に対して行うのと同じ利得を与えられませんでした。一般的な臨床レポートには，リニア・ピーククリッピングに慣れているクライエントは，最初WDRCを拒否することが書かれていました。リニア利得からWDRCへ移行するに当

たっては，アウトプット・リミッティング・コンプレッションをフィッティングすることが推奨されます。なぜなら，この種のコンプレッションはリニア・ピーククリッピングに近いからです。一方，軽度から中等度の感音難聴の新しいクライエントで，以前に補聴器を装用したことがない人には，WDRCがたいへんうまく合うかもしれません。

コンプレッションの動的な側面

　これまで，コンプレッションをスレッショルド・ニーポイントとコンプレッション比で論じてきました。これらはコンプレッションの「固定的」な側面としてしばしば知られています。なぜならコンプレッションが始まるときの入力音圧レベルや，コンプレッションが始まるときのコンプレッションの程度と関係しているからです。しかし周囲にある音は時間とともに強さが絶えず変化しており，コンプレッションの補聴器は時間によるこれらの強さの変化に応答しなければなりません。コンプレッションの「動的」な側面は「アタック」タイムと「リリース」タイムとして知られています。

　アタックタイムとリリースタイムはコンプレッション回路が入力音圧レベルの強さの変化に反応するのにかかる時間の長さです（図5-14）。入力音圧レベルがコンプレッションのニーポイントを超えると，補聴器は利得を下げることによって音に「アタック（攻

コンプレッションの動的な特徴

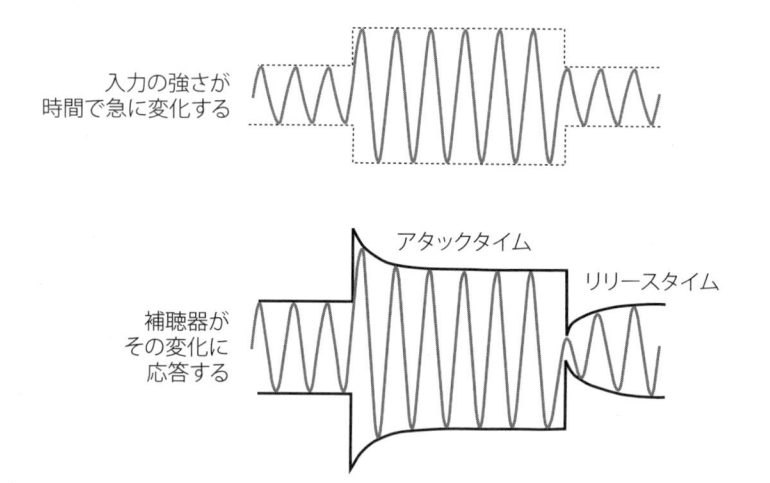

図5-14　上は入力音の強さの変化（垂直の次元）を時間について（水平の次元）簡単に記述したものである。音の強さが急に増加し，しばらくして音の強さが急に低下する。下は入力音の強さの変化に対するコンプレッション補聴器の出力応答を時間ごとに示している。急に強さが増加する前の小さい入力に対しても利得が与えられていることに注意してほしい。コンプレッション回路は急に強さが増加した入力信号に応答するすなわち圧縮するのにわずかに時間がかかる。これが「アタック」タイムである。一度入力音の強さが低下すると，回路が圧縮を中止するのにある時間がかかる。これが「リリース」タイムである。

撃)」します。いったん入力音がコンプレッションのニーポイントを下回ると，補聴器はコンプレッションから「リリース (解放)」して利得を元に戻します。アタックタイムとは補聴器が圧縮して利得を低下させるのにかかる時間間隔であり，リリースタイムとは補聴器が圧縮から抜け出て利得が元に戻るのに要する時間間隔です。

電気回路は周囲で起こる変化を直ちに反映することができません。なぜならば，それらの変化に応答するのに時間が必要だからです。たとえば，コンプレッション回路が入力音圧レベルの突然の増加に反応するには少なくとも音波の1サイクルは待って，増加した音圧レベルがそのままであるかどうかを「知ら」なければなりません。いちばん長い周期あるいは入力音の間隔よりも速く生じる利得の変化によって，音波の微細な構造に変化を与え歪が生まれることがあるのです。

補聴器だけが，コンプレッションを用い，アタックタイムとリリースタイムがある電気的な装置ではありません。視聴覚機器は入力コンプレッションと出力コンプレッションを長年用いており，以前にその影響を聞いたことがあります。たとえば，スポーツのアナウンサーが実況している，暗騒音の強さが時間によって変化しているテレビ放送を思い出してください。得点が入って観客の歓声が突然大きくなると暗騒音の強さが増します。視聴覚機器のコンプレッションは騒音の利得にアタックして低下させるのに少し時間がかかるかもしれませんが，これによってアナウンサーの声に対する利得も一時的に低下します。歓声が止むと，またしばらくしてシステムがコンプレッションからリリースされ，アナウンサーの声がそれに従ってしばらくして普通に聞こえるレベルに戻ります。

アタックタイムとリリースタイムは二つの極端に望ましくない状態の間で最大限の妥協点を見いだすように設定されています。その時間が短すぎると利得が急に変動し，聞き手に不快な「上下する」(ポンピング) 感じを生じさせることがあります。時間が長すぎるとコンプレッションの動作が遅くなり，聞き手側に実際に遅れた感覚を生じさせることがあります。アタックタイムが短いと (10 ms 以下)，聞き手にとって急な過渡的な音が大きくなりすぎる前に防ぐことができるのではないでしょうか。一般に，聞き手に「ばたばたする」(フラッタリング) 感じを与えないためには，リリースタイムはアタックタイムよりも長くする必要があります (Staab, 1996)。リリースタイムが長いと (150 ms 以上)，短いリリースタイムで生じる歪を避ける傾向があります。極端にリリースタイムを短くすると，波形の個々の周期の振幅に追従することができます (Staab, 1996)。音をこのように速く変調させると，聞き手側に「呼吸する」(ブリージング) あるいは「上下する」(ポンピング) 感覚を起こさせることになります (Armstrong, 1996)。

コンプレッションの固定的な側面で見たように，コンプレッションの動的な側面を論じる際にも，たくさんの専門用語が飛び交います。動的なコンプレッションの異なるタイプを分類するために，異なるアタックタイムとリリースタイムがしばしば用いられています。動的なコンプレッション方式のさまざまなタイプについて以下に簡単に述べます。

ピーク検出

　アナログのコンプレッション補聴器は，入力波形の振幅のピークに「追随」するために，ピーク検出と呼ばれる技術を用いてきました。ピークがコンプレッションのスレッショルド・ニーポイントよりも大きくなったならば，回路が働いて信号の圧縮が始まり利得が低下します。いったんそのピークがニーポイントよりも下になると，圧縮が解除されて利得が再び増加します。ピーク検出は，アタックタイムとリリースタイムとして別々に規定し指定することができるようにさまざまな時間にすることができましたが，これらの時間は一定で，どんな入力音の強さのパターンに対しても固定されていました (Armstrong, 1993)。補聴器のピーク検出のシステムはアタックタイムを短くし，リリースタイムはそれより長く遅くなるように調整されていました。

　ピーク検出の利点は周囲の音のレベルの増加に素早く反応することです。しかし，残念なことに，非常に短くて強い音に対する反応が適切でないことがあります。その理由はリリースタイムを長くすると，短くて強い音が停止した後も利得が下がりっぱなしになるからです。これによって聞き手が聞きたいと思っている音の利得を不必要に抑えてしまいかねません。

　アタックタイムとリリースタイムを固定すると，補聴器は必要なときに強さのパターンが異なる入力音に対して反応を変えることができません。第3章で述べたように，音声は時間的に絶えず変化する音です。絶えず変化する暗騒音の世界（たとえば，ドアを急にバタンと閉めた音や，交通の絶え間ない轟音）の中で，音声のダイナミックな音響がピーク検出の方法や聞き手に聞き取りの問題を投げかけているのです。

　「音節コンプレッション」と「自動音量制御 (AVC)」は今日のデジタル補聴器で一般に見られるアタックタイムとリリースタイムの二つの特別な組み合わせです。過去において，高級なアナログ補聴器は音節かAVCかどちらかを採用していました。今では，これらのアタックタイムとリリースタイムの体系と平均検出（後で述べます）の体系は，デジタル補聴器のフィッティングソフト上で二者択一的に選択できることが多くなっています。音節コンプレッションを使用して最も注目を浴びたのが1997年のオーティコンのデジフォーカス (DigiFocus^{TM}) でした。

自動音量制御（オートマチック・ボリューム・コントロール）

　「自動音量制御」(AVC) として知られているコンプレッションのタイプは，放送用の視聴覚機器でしばしば用いられてきました。ピーク検出と比較するとAVCはアタックタイムもリリースタイムも比較的長く，リリースタイムは通常150 ms以上で数秒のこともあります (Hickson, 1994)。それゆえに，入力音の急な変動には反応しません。それに対して，主に全体的な音の強さの変化に反応するので，聴取者が手動でVCを調整する必要性

がありません。AVC による長いアタックタイムとリリースタイムは，聴取者が急な雑音の増加に手を挙げて反応したり，補聴器の VC を手動で調整したりするのに物理的に必要な時間間隔に合わせることを意図しており，したがって名前もそのようになっています。AVC を利用して最も注目を浴びたのが 1997 年のワイデックスのセンソ (Senso^{TM}) デジタル補聴器でした。センソは BTE や ITE の形で現れた最初のデジタル補聴器でした。

音節コンプレッション

「音節コンプレッション」は AVC とまったく反対で，アタックタイムもリリースタイムも比較的短く，リリースタイムは 50 ms から 150 ms までさまざまです。アタックタイムとリリースタイムは典型的な音節の持続時間である約 200～300 ms (Hickson, 1994) よりも短くなるように特に意図して作られています。アタックタイムとリリースタイムが短いと，補聴器は強い音声 (通常は母音) のピークに対する利得を圧縮したり抑えたりすることができ，そうすることで継続する音節の強さを均一に保つことができます。すなわち，音節コンプレッションによって，通常より強い母音と /s/ のような弱い無声子音の違いを抑えます。音節コンプレッションによって，補聴器が音声の通常大きい部分が大き過ぎないようにすると同時に，音声の弱い音を聞こえるようにすることが主に期待されます。

音節コンプレッションは幾分議論の余地があり，誰もがその利用について同意しているわけではありません。音節コンプレッションによって音声のピークが圧縮され連続音声の波形を一様にしてしまうので，雑音が小さな隙間にたまりやすく (Johnson, 1993)，騒がしい状況では補聴器が音声のピークの間にある雑音を増幅することもあるかもしれません。Killion (1996) によると，50 ms の短いアタックタイムとリリースタイムによって音声波形を歪ませ，語音明瞭度を損ねることがあります。

この章の前の方の節で WDRC について述べましたが，Kuk (1999) は短いアタックタイム (10 ms より短い) と短いリリースタイム (100 ms より短い) を用いると，音声のさまざまな音韻の要素間の強さの違いを損ねるだろうと言っています。特に，音声の時間波形で大きな構成要素の「山」と小さい構成要素の「谷」の違いが，アタックタイムとリリースタイムが短いと損なわれ小さくなります。このような低下が生じると，音声の手がかりのスペクトルの中味に歪が生じます。AVC と音節コンプレッションという正反対のものが最初の二つのデジタル補聴器 (ワイデックスのセンソとオーティコンのデジフォーカス) に用いられ，そして今日も用いられ続けていることに注目することは興味深いことです。まだ確固とした結論には達していません。明らかに，裁定はまだ下っていないのです。第 7 章の最後近くで，デジタル補聴器のこれら二つのパイオニアについてさらに論じることにしましょう。

最初に述べたように，1990 年代の中ごろにオーティコンが上行性マスキングを抑制

することによって装用時の音声認識を向上させるために，アナログのマルチフォーカス (Multi-Focus™) 補聴器とデジタルのデジフォーカス (DigiFocus™) 補聴器に BILL と音節コンプレッションの使用を推進しました。オーティコンは低周波数において音節コンプレッションを用いると同時に BILL を使用しました（前述したように）。このように，低周波数に WDRC があるだけではなく，その WDRC を速く動作するようにさせたのです。普通に大きい低周波数の暗騒音を雄牛と考え，比較的小さく高い周波数の子音を壊れやすい陶製のティーカップと考えれば，さしずめ BILL と一緒に用いる音節コンプレッションは陶器店で暴れる雄牛を制御する一つの方法と考えることができるのではないでしょうか。

適応的コンプレッション (Adaptive Compression™)

このタイプのコンプレッションは固定された短いアタックタイムと，強い入力音の持続時間によって変わるリリースタイムを持っています。短くて（瞬時的）強い入力音に対してはリリースタイムを短くします。立ち上がり時間と持続時間が長い入力音については，リリースタイムを長くします。結果として，聞き手がコンプレッションのポンピング（上下する感覚）を感じないことが好ましいのです。適応的コンプレッションは最初テレックスが特許を取っていましたが，後に K アンプ (KAmp™) 回路と一緒に用いられて最も一般化しました。

平均検出

平均検出は最初ジェニュームのダイナム EQ II (DynamEQ II™) 回路に用いられていました。この回路は 1990 年代の半ばに出現したもので，元はアナログの 2 チャンネル WDRC 回路（リサウンドによって製造された 2 チャンネル回路に続く）の一つでした。これらの多チャンネル補聴器は一般に低周波数チャンネルに BILL を用い，高周波数チャンネルに TILL を用いて登場しました。第 6 章で多チャンネル補聴器についてさらに述べます。入力音の振幅のピークに追従するピーク検出法とは異なり，平均検出法はある一定時間の入力信号の平均を調べます。平均音圧レベルがコンプレッションのニーポイントを超えると利得が低下します。平均検出を説明するために，以下にアナログの 2 チャンネルのダイナム EQ II に組み込まれた経緯を説明しましょう。もう一度理解しておいてほしいことは，デジタル補聴器は同じ結果を出すのに数学的なアルゴリズムを使用しているということです。

アナログのダイナム EQ II には「双子」の平均コンプレッション検出器が付いていて，一つは速い検出器でもう一つは遅い検出器でした（図 5-15 参照）。遅い平均検出器は 220 ms（約 1/5 秒）の時間間隔で入力音を平均化し，ほとんどの時間コンプレッションシステムの

コンプレッションの動作の遅い例と速い例

遅い検出器(220 ms)
速い検出器(10 ms)
入力音のレベル
振幅
時間

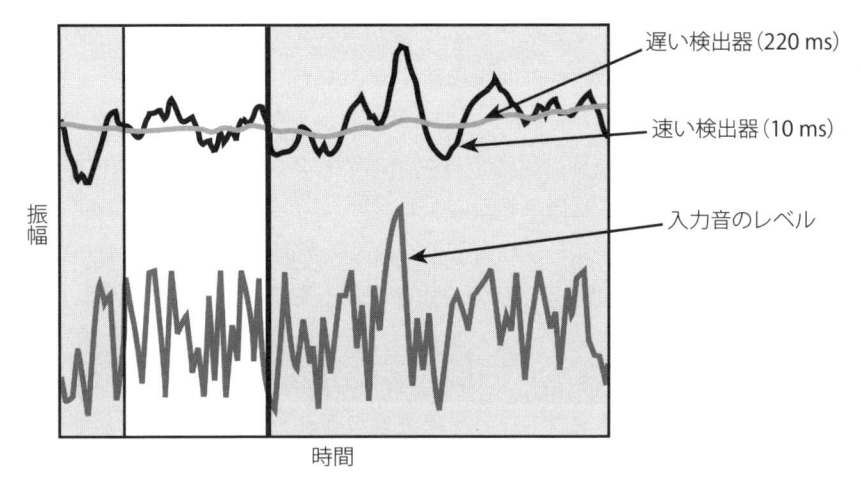

図5-15 この図は「平均」検出の動作を示している。遅い平均検出器はしばしば速い平均検出器とともに用いられる。遅い検出器は音を約220 msの間隔で平均化し，速い平均検出器は約10 msの間隔で音を平均化する。下の線は音の強さを時間で表している。上のなめらかな線は遅い平均検出器によって平均化された入力信号を表している。遅い平均は時間にわたって平坦であることに注意してほしい。上の上下にがたついている線は速い検出器によって平均化された入力信号を表している。速い平均は遅い平均に比べて，時間ごとの変化が多いことに注意してほしい。この種のシステムの全体としての効果は，入力する強い過渡音には短いアタックタイムとリリースタイムが与えられ，強くなり再び弱くなるのに長い時間がかかる入力音には比較的長いアタックタイムとリリースタイムが与えられる。

制御をしていました。入力音の緩慢な平均がコンプレッションのスレッショルド・ニーポイントを超えると，利得はゆっくりほとんど気づかないぐらいに低下させられます。しかし，ゆっくりした検出のみでは，強くて短いスパイク音は220 msにわたって生じる音の全体に平均化されてしまいます。この遅い平均では，補聴器が圧縮をかけて利得を低下させていると言うには十分ではないでしょう。そこで速い平均検出器が登場しました。速い平均検出器は入力音を約10 ms (1/100秒)の時間間隔で平均化し，強い過渡音を遅い検出器でつかまえられなかったときに働きます。「速い」平均が「遅い」平均よりも6 dB大きい場合は，速い平均検出器が働いて強い音のスパイクに対する利得を抑えます。

平均検出器の主な効果は，入力する強い音の長さによってアタックタイムとリリースタイムの両方を変えることです。すべての入力刺激に対して，短いアタックタイムと長いリリースタイムに固定されているピーク検出システムとは対照的です。入力音がコンプレッション閾値より下の場合は，どちらのタイプの回路も利得を圧縮しません。しかし，ドアをバタンと閉めたような，突然の過渡的で大きな音があると，平均検出システムのアタックタイムもリリースタイムも短くなります。一方，ピーク検出器は通常アタックタイムが短くリリースタイムは長いのです。利得が低減することと，ピーク検出回路の

回復が遅いので，ドアをバタンと閉めた直後に話された弱い音声が聞き手には一時的に聞こえないかもしれません。短い音に対してリリースタイムが短いので，平均検出回路はドアをバタンと閉めた後の利得の回復を速くできます。

聞き手にとっては音が上下する（ポンピング）感覚が少ない方が有利です。平均検出システムはあらゆる短くて強い音に反応するコンプレッションと，圧縮されなければならない音に対して反応がゆっくり過ぎるかもしれないコンプレッションとの間での妥協の産物なのです。コンプレッションされたものの聞こえが聞き手に不快になってはいけません。補聴器を音響的に「透明」にしようとするとき，動的な側面は考慮されなければならないのです。

これまで述べてきたさまざまなコンプレッションの動的な特徴は，今日のデジタル補聴器においてはフィッティングソフトウェア上で選択されることがほとんどです。製造会社のフィッティングソフトウェア上で，音節コンプレッションか平均検出かのどちらかを選択することがほとんどです。最も多いのは低周波数チャンネルについては音節コンプレッションを選択し，高周波数チャンネルでは平均検出を選択するデジタル補聴器です。

ワイデックスはセンソ（Senso^{TM}）デジタル補聴器にAVCを使用することを推進していたことを思い出してください。その理由はフィールドでの試聴で最初にセンソを試した被検者がそれをいちばん好んだからです。また，オーティコンのデジフォーカス（DigiFocus^{TM}）では音節コンプレッションが低周波数に用いられたことを思い出してください。このように，最初に市場に出回った2台の小型デジタル補聴器は正反対のアタックタイムとリリースタイムの体系を持っています。明らかに，最適なアタックタイムとリリースタイムについて結論は出ていません。

コンプレッションの固定的側面と動的側面の相互作用

コンプレッションには一つの次元として固定的な側面とまったく別の次元として動的な側面があります。入力音に対して，補聴器のアタックタイムとリリースタイムがコンプレッション比と相互に影響し合います（Armstrong, 1996）。補聴器の特性シートの入出力図には，音声のように中断と始まりがない定常的な純音を用いて得られたコンプレッション比が示されています。特性シートの固定的なコンプレッション比は，補聴器を装用しているクライエントが実生活で経験する実際のコンプレッション比を正確に表していません。アタックタイムとリリースタイムが短いと，どんな音刺激に対してもコンプレッション比あるいは量が一時的に低下します。

アタックタイムとリリースタイムはコンプレッション比と相互に影響し，この相互作用が聞き手に音質の影響を与えます。一般的に，短いアタックタイムとリリースタイム（たとえば10 ms）と大きいコンプレッション比（たとえば10:1）が組み合わさると歪が最大になります。同じ短いアタックタイムとリリースタイムを小さいコンプレッション

比 (たとえば2:1) と一緒に用いても音質は劣化しません (Armstrong, 1996)。一方, 長いアタックタイムとリリースタイムは大きいコンプレッション比とも小さいコンプレッション比とも組み合わせることができます。

コンプレッションの動的な側面と固定的な側面は, 今日ではしばしばその組み合わせを予想することができます。音節コンプレッションは比較的アタックタイムもリリースタイムも短いですが, コンプレッションのニーポイントが低く, 5:1以下の小さいコンプレッション比のWDRCの補聴器に用いられることが最も多いです。ニーポイントが高くコンプレッション比が大きいアウトプット・リミッティング・コンプレッション補聴器は一般的ではありません。比較的長いアタックタイムとリリースタイムを持つAVCは, コンプレッションのスレッショルド・ニーポイントが低くコンプレッション比が大きい補聴器で見かけることが最も多くなっています (Hickson, 1994)。

要約

- この章では, コンプレッションの多くの側面の中からいくつかを見てきた。入出力図によって, コンプレッションを三つの角度あるいは次元から探求した。(X) 入力コンプレッションと出力コンプレッション, (Y) 伝統的なコンプレッションの制御とTKコントロール, (Z) アウトプット・リミッティング・コンプレッションとWDRCである。

- 臨床家の観点からすると, 入力コンプレッションと出力コンプレッションの主な違いは利得調整器 (VC) の効果である。出力コンプレッションでは, VCは利得に影響するが, MPOには影響しない。入力コンプレッションでは, VCは利得とMPOの両方に影響を与える。

- VCを一定に保って, アウトプット・リミッティング・コントロールとTKコントロールの効果を比較した。前者のコンプレッションの制御はコンプレッションのスレッショルド・ニーポイントとMPOにも影響する。TKコントロールはニーポイントと, 弱い入力のみに対する利得に影響する。アウトプット・リミッティング・コンプレッションの制御の効果は補聴器に対して大きな声で話すときのみに聞こえ, TKコントロールの効果は補聴器に小さい声で話すときのみに聞こえる。

- アウトプット・リミッティング・コンプレッションとWDRCを, コンプレッションのニーポイントとコンプレッション比に関して比較した。アウトプット・リミッティング・コンプレッションはニーポイントが高い。それはコンプレッションが比較的強い入力音のレベルでのみ駆動されることを意味し, またコンプレッション比も大きい。WDRCはニーポイントが低くコンプレッション比も小さい。このような違いがあるので, それぞれの臨床上の目的も異なる。アウトプット・リミッティ

ング・コンプレッションはたいていがニーポイントの上で動作し出力を制限する。WDRCはニーポイントの下で動作することがほとんどで，弱い入力音に対して最大の利得を与える。

- 出力コンプレッションはほとんどの場合アウトプット・リミッティング・コンプレッションと組み合わされ，アウトプット・リミッティング・コントロールによって調整する。この組み合わせは通常，狭いダイナミックレンジを示す高度から重度の聴覚障害に適当である。入力コンプレッションはWDRCと組み合わされていることが多く，TKコントロールによって調整する。この組み合わせは通常ダイナミックレンジが広い軽度から中等度の感音難聴に最適である。

- 軽度から中等度の感音難聴は一般的で，WDRCもまたよく普及している。WDRCの二つのサブセットにBILLとTILLがある。

- コンプレッションの動的な側面を，コンプレッションのスレッショルド・ニーポイントとコンプレッション比というコンプレッションの固定的な側面とは別に論じた。アタックタイムとリリースタイムのパラメータの異なるタイプについて論じた。通常，折り合いをつけてアタックタイムを短くしリリースタイムを長くしている。

- AVCと音節コンプレッションを相反するものとして記述した。AVCはアタックタイムとリリースタイムが長く，音節コンプレッションのアタックタイムとリリースタイムは比較的短い。AVCはクライエントの快適性のために選ばれ，アタックタイムとリリースタイムは人がVCを物理的に調整するのにかかる時間間隔に合わせることを意図している。音節コンプレッションは上行性マスキングを抑えるために選択される。適応的コンプレッションはアタックタイムを固定にして，さまざまなリリースタイムを持っているが，平均検出はさまざまなアタックタイムとリリースタイムがある。適応的コンプレッションと平均検出はどちらも補聴器による増幅音の「上下する」いやな聞こえの感覚を低減させるために作られた。

- 1990年代はコンプレッションの「黄金」時代であった。なぜならコンプレッションのタイプが増加し分化したからであるが，すべての補聴器はまだアナログであった。これは各補聴器があるタイプか別のタイプのコンプレッションに限定されていたことを意味していた。クライエントに適切な補聴器を選択するために，臨床家はコンプレッションの各タイプを十分に理解し，すべての利用できるコンプレッションのタイプを分類する必要があった。

復習問題

1. 出力コンプレッション (AGCo) 補聴器の利得調整器は_____に影響する。
    a. MPO ではなく，利得
    b. 利得ではなく，MPO
    c. 利得と MPO
    d. 以上のどれでもない

2. 伝統的なコンプレッションの制御は_____に影響する。
    a. MPO
    b. あらゆる入力レベルに対する利得
    c. 弱い入力のみに対する利得
    d. 以上のどれでもない

3. TK コントロールは_____に影響する。
    a. MPO
    b. あらゆる入力レベルに対する利得
    c. 弱い入力のみに対する利得
    d. 以上のどれでもない

4. WDRC は_____と組み合わされている。
    a. 高いニーポイントと大きいコンプレッション比
    b. 低いニーポイントと大きいコンプレッション比
    c. 高いニーポイントと小さいコンプレッション比
    d. 低いニーポイントと小さいコンプレッション比

5. 以下の文章は正しい。
    a. 入力コンプレッションはすべて WDRC であるが，WDRC のすべてが入力コンプレッションとは限らない。
    b. WDRC はすべて入力コンプレッションであるが，入力コンプレッションのすべてが WDRC とは限らない。
    c. 出力コンプレッションはすべて WDRC であるが，WDRC のすべてが出力コンプレッションとは限らない。
    d. WDRC はすべて出力コンプレッションであるが，出力コンプレッションのすべてが WDRC とは限らない。

6. BILL と TILL は_____の二つのタイプである。
    a. WDRC
    b. 出力コンプレッション
    c. コンプレッション制御
    d. 入力リミッティング

7. WDRC は_____に対して最大の利得を与える。

a. 小さい入力音

b. 中間の入力音

c. 大きい入力音

d. 以上のどれでもない

8. TKコンプレッション制御の影響を聞き取るためには

    a. 利得調整器を調整して, 実際に弱い音だけがマイクに入るようにする

    b. 利得調整器を調整して, マイクに大きく話す

    c. そのコンプレッション制御を回し, 実際に弱い音だけがマイクに入るようにする

    d. そのコンプレッション制御を回し, マイクに大きな声で話す

9. MPOを変化させるコンプレッションの制御は＿＿＿の補聴器に最も多く見られる。

    a. 出力コンプレッション

    b. 入力コンプレッション

    c. WDRC

    d. リニア利得

10. アウトプット・リミッティング・コンプレッションの制御でニーポイントを下げると

    a. MPOが上がる

    b. MPOが下がる

    c. 弱い入力に対する利得が下がる

    d. 弱い入力に対する利得が上がる

11. 軽度から中等度の聴覚障害に対して, ＿＿＿の三つのコンプレッションの特徴が組み合わさっているのをしばしば見かける。

    a. 入力コンプレッション, 高いニーポイントと大きい比, TKコントロール

    b. 出力コンプレッション, 高いニーポイントと大きい比, アウトプット・リミッティング・コンプレッションの制御

    c. 入力コンプレッション, 低いニーポイントと小さい比, TKコントロール

    d. 出力コンプレッション, 低いニーポイントと小さい比, アウトプット・リミッティング・コンプレッションの制御

12. 高度から重度の聴覚障害に対して, ＿＿＿の三つのコンプレッションの特徴が組み合わさっているのをしばしば見かける。

    a. 入力コンプレッション, 高いニーポイントと大きい比, TKコントロール

    b. 出力コンプレッション, 高いニーポイントと大きい比, アウトプット・リミッティング・コンプレッションの制御

    c. 入力コンプレッション, 低いニーポイントと小さい比, TKコントロール

    d. 出力コンプレッション, 低いニーポイントと小さい比, アウトプット・リミッティング・コンプレッションの制御

13. 入出力図で, 左端の斜め線が表しているのは

a. 利得最小
b. コンプレッション最小
c. 利得最大
d. ニーポイント最大

14. あるコンプレッション補聴器は 40 dB 入力に対して 90 dB の出力が得られる。ここでの利得はどれだけか。

15. 同じ補聴器で，50 dB SPL のニーポイントで，コンプレッション比が 2:1 の場合，60 dB の入力に対する出力はどれだけか。

16. 同じ補聴器で，50 dB SPL のニーポイントで，コンプレッション比が 2:1 の場合，60 dB の入力に対する利得はどれだけか。

17. あるコンプレッション補聴器は 50 dB の入力に対して 120 dB の出力が得られる。ここでの利得はどれだけか。

18. 同じ補聴器で，ニーポイントが 70 dB SPL で，コンプレッション比が 10:1 の場合，80 dB の入力に対する出力はどれだけか。

19. 同じ補聴器で，ニーポイントが 70 dB SPL で，コンプレッション比が 10:1 の場合，90 dB の入力に対する出力はどれだけか。

20. あなたは補聴器をフィッティングしている。ニーポイントが 40 dB SPL でコンプレッション比が 2:1。あなたのプローブチューブマイクロホン (実耳) システムは 50 dB SPL 以下の入力では上手く動作しない。50 dB SPL 入力に対する出力から計算された利得は 30 dB である。40 dB SPL 入力を用いて曲線を描くとすると利得はどれだけか。
ヒント：入出力図が答えを出すのに実際に役に立つ。

【推薦図書】

Compression handbook: An overview of the characteristics and applications of compression amplification. 1996 Eden Prairie, MN: Starkey Marketing Services, Starkey Labs, Inc., 1996.

Killion, M. C. (1997). A critique on four popular statements about compression. *The Hearing Review*, 4(2), 36–56.

【引用文献】

Armstrong, S. (1996, September). *Chips and dips — an engineering perspective of hearing aid circuits, power supplies, and the like.* Paper presented at Jackson Hole Rendezvous, Jackson Hole, WY.

Armstrong, S. (1997, March). *Compression viewed through multi-media glasses.* Paper presented at Seminars in Audition, Toronto, Ontario, Canada.

Armstrong, S. (1993). The dynamics of compression: Some key elements explored. *The Hearing Journal*, 46(11): 43–47.

Hickson, L. M. H. (1994). Compression amplification in hearing aids. *American Journal of Audiology*, 3(3): 51–65.

Johnson, W. A. (1993). Beyond AGC-O and AGC-I: Thoughts on a new default standard amplifier. *The Hearing Journal*, 46(11): 37–42.

Killion, M. C., Staab, W., & Preves, D. (1990). Classifying automatic signal processors. *Hearing Instruments*, 41(8): 24–26.

Killion, M. C. (1996). Compression; Distinctions. *The Hearing Review*, 3(8): 29–32.

Killion, M. C. (1997). A critique on four popular statements about compression. *The Hearing Review*, 4(2): 36–56.

Kuk, F. (1999). Hearing aid design considerations for optimally fitting the youngest patients. *The Hearing Journal*, 52(4): 48–55.

Mueller, H. G., & Killion, M. C. (1996). http://www.compression.edu. *The Hearing Journal*, 49(1): 10–46.

Staab, W. J., (December, 1996). Limiting systems in hearing aids. *AAS Bulletin*, 21(3): 23–31.

Venema, T. (2000). The many faces of compression. In R. E. Sandlin, (Ed.), *Handbook of hearing aid amplification* (2nd Ed). San Diego: Singular Publishing Group Inc.

CHAPTER 6

多チャンネル・プログラマブル補聴器

はじめに

　前章で，文献や補聴器特性にしばしば掲載されている多くの「専門用語」を含んだコンプレッションの数多くのタイプについて述べました。しかし多チャンネル・プログラマブル補聴器についてと，コンプレッションをこれらのタイプの回路でどのように利用することができるかを述べないうちは，コンプレッションに関する議論は完全なものとはならないでしょう。

　まず，「プログラマブル」と「デジタル」という用語を混同しないでください。1980年代後半から1990年代中盤のアナログ補聴器の高級機の多くは「デジタルプログラマブル」でしたが，必ずしも補聴器の回路自体がデジタル信号処理 (DSP) であったわけではありません。「デジタルプログラマブル」という用語は，臨床家がねじ回しを用いる必要がないことを単に意味しており，補聴器のトリマの設定やVCを特定の製造業者が作ったソフトウェアによって，携帯型プログラマやコンピュータでプログラムすることができます。つまり，これらアナログのプログラマブル補聴器において真にデジタルであるのは，それらをプログラムするのにコンピュータを用いるところだったのです。コンピュータはまさにデジタルです。というのは音信号をバイナリの数学的配列 (0と1の系列) の複雑な連続を用いて処理するからです。第7章で典型的なデジタル補聴器の特徴と一緒に「デジタル」の概念を詳しく扱うことにしましょう。

　1990年代中盤のアナログ補聴器の高級機は，一つあるいは両方のチャンネルともWDRCである多チャンネル補聴器でした。これらの補聴器の多くがまたプログラマブルの特徴を兼ね備えていました。今日ではほとんどすべての補聴器がデジタルです。さらに，ほとんどすべてのデジタル補聴器が多チャンネルで，そしてほとんどすべてのデジタル補聴器がプログラマブルなのです。この分類をきちんと理解することが「多チャンネル」と「プログラマブル」という用語を明確に定義するのに必要です。これが本章の目的です。

1990年代初頭に補聴器技術の発展の速度が速まり，今日に至るまで同じ速度で続いています。また補聴器製造業者間の主要な競争も継続しています。多チャンネルの使用とプログラム可能性の使用を組み入れたデジタル補聴器は，少なくとも本書が執筆されるのと同じ速さで，さまざまな補聴器製造業者によって開発され公表されています。したがって，この章では現在手に入る補聴器の特定の機種に見られる多チャンネルとプログラム可能性の特徴について最新で競争的な比較をしたり対比したりするのではなく，むしろここでは多チャンネルとプログラマブルの概念について述べます。

　1980年代後半から1990年代初頭，最初のアナログプログラマブル補聴器が利用できるようになりました。それらはすべて単チャンネルの補聴器でした。1990年代半ばに，アナログのノンプログラマブルで多チャンネルの補聴器が利用できるようになりました。1990年代後半にかけて，アナログの最高機種の補聴器のほとんどはプログラマブルで多チャンネルでもありました。ここではプログラム可能性と多チャンネルを切り離して論じます。プログラム可能性を先に述べます。というのは歴史的に見て先に登場したからです。

プログラマブル補聴器

　最初のプログラマブル補聴器は単チャンネルで，臨床家は補聴器のトリマをコンピュータか携帯型プログラミングユニットによって調整あるいは設定（プログラム）していました。プログラマブル補聴器は基本的にはノンプログラマブル補聴器と同じコンプレッションの特徴を持っており，ただ違うのは制御やトリマのアクセスの方法です（プログラム可能性とは手動でねじ回しを操作する必要がないことを意味します）。プログラマブル補聴器とノンプログラマブル補聴器の唯一の違いは，臨床家がトリマをコンピュータか携帯型プログラマで設定あるいは調整できるかどうかです。

　プログラマブル補聴器が1980年代の終わりから1990年代初頭に最初に登場したとき，臨床家が利用できる異なるプログラムの数は4〜8であることが最も多く，クライエントはそれらをトグルスイッチでオンオフしていました。平均的なクライエントにはこの数は扱いにくいことがやがて明らかになって，製造業者は利用できるプログラムの数を2〜3に減らしました。

　このようにプログラマブル補聴器の多くに2, 3のメモリ（プログラム）があり，これらのプログラムによって，クライエントが補聴器か携帯型リモートコントロール装置にあるスイッチを押せば，記憶されている異なる周波数レスポンスにすることができます。異なる周波数レスポンスにすることによって，クライエントは違った聴取環境の中で最適な聞こえにするために補聴器を個人的に調整することができるのです（図6-1）。

プログラマブルと多チャンネル

プログラマブル

多チャンネル

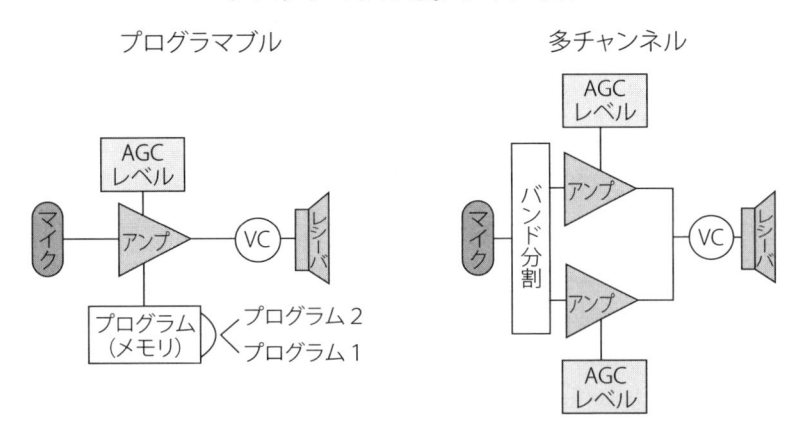

図 6-1　プログラマブル回路には単チャンネルと多チャンネルがある。このプログラマブル回路 (左) は，二つのメモリつまりプログラムが付いた単チャンネルの回路である。トリマの設定は携帯型プログラマか，コンピュータのソフトウェアのどちらかによって調整することができる。聞き手は二つのプログラムをトグルスイッチによって選択することができる。一つのプログラムは静かなときに聴取するために平坦な周波数レスポンスになっており，もう一つのプログラムは暗騒音の中での聞き取りに適するように低周波数の利得を落とし高周波数の利得を上げていることがある。多チャンネル回路 (右) はプログラマブルかノンプログラマブルか，いずれかのフォーマットにすることが理論上可能である。繰り返すが，トリマの設定は携帯型プログラマかコンピュータのソフトウェアによって調整することができる。上に示した多チャンネル回路は一つ以上のメモリかプログラムを持っていることがある。二つ以上のプログラムがあると，聞き手は聴取環境の違いに合わせて異なる周波数レスポンスを調整することができる。しかし，多チャンネルとプログラムできる特徴は組み合わされていることが多い。

　プログラマブルトリマの設定の例として，MPO，利得，ローカット，ハイカット，コンプレッションのスレッショルド・ニーポイント，コンプレッション比それにアタックタイムとリリースタイムがあります。さまざまな製造業者によって提供されたソフトウェアが示唆するところでは，トリマ同士が上手く働く傾向がある実際の設定は聴覚障害の程度や型に依存しているということです。また VC をどのような状態に設定するかをプログラムすることも可能です。

　プログラマブル補聴器は一つかそれ以上のメモリつまりプログラムを持っています。図 6-2 は二つのプログラムを持つ単チャンネルの補聴器の例で，二つの異なるプログラムを選択する可能性がある人のニーズに応えるように設定されています。一つのプログラムは静かな所での聴取あるいは音楽の聴取に最適な利得 (周波数レスポンスを最も広くするのが望ましいでしょう) に設定され，もう一つのプログラムは暗騒音がある所で音声を聞き取ろうとするときのように聞き取りが困難な状況のために設定されています。この人にとって静かな所での聞き取りのプログラムは，あるフィッティング法の目標に最も

周波数レスポンスの例

プログラム1：実線
プログラム2：点線

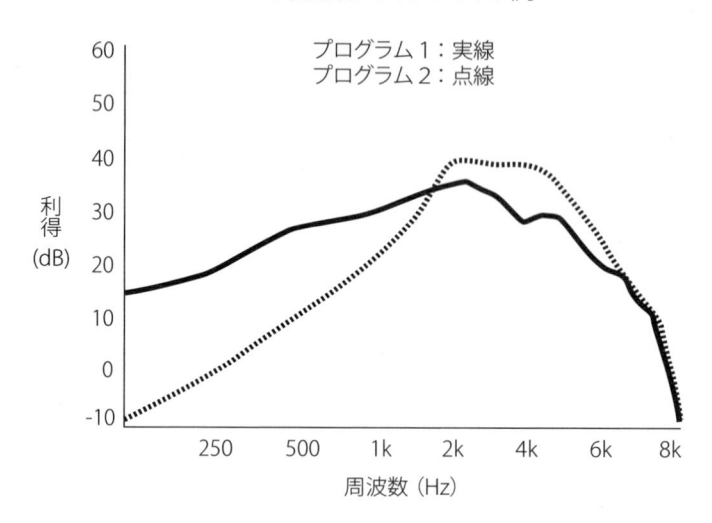

図6-2 ここに示した架空のプログラマブル補聴器のプログラム1の周波数レスポンスは，水平型の聴覚障害者に対して，あるフィッティング法によって決められた弱い音声入力に対する目標利得に近づくように調整されている。プログラム2は騒音下の音声を「より良く」，恐らく快適に聴取できるように設定されている。プログラム1はプログラム2に比べて広く平坦な周波数レスポンスを持っている。プログラム2はプログラム1に比べて高周波数の利得が大きく，低周波数の利得が小さい。理論的には，これによって聞き手に高周波数の子音がよく聞こえるようになり，暗騒音の低周波数の「ワイワイガヤガヤ」が聞こえにくくなる。聞き手はそれぞれの聴取状況のニーズに最大限合致するように，この二つのプログラムを自発的にトグルスイッチで選択することができる。

近づくように必要利得を設定することであるかもしれません。もう一つのプログラムは低周波数の利得を減らし高周波数の利得を上げて設定し，騒音下でのより快適な聞こえを可能にすることであるかもしれません。こうすることで低周波数の暗騒音を下げ，通常は弱い高周波数の音声の子音に対する利得を上げることになるかもしれません。要約すると，二つ以上のメモリつまりプログラムがあるプログラマブル補聴器は，異なる聴取状態に対してトリマ群の設定を変えてプログラムすることができるのです。

さらに，異なってプログラムされたメモリがあると，コンプレッションの特性を変えることもでき，クライエントは指向性と無指向性のマイクロホンの特性を選択することができます。たとえば，プログラムされたメモリにそれぞれ異なったマイクロホンの特性を与えることができるのです。一つのプログラムは無指向性の音を提供することに用い，別のプログラムは指向性のある音を与えます。第8章でさらに述べますが，指向性マイクロホンは補聴器工業界にとって新しいニュースではありませんが，現在，確実に大きな注目を浴びています。

プログラマブル補聴器の大きな利点は，すべてのパラメータ（たとえば，ローカット，ハ

イカット，利得，MPO，コンプレッションのニーポイントなど）のアクセスをコンピュータや携帯型プログラマを通してできることにあります。フェースプレートに三つあるいは四つ以上のトリマが付けられるITEはそう多くはありません。なぜならフェースプレートの「不動産」にあたる空間にこれ以上の数のトリマを収容することができないからです。ノンプログラマブルのトリマの変更が必要な場合は，臨床家はその補聴器を製造会社に返却する必要があるでしょう。プログラム可能性によって，補聴器を製造会社に送り返す必要がなく，オフィスの中でどのパラメータあるいはトリマの設定でも変更することができるのです。携帯型プログラマはアクセスが簡単で，補聴器をクライエントの住まいでプログラムするときに特に便利です。

プログラム可能性のもう一つの利点は，臨床家とクライエントの相互作用をもっと可能にすることです。クライエントはコンピュータのスクリーン上でプログラムの変更を見，同時に補聴器を通して変化を聞くことができるので，視覚および聴覚の両方のフィードバックを利用することができます。コンピュータのスクリーンの視覚入力が補聴器の目的と利点を説明したり解説したりするときにも助けになるかもしれません。コンピュータは一般の人々に受け入れられるようになってきました。補聴器技術がコンピュータ技術と一緒になって進んでいることを披露することも，クライエントの補聴器の受け入れを助長します。

多チャンネル補聴器

プログラム可能性について論じたときと同じように，多チャンネルの概念が1990年代中頃にアナログ補聴器にまずどのようにして組み込まれたかを論じることにします。ここでは，多チャンネル補聴器を明確にするためにプログラム可能性と関係なく論じます。繰り返しますが，前に述べたように，多チャンネルとプログラム可能性とは同じ補聴器の中で組み合わされていることがほとんどです。アナログ補聴器でこのようになったのは1990年代後半でした。実際，その当時のアナログの高級な補聴器は「プログラマブルでWDRC付きの多チャンネル補聴器」であることがはっきりと知られていました。今日デジタル補聴器では，プログラマブルと多チャンネルの特徴が一緒に見られるのがほとんどです。

1995年にWDRCでアナログの多チャンネル補聴器が初めて登場しました。ほとんどのアナログの多チャンネル補聴器は2チャンネルであり，一つが低周波数で，他が高周波数でした。リサウンドが最初に多チャンネルの製品を導入し，他がそれに続きました。著者が最もよく知っている最初の2チャンネル補聴器の一つはユニトロンのサウンドFX (Sound FX™) でした。この製品は人気のあったジェニュームのダイナムEQ II (DynamEQ II™) の2チャンネルWDRC回路の上に構築されました。アナログの多チャンネル補聴器で3チャンネルであるのは一つだけで，アゴシーが製作したクロック

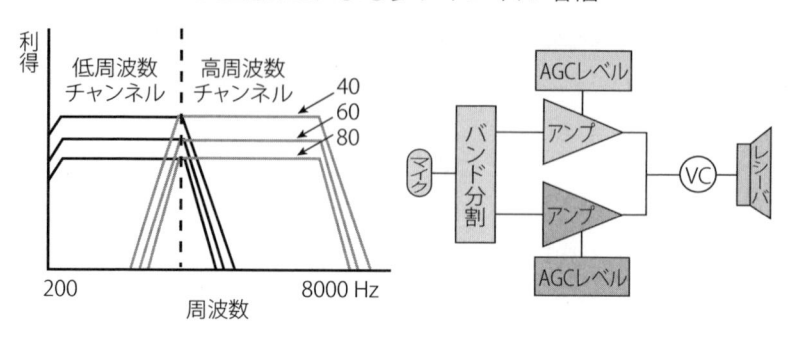

図 6-3 2チャンネル WDRC 補聴器は BILL, TILL, あるいは両方のレスポンスになるように設定することができる。両方のチャンネルが独立した WDRC 回路であれば，低周波数と高周波数の両方のチャンネルの利得が，低入力音のレベルに対して増加する。右側は，2チャンネルコンプレッション補聴器の概略図を示している。マイクロホンに続いて，バンド分割によって入力を低周波数バンドと高周波数バンドに分ける。各周波数バンドは別々に増幅され圧縮される。その結果が再統合されて一つのレシーバに入る。また利得調整器 (VC) は一つしかない。左側の利得と周波数のグラフは BILL と TILL の両方に設定された2チャンネルの WDRC 補聴器を示している。この例では，クライエントの聴力型は水平型と思われる。

(Clock^{TM}) 補聴器でした。デジタル補聴器が出現して，これら二つの製品が市場から姿を消してずいぶん経っています。

　第5章のアナログの WDRC の補聴器はすべて入力コンプレッションを使用していたことを思い出してください。これは図6-1の右側に示した2チャンネル回路で VC の位置がほとんど最後にあることによってわかります。多チャンネル補聴器には一つのマイクロホンとそれに続くバンド分割器があり，入力音を二つの周波数バンドあるいはチャンネルに分割しています。各周波数バンドあるいはチャンネルはそれぞれ低周波数と高周波数にあたります。分かれたそれぞれのチャンネルには独自の増幅器とコンプレッサがあります。これら高級なアナログの2チャンネル補聴器では，BILL と TILL の両方が通常一つの補聴器の中に組み合わされており，BILL は低周波数チャンネルに，TILL は高周波数チャンネルにあります (図6-3)。これらの高級なプログラマブル多チャンネル補聴器は WDRC を用いていたので，入力コンプレッションを使用していたと考えられます。

　これら高級なアナログ2チャンネル補聴器の多くで用いられている回路は，図6-4に示すように，二つのチャンネル間で 12 dB/オクターブの傾斜かさらに急峻な 24 dB/オクターブの傾斜がありました。チャンネルについて考えるとき，「傾斜」という用語はチャンネルの「側面」あるいは「すそ」の急峻さを指します。あるチャンネルの利得を落とし，別のチャンネルの利得を上げると，傾斜が容易に理解されます。図6-4で高周波数チャンネルの利得は低周波数チャンネルよりも 24 dB/オクターブの割合で急激に上がっています。

多チャンネル補聴器はチャンネル間の傾斜を急峻にすることができる

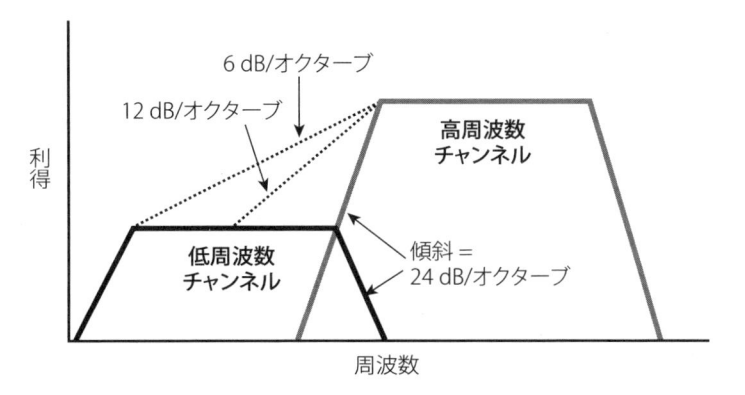

図6-4 アナログの「受動的」なローカットあるいはハイカットトリマは6 dB/オクターブの傾斜があるのが一般的であった。「能動的」なトリマは12 dB/オクターブあるいは18 dB/オクターブの傾斜があり，周波数レスポンスにより劇的な影響を与えることができた。補聴器の二つのチャンネル間の傾斜が急峻な24 dB/オクターブであると，チャンネル間の独立が可能となり，その結果，周波数レスポンスの形成がさらにより柔軟に行える。また，必要とされれば（たとえば，急に下がったり上がったりする聴覚障害をフィッティングする際）中間の周波数の不必要な利得を取り除くこともできる。急峻な傾斜によって分けられた二つのチャンネルによって低周波数と高周波数の「台形」を作り，低周波数利得と高周波数利得のトリマによって，それを上下させることができる。この例では，低周波数チャンネルの利得が下げられ，高周波数チャンネルの利得が上げられている。

　その当時の他のアナログ補聴器と比較して，これら高級なアナログ補聴器の二つのチャンネル間の傾斜がこのように急峻なdB/オクターブであることによって，フィッティングの柔軟性が増しました。アナログ補聴器回路において補聴器の「受動的」なトリマは，補聴器の周波数レスポンスに約6 dB/オクターブのローカットあるいはハイカットの効果がありました。「能動的」なローカットあるいはハイカットトリマは12～18 dB/オクターブの目覚ましい効果がありました。これらはまた受動的なトリマよりも価格が高い傾向にありました。多チャンネル補聴器のチャンネルがそれぞれ6～12 dB/オクターブの傾斜であれば，かなり重なりが出てしまい，周波数の独立性がなくなってしまうでしょう。高級なアナログの2チャンネル補聴器で与えられる急峻な24 dB/オクターブの効果は，二つのチャンネル間の独立性をさらに高めたのです。

　このように急峻なチャンネルの傾斜がある利点は臨床家にはすぐに理解されました。傾斜が急峻であることによって，補聴器の利得と出力を調整して合わせるのが困難だったオージオグラムの型に，ぴったりと合わせることができるようになりました。チャンネル間に24 dB/オクターブの傾斜があることによって，たとえば，急に下がったり上がったりと合わせるのが難しい聴覚障害にフィッティングする場合に，不必要な中間の周波

数の利得を望みのままになくすことができます。一つの例は低音障害型のオージオグラムです。たいていの人は中間の周波数から高周波数にかけて聴覚障害が大きくなり，したがって，補聴器はたいてい中間の周波数から高周波数に対する利得が最大になる傾向があります。その当時，典型的な単チャンネルのアナログ補聴器では，低音障害型の聴覚障害に対して，能動的な 12 dB/オクターブのハイカットトリマを用いても，中間の周波数から高周波数の利得が大きくなり過ぎました。もう一つの例は，2000 Hz 付近で急に低下する傾向がある騒音難聴です。その当時の典型的な補聴器でこの挑戦的な聴覚障害にチャレンジすることといえば，せいぜい高周波数に十分な利得を与え，同時に低周波数や中間の周波数に利得を与え過ぎないようにすることでした。急峻な傾斜によって分けられた二つのチャンネルは低周波数と高周波数の「台地」を作りました。それを低チャンネルと高チャンネルの利得トリマによって上げたり下げたりすることができました。低周波数と高周波数にかなり違った利得を与えることによって，オージオグラムの「角」に合わせることができました。

　多チャンネル補聴器では，二つのチャンネルが交わる周波数領域をクロスオーバー周波数のコントローラ（図 6-5）によって調整することができます。フィッティングの柔軟性は，このように二つのチャンネル間のクロスオーバー周波数を調整することができるとさらに増大します。したがって，2 チャンネルのアナログ補聴器のほとんどは，チャンネルが接触する周波数のクロスオーバーポイントを調整する「F」コントロールを持ってい

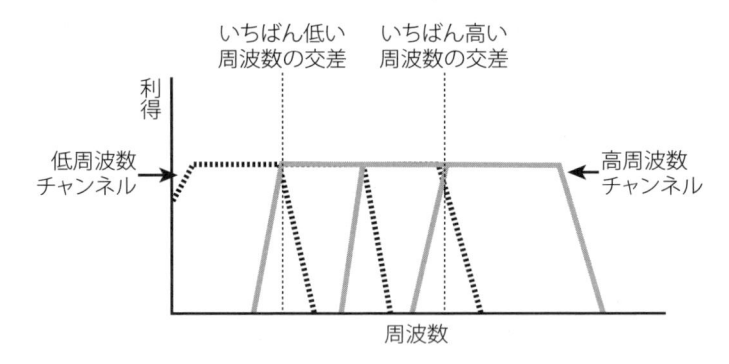

図 6-5　クロスオーバー周波数のコントロールはチャンネルが「出会う」場所を調整する。ここでの全体の目標はフィッティングの柔軟性を上げることにある。クロスオーバーのコントロールによって，二つのチャンネルが 500 Hz から約 2000 Hz までのどこかで出会うように調整することができる。その効果は各チャンネルの利得の制御とはまったく独立している。F コントロールは「水平方向」のコントロールと考えることができ，一方，各チャンネルの利得の制御は二つの「垂直方向」のコントロールである。1990 年代中盤から後半の高級なアナログ補聴器によって，フィッティングの柔軟性が低音障害型の聴覚障害や高音急墜型の聴覚障害のようなフィッティングが困難な聴力型に対してかなり高められた。

ました。一般に，臨床家はクライエントの聞こえが最も変化する周波数で二つのチャンネルがちょうど出会うように，周波数のクロスオーバーコントロールを調整することを考えていました。たとえば，聴力レベルが 2000 Hz で急に低下する場合は，二つのチャンネルが 2000 Hz で出会うようにクロスオーバーコントロールを調整し，低周波数チャンネルと高周波数チャンネルによって与えられるそれぞれの利得が低チャンネルと高チャンネルの必要な（異なる）利得になるように調整することができました。

著者の経験では，外耳道音圧レベルのプローブマイクロホンあるいは「実耳」測定をすることによって，これらのアナログの多チャンネル補聴器のFコントロールが，クロスオーバー周波数を実際に約 500 Hz から 2000 Hz までに調整していることが明らかになりました。新しい 2 チャンネルの技術を述べるセミナーにおいて，著者が低周波数と高周波数のチャンネルの利得制御を「垂直」コントロールと名付け，Fコントロールを「水平」コントロールと名付けていたことを思い出します。

「垂直」コントロール（両チャンネルの利得）は独立して上下させることが可能でした。高周波数チャンネルを低下させたままで，低周波数チャンネルを上げることができました（図 6-6）。これは低音障害型には望ましい設定なのではないでしょうか。反対に，高チャンネルを上げたままで，低チャンネルの利得を低下させることができました。これは高周波数の聴覚障害には望ましい設定なのではないでしょうか。最後に，両方のチャンネルの利得を同じ程度上げると，回路は周波数にわたって比較的平坦な利得を与えました。アナログの多チャンネル回路におけるこのような発展のおかげで，臨床家は一つの補聴

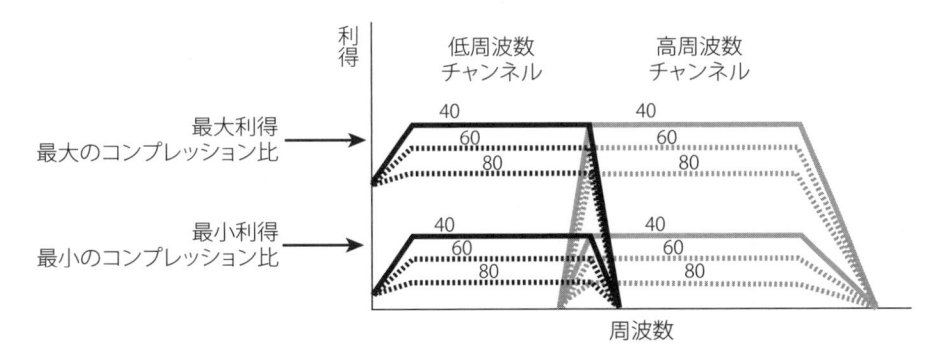

図 6-6 各チャンネルの全体の利得は，チャンネルごとに選択されたコンプレッション比によって決定される。初期の多チャンネルアナログ補聴器の多くは，コンプレッション比を大きくすると利得が増加した。その目的はクライエントにとって正常なラウドネスの増加を回復させることにあった。しかし，ここで注意しなければならないのは，コンプレッション比を大きくしたことからくる利得の増加は，さまざまな入力レベルに対して与えられる相対的な利得を変化させないということである。最大利得と最小利得に対する利得の線の間の距離は変化していない。

器回路がさまざまな聴覚障害の程度や異なる聴覚障害の型のクライエントに役立つことを目の当たりにすることが多くなりました。柔軟にフィッティングできることが肝心です。特定の周波数チャンネルにおける同じ利得の柔軟性が，今日のデジタル補聴器でも利用できることを知ることは読者にとって大切なことです（第7章）。

BILL と TILL は WDRC の二つのタイプで，コンプレッションの一つのタイプとしての WDRC は，弱い入力レベルと強い入力レベルに対する利得がかなり異なっているという第5章を思い出してください。図6-6から，BILL や TILL 自体は低周波数チャンネルや高周波数チャンネルの利得の変化によって影響を受けるのではなく，全体の利得のみが変化を受けることに注意してください。あるチャンネルに対する利得を最小から最大に調整するとき，弱い入力レベルと強い入力レベルに対する利得に違いが起こらないという事実から，このことは明らかです。

多くのアナログの多チャンネル補聴器回路（ダイナモEQⅡ（DynamEQⅡ™）を含む）の特に興味ある特徴として，低周波数チャンネルと高周波数チャンネルの利得を制御することは各チャンネルのコンプレッション比を実際に調整することでした。これは実際，不自然なことです。なぜならこの時点まで，コンプレッションはアウトプット・リミッティングタイプの制御か，WDRCの場合はTKコントロールのどちらかで調整するしかなかったからです。これらのコントロールのタイプはコンプレッションの「いつ」，すなわち，コンプレッションが始まる入力レベルを調整します。コンプレッション比を調整する可能性が加わって，臨床家はコンプレッションの「量」を調整することができるようになりました。

利得がコンプレッション比によって調整される方法も特別でした。高級なアナログの2チャンネル補聴器の多くで，低周波数チャンネルあるいは高周波数チャンネルの利得を増加させると，コンプレッション比が大きくなりました（図6-6，図6-7）。第5章でコンプレッションは実際に利得の問題であり，リニア利得に比較してコンプレッションでは利得が小さくなることを理解しました。すなわち，2:1の入出力比は1:1の入出力比よりも利得が当然小さくなります。入出力図の上で，コンプレッションは左からつまり低いニーポイントから始まると仮定すれば，コンプレッションをこのように理解することは実際に正しいことです。ここでのポイントは，コンプレッションはいつも左のニーポイントから始まるわけではなく，右からもまた始めることができるということです。もしこれをすると，リニア (1:1) 利得は，たとえば2:1の比のコンプレッション利得よりも利得が小さくなります。

図6-7の左側の入出力図は，ここで述べたアナログの2チャンネル補聴器のいずれかのチャンネルを表しています。各チャンネルにはニーポイントが二つあり，左は低いニーポイント，右は高いニーポイントを示しています。コンプレッションが始まる入力音圧レベル上にある左端の低いニーポイントから始めましょう。すべての WDRC で，TK コン

ラウドネスの増加とコンプレッション比

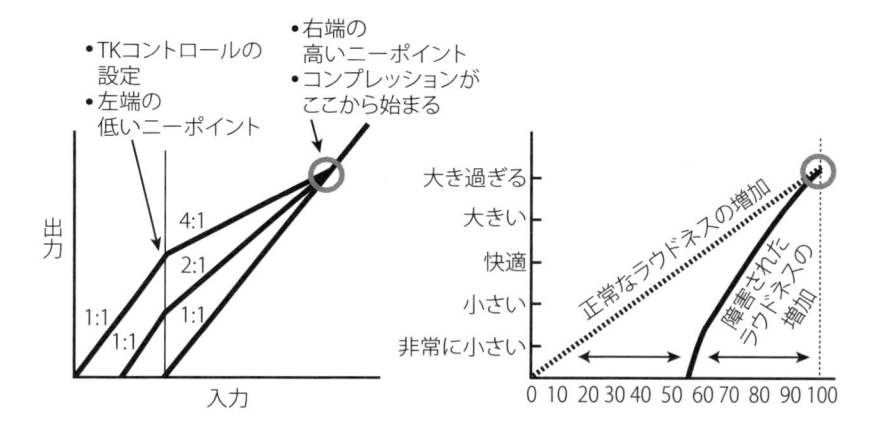

図6-7 ラウドネスの増加とコンプレッション比の関係をここに示す。右のグラフで，右の矢印はある周波数におけるある聴覚障害者のダイナミックレンジを示しており，左の矢印はラウドネスの増加を正常に回復させるために必要とされるさまざまな入力レベルに対する利得を示している。丸印は感音難聴と正常聴力に対するラウドネスの耐性の「天井」を示している。左側は2チャンネルWDRCの回路の一つのチャンネルの入出力図で，コンプレッションのニーポイントとコンプレッション比が調整できる。再び丸印は右のラウドネスの耐性の「天井」に相当する出力を示している。コンプレッションはこの点から始まる。高いニーポイントが右のグラフに示した丸印に相当する強さに固定されている。高いニーポイントの左にある傾斜した直線は，正常なラウドネスの増加を回復させるために必要な調整可能なコンプレッション比を示している。X軸から立ち上がった斜めの線は，コンプレッションのニーポイント以下ではリニア利得を示し，TKコントロールによって調整することができる。

トロールは低いつまり左端のニーポイントを調整します。第5章で述べたように，TKコントロールによってニーポイントを40 dB SPLから60 dB SPL入力に増加させると弱い入力音に対する利得が低下し，同じニーポイントを低下させると弱い入力音に対する利得が増加します。なぜならニーポイント以下に与えられるリニア利得が弱い入力レベルで生じるからです。

　二つのニーポイントの間では，多チャンネル補聴器のコンプレッション比は4:1〜1:1の範囲にあるのが典型的でした。WDRCはこのような比で構成されていることを第5章から思い出してください。これらの補聴器で特別なのは，その当時の他の補聴器とは異なり，コンプレッションが最初の低いニーポイントからではなく，右端の高いニーポイントから始まったということです。このことを頭に入れると，コンプレッション比が大きくなるにつれて利得も増加することがはっきりします（図6-7）。繰り返しますが，これはコンプレッション比が増加すると利得が低下するたいていの他のコンプレッションのタイプとちょうど逆でした。

右端つまり高いニーポイントでコンプレッションが「終了」します (図6-7)。この入力音圧レベルを超えると補聴器は統一利得に達しました。ここで, コンプレッション比は再びリニアになりますが, 利得はまったくありません。たとえば, 95 dBの入力で出力が 95 dBになり, 96 dBの入力で 96 dBの出力という具合です。ここで, 補聴器は音響的に真に「透明」になります。

コンプレッション比を右端の高いニーポイントに調整するという特徴は, 正常なラウドネスの増加を回復させるモデルとしてたいへん有用であると考えられました。この概念の背景にある主な考えは, 最初リサウンドによって1990年代前半に推し進められましたが, 図6-7に見られるように, 正常なラウドネスの増加を回復させることにありました。右側の図は感音難聴に生じるダイナミックレンジが狭まっている様子と, 異常なラウドネスの増加を示しています。また正常なラウドネスの増加を回復させるために必要とされる利得も示しています。ダイナミックレンジが小さくなれば, 正常なラウドネスの増加を回復させるには大きな利得 (コンプレッション比も大きくなる) が必要です。コンプレッションがまったく利得を必要としない入力レベルから始まるならば, 小さい音にほとんどの利得が与えられ, 大きな音には少ししかあるいはまったく利得が与えられません。

コンプレッション比を両チャンネルで別々に調整できると, 正常なラウドネスの増加を回復させる強い道具になるものと思われました。コンプレッション比を大きくすると (利得の増加), 正常なラウドネスの増加を回復させるという理想に近づいていきます。TKコントロールは一時, WDRCの補聴器のコンプレッションを調整する唯一のコントロールでしたが, 今では調整可能なコンプレッション比とともに付いています。

コンプレッションのニーポイントと比の調整は, 常に一つのチームの二つのパートと考えるべきです (図6-8)。コンプレッション比は, クライエントにとって正常なラウドネスの増加を最大限に回復させるように調整されなければなりません。大まかに説明すると, ある周波数範囲でクライエントのダイナミックレンジが正常 (約100 dB) の半分 (約 50 dB) であれば, コンプレッション比を 2:1 に調整します。クライエントのダイナミックレンジが正常の 4 分の 1 であれば, コンプレッション比を 4:1 に調整します。

第5章から思い出してほしいのは, WDRCはニーポイント以下の弱い入力に対して与える利得が最大であることです。低い位置にあるTKコントロールは, コンプレッションのニーポイントを下げ, 弱い入力音に対する利得を上昇させます。TKを最大の位置に設定すると, ニーポイントは高くなりますが, 弱い入力音に対する利得を上昇させるWDRCの全体の効果を下げてしまいます。したがって, TKコントロールは理論的には常にいちばん低いニーポイントに設定して, 弱い入力レベルに対する利得が可能な限り最大になるようにします。特に, TKコントロールを弱い入力音に対する利得が可能な限り大きくなるように調整すると同時に, その結果フィードバックが起こったり, クライエントが背景で「シュー」というヒス音 (hiss) を知覚することがないようにすべきです。

最低と最高のニーポイントにおけるTKコントロールは弱い入力に対する利得に影響する

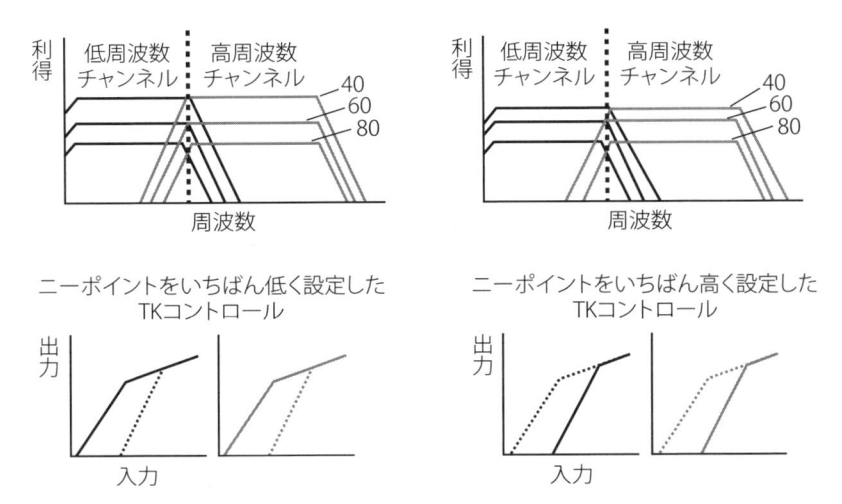

図6-8 TKコントロールの調整は，すべての入力レベルに対する全体の利得には影響せず，弱い入力に対する利得にのみ影響することに注意してほしい。TKコントロールはさまざまな入力レベルに対して与えられる利得の相対量を変化させる。このように，最大利得と最小利得に対する利得の線の間の距離は，40 dB SPLの入力レベルについてのみ変化する。TKコントロールによってニーポイントが低く設定されると弱い入力に対する利得が増加し，TKコントロールの設定を上げると弱い入力に対する利得が低下することにも注意してほしい。

高級なアナログ補聴器のTKコントロールは，基本的にこのような不満に対処するために用いられました。

　TKコントロールの調整と，低チャンネルと高チャンネルの利得の調整の効果に注目してください（図6-8参照）。多チャンネル補聴器はWDRCで，40 dB入力と80 dB入力に対する利得がかなり異なっていることは明らかです。また，利得の線の全体の「高さ」は，各チャンネルの利得（コンプレッション比）の調整に左右されていることにも注意してください。各チャンネルの最大利得は，すでに見たように各チャンネルの最大のコンプレッション比（たとえば4:1）によって達成されます。各チャンネルのコンプレッション比の調整は，このようにそれぞれのチャンネルの全体の利得を調整します。コンプレッション比を大きくすると，図6-8の三つの入力レベルに対して見られる線全体を上昇させます。

　一方，TKコントロールは，利得の線の間の離れ具合あるいは距離を決定します。さらに，TKコントロールは特に40～60 dB入力に対する利得についてそれを行います。なぜならTKコントロールは弱い入力に対する利得を調整しているからです。このように，TKコントロールは各チャンネル内のBILLやTILLの実際の量を調整します。BILLは低周波数に限定したWDRCであり，TILLは高周波数に限定したWDRCです。TKコントロールは補聴器のWDRCの量をこのように調整します。すなわち，それは補聴器の

さまざまな入力レベルに対する利得の違いである「跳ね上がり」あるいは「はずみ」の量を調整しているのです。これが結局,第5章で見たようにWDRCが「入力レベル依存のコンプレッション」と呼ばれた理由です。WDRCのタイプとして,BILLやTILLは「周波数依存のコンプレッション」と呼ばれてきました。

ここでデジタル補聴器がコンプレッションやプログラム可能性をさまざまなチャンネルにわたってどのように組み込むかを調べる準備ができました。デジタル補聴器はまたこれ以外にも多くのことを提供していることについて見ることにしましょう。

要約

- この章は「プログラム可能性」と「多チャンネル」の概念は別概念であるという事実を強調することを基本としている。
- プログラマブル補聴器を多チャンネル補聴器と関連させて述べている。なぜなら,これら二つの別々の特徴は高級なアナログ補聴器で一緒になっていることが一般的だからである。
- 2チャンネル以上あることとプログラムができるという特徴は,アナログとデジタル補聴器の両方に共通している。
- 「プログラマブル」と「デジタル」という用語を混同すべきではない。1980年代後半から1990年代後半にかけての少なくとも10年間,アナログ補聴器の多くは「デジタルプログラマブル」であった。最初に述べたように,これらの補聴器がわずかにデジタルであったのは,それらをプログラムするためにコンピュータを用いたことであった。この命名法だけで消費者の側に多くの混乱を生じさせた。今日ではほとんどすべての補聴器がデジタルであるので,その区別自体重要ではなくなっている。

復習問題

1. 「プログラマブル」という用語は補聴器が_____ことを意味する。
    a. 2チャンネル以上ある
    b. 二つ以上のプログラムがある
    c. デジタルである
    d. 設定がねじ回しではなくてソフトウェアによって調整できる
2. 「多チャンネル」とは_____ことを意味する。
    a. クライエントが異なる周波数レスポンスを切り替えられる
    b. クライエントが異なるチャンネル間を切り替えられる

c. 補聴器がプログラマブルである
d. 補聴器が二つ以上の周波数バンドあるいはチャンネルを持っている

3. 「デジタルプログラマブル」という用語は補聴器が_____であることを意味する。
    a. デジタル
    b. アナログ
    c. 多チャンネル
    d. 以上のどれでもない

4. 次の記述は間違っている。
    a. プログラマブル補聴器は単チャンネルか多チャンネルである
    b. 多チャンネル補聴器はプログラマブルかノンプログラマブルである
    c. ノンプログラマブル補聴器は多チャンネルではない
    d. プログラマブル補聴器は単一のメモリ（プログラム）を持っている

5. 次の記述は正しい。
    a. 「プログラマブル」とは補聴器が2チャンネル以上であることを意味する
    b. 補聴器は多チャンネルで二つ以上のプログラムができる
    c. 「多チャンネル」とはクライエントが異なる周波数レスポンスを切り替えできることを意味する
    d. 補聴器は多チャンネルで二つ以上プログラムすることはできない

6. プログラマブル補聴器で，プログラムやメモリの数が典型的なのは
    a. 一つ
    b. 二つないし三つ
    c. 四つないし五つ
    d. 六つないし七つ

7. 過去10年間の高級なアナログの多チャンネル補聴器で，典型的なチャンネル数は
    a. 一つ
    b. 二つ
    c. 三つ
    d. 四つ

8. 能動的なバンドやチャンネルの傾斜で少なくとも典型的なのは
    a. 6 dB/オクターブ
    b. 12 dB/オクターブ
    c. 24 dB/オクターブ
    d. 48 dB/オクターブ

9. 右端のニーポイントから始まるコンプレッションについて
    a. リニア利得が最も利得が少ない

b. リニア利得が最も利得が大きい

c. コンプレッションが大きいと利得が大きいことを意味する

d. コンプレッションが大きいと利得が小さいことを意味する

10. ジェニュームのダイナムEQ II (DynamEQ II^{TM}) 回路は_____である。

a. 二つのプログラマブルメモリを持つ単チャンネルのアナログ回路

b. BILLとTILLの両方がある単チャンネルの単一プログラムのアナログ補聴器

c. 1980年代のリニア補聴器回路

d. 以上のどれでもない

【推薦図書】

Staab, W. J. (1990). Digital/programmable hearing aids — An eye toward the future. *British Journal of Audiology*, 24, 243–256.

Venema, T. H. (2000). The many faces of compression. In R. Sandlin (Ed.), *Hearing aid amplification* (pp.1–35). Singular, Thomson Delmar, Inc.

CHAPTER 7

デジタル補聴器

はじめに

　どうしてデジタル補聴器に最終的に正面切って取り組むのにこの時点までかかったのか，きっといぶかしく思っている読者もいることでしょう。その通りで，デジタル補聴器については後で述べると言い続けてきました。その前身であるアナログの特徴が理解されなければ，デジタル補聴器は真に理解できないというのが著者の強い思いなのです。第5章ですでに述べたように，アナログ補聴器はコンプレッションのあるタイプか別のタイプかのどちらかを備えているのが通例なので，アナログ補聴器のコンプレッションを理解してもらわなければなりませんでした。クライエントのフィッティングの成功はそのような知識にかかっていたのです。それが1990年代の10年間が真にコンプレッションの黄金時代であった理由です。さらに，プログラム可能性と多チャンネルの特徴（第6章で論じた）もまたアナログ補聴器に端を発しています。

　増幅におけるこれらの発展が，今日のデジタル補聴器において絶対に必要です。デジタル補聴器は製造会社のフィッティングソフトウェアによって調整されるのがほとんどです。利得，MPO，コンプレッション，さらにそれ以上のものがデジタルチップのハードウェアかデジタル信号処理（DSP）のコア上に，ソフトウェアによって調整され組み込まれます。コンプレッションの特徴とその他の特徴のすべてが，ソフトウェアの「クイックフィット」の選択を押すことによって，自動的に組み込まれてデジタル補聴器の各周波数バンドやチャンネルごとに別々に調整されます。第5章で述べたように，この欠点の一つ（著者の意見ですが）は，こうすることで多くのことが隠されてしまうことです。ソフトウェアの設定の背景にある原理を理解する時間がない臨床家は，わけもわからずにただボタンを押すだけの技術屋になってしまう危険性にさらされているのです。ここで，臨床家にとって大切なのは，どのデジタル補聴器が最もお勧めなのかを決めることであり，そしてさまざまな環境下でこれらの補聴器を実際に聞いてみることです。ある聴覚障害

のフィッティングの必要性を満たすように設定をしたら，異なるデジタル補聴器の音質と比較してください。製造会社によるマーケティングの主張にまったく頼るのではなく，時間をかけて自分自身の耳を使ってそれらをチェックしてください。第5章とそのコンプレッションのタイプに関して検討したことを思い出してください。蝸牛は素晴らしい音響分析器なのです。

「デジタル」と「アナログ」

デジタル回路あるいはDSPコアを持っていない補聴器はすべてアナログ補聴器です。補聴器において「アナログ」という用語の意味は，回路の電流や電圧のパターンが音響的（音の）入力のパターンと類似しているということです。その電気的パターンはちょうど入ってきたり出ていったりする音波のように連続的（個々ばらばらな要素ではなく）であることを覚えておくことも重要です。アナログを考えるとき，ステレオのターンテーブルに乗っている昔のレコードアルバムから流れてくる音について考えてみてください。針がレコードの溝を小刻みに動き，これらの小刻みな動きのパターンが同様の電気のパターンに変換されて増幅されます。電気の増幅されたパターンが，今度はスピーカで音

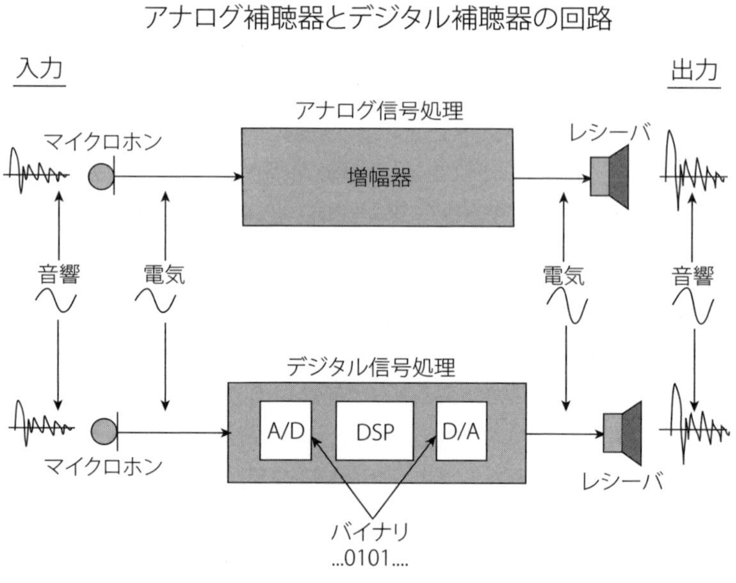

アナログ補聴器とデジタル補聴器の回路

図7-1 すべての補聴器の回路（アナログとデジタル）にはマイクロホンとレシーバがある。アナログ回路とデジタル回路の違いは，マイクロホンと増幅器の間で生じる処理にある。アナログ回路では，マイクロホンで音を電気に変え，そこで増幅器が利得を加え，レシーバで全体を音に戻す。デジタル回路では，マイクロホンが音を電気に変え，しかしそこでアナログ/デジタル（A/D）変換器が電気を数に変える。ここで利得が加わる（DSPの他の要素に従って）。この点を通過すると，デジタル/アナログ（D/A）変換器が数を電気に戻す。ここからレシーバが電気を音に戻す。

波に戻されます (マイクロホンとちょうど反対に)。図7-1はアナログ補聴器の回路をデジタル補聴器の回路と比較して簡単に図で表したものです。アナログ回路には二つの異なったエネルギーである音響 (音) と電気 (電圧と電流) が含まれていることに注意してください。

　アナログ補聴器とデジタル補聴器の両方で, 変換器として知られるマイクロホンとレシーバがすべてにあるという事実は共通です。変換器はエネルギーをある形式から別のもの (マイクロホンは音を電気に, そしてレシーバは電気を音に戻す) へ単純に変換します。増幅の段階で利得が入力に加えられ, 全体の電流あるいは電圧がレシーバに送られそこで音に戻されます。マイクロホンやレシーバのような変換器はほとんどすべてアナログです。

　図7-1が示すようにデジタル補聴器には変換のプロセスが付け加わり, 音がマイクロホンで電気に変換された後に, アナログ/デジタル (A/D) 変換器が電流を2進数の数字の配列 (数値) に変換します。これらの数値は誰かが聞こえるために必要とされる利得や他のデジタル処理の命令を与えるためにどのようにでも操作することができます。いったんDSPのアルゴリズムが実行されると (すなわち, いったん2進数が操作されると), その数字はデジタル/アナログ (D/A) 変換器によって電流に戻されます。そして電流はレシーバによって音に戻されるのです。

　デジタル補聴器について読んでいると,「アルゴリズム」という用語に出合うことがありますが, これは単純に一連の数学的な命令のことです。数字は操作がしやすく, その可能性がデジタル補聴器を魅力あるものにしています。デジタル回路によって補聴器の周波数レスポンスを, アナログの多チャンネルWDRC補聴器 (第6章で述べた) よりもさらに柔軟にすることができます。DSPによって目標利得にできる限り近づくように, 周波数レスポンスを文字通り「彫刻」することができます。デジタルのアルゴリズムによって, アナログ回路では容易でなかった柔軟性と適応性がさらに与えられます。デジタル補聴器のさらなる利点については後で述べます。

　デジタル補聴器について覚えておくべき基本事項は, 音が離散的な (連続的ではない) 数字によって表され操作されるということです。デジタル補聴器について読んでいるとさまざまな用語に出会います。それらの中の二つが「サンプリングレート」と「量子化」です。これらはデジタル回路が連続的なアナログ信号を離散的な数字の連続に変換する方法を指しています。もっとわかりやすく言うと, これらの用語は音の周波数と強さを数字で表す方法を指しています。図7-2はサンプリングレートと量子化の背景にある基本的な概念を示しています。サンプリングレートとは, ある時間単位でデジタル回路がアナログ信号の振幅をいかに頻繁に標本化するかを示します (図7-2の水平軸)。サンプリングレートが速いと, 取られたサンプル間の時間が非常に短くなります。速いサンプリングレートのデジタル回路は遅いサンプリングレートのデジタル回路に比べて, 音が時間に

標本化と量子化

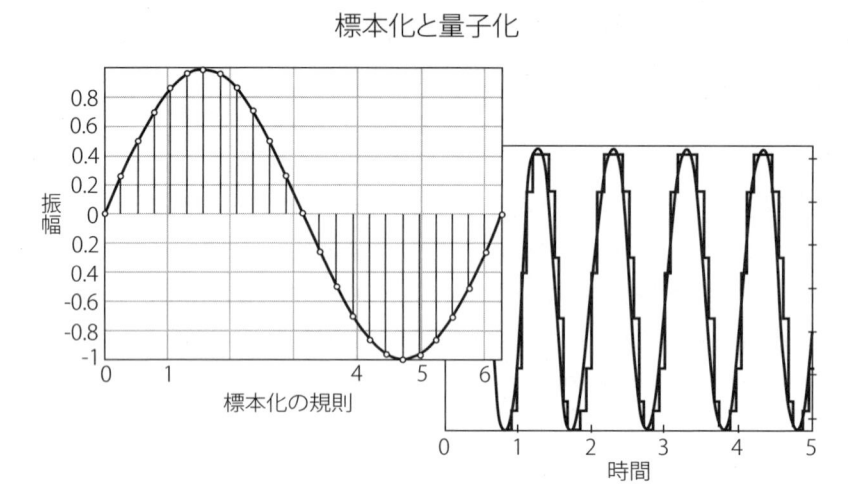

図7-2 左のグラフは入力する音波と，DSP補聴器でそれが数で表される様子を示している。音波は常に縦軸に振幅を，横軸に時間を表す。DSP回路のサンプリングレートは，音が数 (数値) によって表される頻度で，それらは横軸で示される。左のグラフの縦線は時間ごとに標本化された音を示している。これらの線が互いに近くなると，サンプリングレートが速くなる。DSP回路の量子化は強さを数 (数値) で表すもので，これらは縦軸に示される。右のグラフはデジタル的に表された音波を示している。

よって変化するにつれてより頻繁に標本化します。サンプリングレートが速ければ，デジタル回路は音の非常に高い周波数を数字で正確に表す能力が高くなります。高周波数は間隔つまり各波長が生じる周期が短いのです。これらの短い波長を数字によって正確に表すためには，非常に短い単位時間の音を表す速いサンプリングレートを必要とします。

量子化はDSP回路が正確に音の強さを表す能力です (図7-2の垂直軸)。量子化は音のサンプルに割り当てられた数字であり，その数字は電圧や電流のレベルを示しています。量子化はしたがって標本化された信号レベルを表す数字の流れつまり系列を作り出します。あるサンプリングレートでさらに量子化すれば，より正確に強さを数字によって表せます。たとえば，音波が65536の強さの値を割り当てられると，同じ音波が256の強さの値を割り当てられるよりもはるかに正確に表されます。前者の場合，多くの異なる強さをそれぞれの数値に割り当てることができます。後者の場合，256の可能な値の中間のどれか一つの強さは，最も近い値に切り上げたり切り下げたりして丸められなければならないでしょう。したがって量子化の程度が高いと，歪が少なくなりダイナミックレンジが広くなります。すなわち，大きな音も非常に小さな音もデジタル的に捉えられあるいは表すことができます。可能な限り量子化の値を多くすることとサンプリングレートを速くすることは，よく手入れされた櫛のようなもので，音の分解度が上がり正確に数字で表すことができるようになるのです。明らかに量子化の程度が高くサンプリングレートが速いのが望ましいのですが，それにはコストが伴います。すなわち電力の消費が増える

のです。デジタル補聴器について完璧に述べることはこの本の範囲を超えています（また著者の知識も）。しかしデジタル補聴器がコンプレッションを用いている主だった方法と一緒に，デジタルの優れた点についていくつかこの章の中で概説します。

オープンプラットフォームとクローズドプラットフォーム

デジタル補聴器が最初に出現したとき（1990年代後期），さまざまな製造業者の電気技術者は「オープンプラットフォーム」と「クローズドプラットフォーム」という用語についてたびたび議論をしました。これらの用語はデジタル補聴器がソフトウェアによって動かされる程度を表しています。真にオープンプラットフォームのデジタル製品は一般のコンピュータと同じで，ワードプロセッサから補聴器のコンプレッションの特性までありとあらゆる種類のソフトウェアを走らせることができるハードウェアを持っています。これによって，クライエントのニーズに合うものは何でも自由に供給することが可能です（Pavlovic, Bisgaard, & Melanson, 1998）。しかし，あまりの自由さは必ずしも良いことでなく，たとえば補聴器でワープロをしようとは誰も実際に望みません。また，そうなると処理能力がさらに必要となり，その結果，電池を消耗します。

補聴器フィッティングについてみると，オープンプラットフォームDSPは完全に柔軟性があり，どの補聴器にもソフトウェアによってまったく違った特性をダウンロードすることができます。ある単体のオープンプラットフォームのデジタル補聴器に，ソフトウェアによってリニアで単チャンネルの補聴器から，2チャンネルWDRC補聴器，各チャンネルが特別の入力コンプレッションのWDRCとアウトプットリミッティングコンプレッションを持った10チャンネルの補聴器まで，まったく異なる補聴器を連続して作ることが可能です。フィルタや指向性，MPOなどのあらゆるパラメータをソフトウェアに書き込むことができます（Edmonds, Staab, Preves, & Yanz, 1998）。完全なオープンプラットフォームのデジタル補聴器のいちばんの欠点は，この時点で，大きくならざるをえないことと電池の消耗が大きいことで，それに加えて，最終の製品のソフトウェアはクローズドプラットフォームのデジタル補聴器に用いられるものとそれほど違っていないかもしれません（Kuk, 1998）。

思いつく別の欠点としては，真のオープンプラットフォームのデジタル補聴器によって提供されるまったくの柔軟性に対して，臨床家は何をしたらよいかわからないかもしれません。実際，これが「クイックフィット」の選択が今日のフィッティングソフトウェアに現れた理由で，製品によってはたくさんのソフトウェアによる調整が可能で，善意の臨床家はそれにただただ圧倒されるだけなのです。

クローズドプラットフォームのデジタル製品には，たとえば複数の周波数バンドからなるチャンネルのように，補聴器を特定のデジタル機能専用にさせるハードウェアに組み込まれた制約があります。クローズドプラットフォームのデジタル補聴器の内部にあ

るデジタル機能は自由に変更できません。その理由は補聴器のハードウェアそれ自体が特定の機能を行うようになっているからです。Kuk (1998) によると，クローズドプラットフォームのDSP補聴器は，製造会社がエンドユーザーのためになる必要な部分のみをハードウェアに含めるように選択したのを除いて，オープンプラットフォームのDSP補聴器と似ています。前に述べたように，クローズドプラットフォームの利点は電力の消耗と大きさを最小に保つことができることです。今日のデジタル補聴器はすべて基本的にクローズドプラットフォームですが，他に比べてよりクローズドなものもあります。

　DSPの主な利点はアナログ回路の多くの制約を受けずに，さまざまなコンプレッションの様式や組み合わせを計算上組み込むことができることです。デジタル補聴器はまたアナログ補聴器よりも次のリストにある利点を提供しており，これらについてこの章でそれぞれ述べます。

1. インシチューの聴力検査
2. 2ないし3チャンネル以上
3. 自動フィードバック抑制
4. 各チャンネルにおけるコンプレッションのタイプの組み合わせ
5. エクスパンション（ごく小さい入力に対するコンプレッションの反対）
6. デジタル騒音抑制 (DNR) あるいは音声強調特性

インシチュー検査

　デジタル補聴器についてあまり話に出なかったことは，デジタル補聴器は音を受け取るだけでなく時々音を作り出すことができるという事実です。たとえば，インシチューの行動上の閾値を測定することができますが，これはクライエントの外耳道内に補聴器を置いて，行動上のオージオグラムを作ることができることを意味します (Ludvigsen & Topholm, 1997)。そして補聴器の利得と出力を，あるフィッティング方法で指定された目標に最もよく適合するように調整することが可能です。このように直接に測定することができるので，オージオグラムのdB HLから補聴器のdB SPLにデータを手動で変換する必要性がなくなります。さらに重要なことは，直接インシチュー測定をすると，受話器で得られた行動上の閾値から2ccカプラデータやプローブチューブの実耳測定へ変換する際に一般に生じる誤差をなくすことができます。換言すれば，インシチューの閾値は補聴器フィッティングの過程から縫い目をなくすことができるのです。音を作り出すことができるデジタル補聴器は自己診断検査をすることも可能です (Auriemo, Nielson, & Kuk, 2003)。

デジタルアーキテクチャ：チャンネルとバンド

　高級なアナログ補聴器は二つの周波数バンドかチャンネルを持っているものがほとんどですが，デジタル補聴器は20を超えるバンドやチャンネルを持っていることが知られています。ここで「バンド」と「チャンネル」を区別する良い機会です。

　アナログ補聴器では，「周波数バンド」という用語と「チャンネル」という用語が入り混じって用いられていました。これらのバンドやチャンネルはしばしばフィルタによって他の周波数領域と区別されていました。第6章と図6-1でこのフィルタを「バンド分割」と表していました。各バンドでは利得のみ，したがって出力が調整されました。今日のデジタル補聴器は，各周波数バンドにおいて利得よりもさらに多くのことを独立して調整することが可能です。利得のみが調整可能であるならば，各周波数領域を「バンド」と呼ぶことが産業界で協定されました。これは単なる協定で，「バンド」と「チャンネル」の公式の定義ではありません。周波数レスポンスを形成することが全体の目的であれば，そのような補聴器を「多バンド」システムと呼べるかもしれません。

　一方，バンド内で利得以上のものを調整する場合は，バンドは「チャンネル」と呼ぶことになるでしょう。バンド内では利得だけよりも多くのことを調整することができます。たとえばBILLやTILLのようなコンプレッションの特定のタイプや騒音抑制やフィードバック抑制です。したがって，今日のデジタル補聴器ではチャンネルとはデジタルのアルゴリズムを共有する周波数バンドのグループなのです。たとえば，低周波数バンドのグループがBILLを提供するようにデジタルのアルゴリズムで指示されている場合，この群は低周波数のBILLチャンネルを構成します。つまり，チャンネルよりも多くのバンドを持つことは可能ですが，逆の場合はありえません。今後は「チャンネル」という用語を用いましょう。

　デジタル補聴器の個々のチャンネルのdB/オクターブの傾斜はアナログ補聴器よりも急峻にすることができ，これによってフィッティングの柔軟性が増加します。補聴器で最も急峻なアナログの傾斜は24 dB/オクターブです。例として第6章で述べたのはジェニュームのダイナムEQ II (DynamEQ II^{TM}) 回路でした。24 dB/オクターブの傾斜があるとチャンネル間の相対的な独立性が確保できますが完全ではありません。DSPによって近接するチャンネル間の傾斜は，アナログの多チャンネル補聴器に比較してほとんど無限に急峻にすることが可能です。チャンネル間の傾斜が急峻であると，アナログの多チャンネルのWDRC補聴器で得られるよりも，さまざまな聴覚障害の型に対してフィッティングする柔軟性を高めることができます。ステレオイコライザに付いているボタンのように，各チャンネルの利得と出力を調整することによって，周波数レスポンスを目標利得にできる限り近づくように文字通り「彫刻」することができるのです (図7-3)。

**周波数バンドの数が増えると
周波数形成の正確性が高まり，フィッティングの柔軟性が高まる**

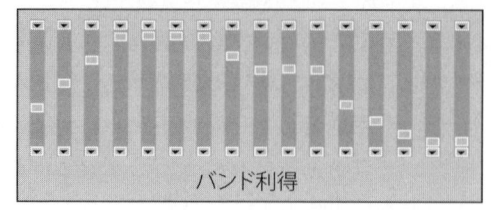

バンド利得

望ましい周波数レスポンスが得られるまで
各バンドの利得を変化させる

利得 (dB)

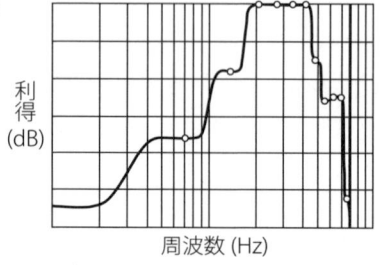

周波数 (Hz)

図7-3 架空の周波数バンドイコライザを左図に示す．各ボタンは特定の周波数チャンネルを示している．隣接するボタンを選択して調整すると，右図に示したような周波数レスポンスを形成することができる．ほとんどのデジタル補聴器は多チャンネルである．それらのdB/オクターブの傾斜はほとんど無限で，それは近接する周波数バンドが互いに独立であることを意味している．あるバンドの利得を上げても，近くのバンドの利得には影響しない．

この時点で過去数年間利用されてきたデジタル補聴器であるバーナフォンによって製作されたシンビオ (Symbio^{TM}) に言及することはたいへん重要なことです．この製品は現在，臨床家には「チャンネルフリー」として市場に出回っています．多くの人がこれはどういう意味なのか尋ねました．とりわけ，単チャンネルとチャンネルフリーの違いは何でしょうか．この違いの技術的な説明は一杯ありますが，それを理解している人はほとんどいません．専門用語の泥沼に足をとられながらぎこちなく歩く危険性を覚悟して，「チャンネルフリー」の概念の快い説明をここに試みたいと思います．ここで少し議論する目的は，今日のデジタル補聴器に見いだされるDSPのアーキテクチャに，さまざまなタイプがあることをはっきりさせることにあります．

デジタル補聴器時代の初頭 (1996～1997年)，デジタル補聴器はそのアナログの相当品のデジタル版として製作され開発されました．第6章でプログラマブルの多チャンネル補聴器がアナログの形式で出現したのを見ました．デジタル補聴器が最初に出現したとき，そのアーキテクチャは，それが出現する以前のアナログの特徴をデジタル的に模倣して作られました．アナログの多チャンネル補聴器において，マイクロホンは入力をバンド分割 (フィルタ) に送り，そこで入力が特定の周波数バンドに分割されたことを思い出してください．このように典型的なアナログの多チャンネル補聴器には低周波数バンドと

高周波数バンドがあり，各バンドは利得によって別々に調整することができました。別々に処理された後，各チャンネルの最終の結果が再び結合されました。でき上がりがレシーバに送られ，電気的な産出物は人の耳で「消費」されるように音響的な製品に変換されました。このような概念は臨床家に理解されました。それで補聴器の製造部門でデジタル技術が始まったとき，その概念をデジタルの形にして再生産し，技術が進むにつれてそれに付け加えていくことは非常に容易なことでした。

電気技術者の多くが，デジタル補聴器において入力音を別々の並列のバンドやチャンネルに分け，各バンドやチャンネルの音を処理して再び統合することは常に名案であるとは限らないことを認めています。なぜなら不必要な歪を招くからです。今日では，この不必要な歪は大部分が対処され克服されています (S. Armstrong, 2005, 私信)。

後の祭りですが，純粋の電気技術者だったらこの道はとらなかったでしょう。しかし多くの補聴器製造会社はそうしたのでした。彼らがそうしたのは補聴器の自然な展開からでした。それが慣例で，正しかったのです。これ自体は第5章の最初に述べたことの証明ですが，すなわち，熱心な臨床家にとってデジタル技術を真に理解するには，アナログ補聴器の進歩を理解することがたいへん重要なのです。

ほとんどのデジタル補聴器は周波数レスポンスをバンドやチャンネルに分割するので，これがどのように行われているかを論じるべきです。補聴器のDSPアーキテクチャにはさまざまな形式があり，周波数領域で動作するものと，時間領域で動作するものがあります (図7-4)。最初のデジタル補聴器が周波数レスポンスを少数のチャンネルに分割したので，デジタル補聴器は時間領域で動作することができました。この場合は，有限インパルス応答 (FIR) がデジタル信号処理 (DSP) アーキテクチャの一部分になります (Armstrong, 2005, 私信)。これが周波数レスポンスフィルタをデジタル的に作成する最も単純な方法です。チャンネル数が少ない場合はFIRフィルタが最も効率的であることは明らかです。

今日デジタル補聴器の多くがFIRフィルタを用いて時間領域で働いています。FIRフィルタはたくさんの量子化された値の有限個の系列のどれか一つを時間ごとに入力する各連続するサンプルに割り当てます。たとえば，1秒間に20000サンプルという限定した数があると，新しいサンプルは$50\,\mu s$ごとに量子化されます。考えてもみてください。ms (ミリセカンド) は1秒の1000分の1で，μs (マイクロセカンド) は1秒の100万分の1です。まず，聴覚障害や用いるフィッティング法，それにそのフィッティングソフトウェアによって与えられたその他の選択されたオプションに基づいて，望ましい出力周波数レスポンスが補聴器に与えられます。FIRフィルタは，望ましい出力周波数レスポンスになるように，特定の出力の要求に合うように量子化された値を新しい入力サンプルに割り当てます。このように量子化されたそれぞれの新しいサンプルはすでに量子化された別のすべてのサンプルに加えられて，常に時間ごとに出力周波数レスポンス全体を新し

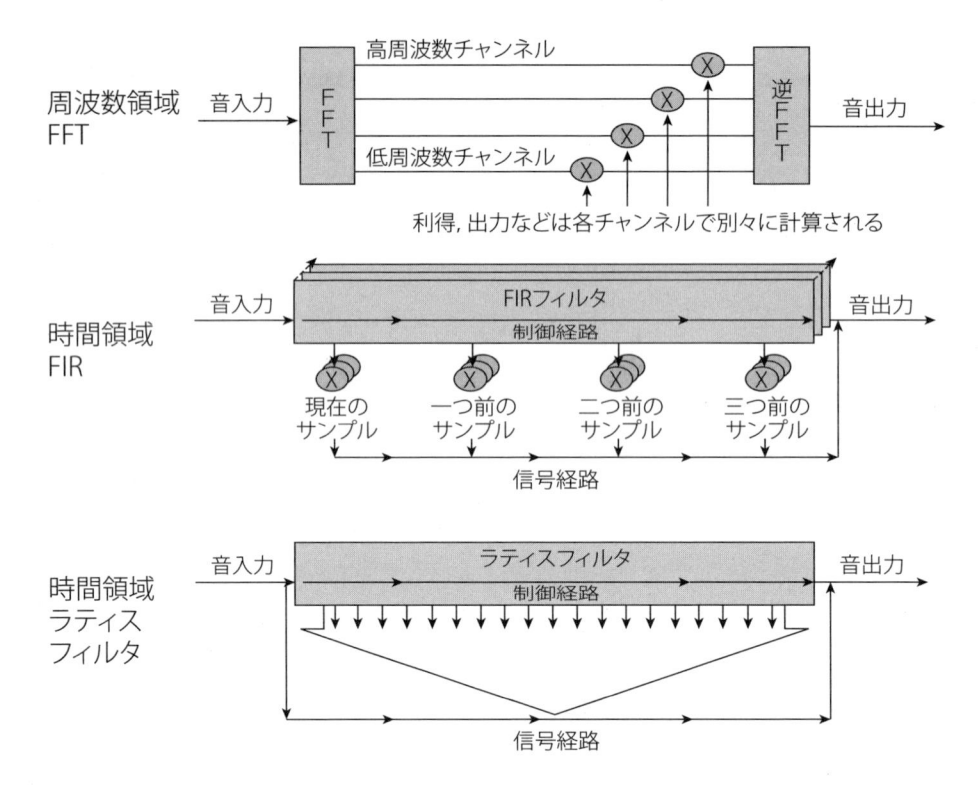

図 7-4 デジタル補聴器にはさまざまな形のアーキテクチャがある。いちばん上の図は，高速フーリエ変換 (FFT) による，周波数領域におけるデジタル信号処理 (DSP) を示している。その結果，別個のチャンネルにおいて狭帯域の周波数バンドの同時並列処理を行う。中央の図は，カスケードの有限個のインパルスレスポンス (FIR) フィルタで生じる時間領域の DSP を示している。その様子が三つの長い長方形のボックスを重ねて示されている。制御経路が信号経路に常に送り込まれ，ごく短い時間単位ごとに音入力の連続的な継時処理が行われる。カスケードの FIR フィルタを用いることによって，周波数チャンネルが固定される。いちばん下の図も時間領域の DSP を示しているが，ここで違っているのは，処理がラティスフィルタを用いて行われることである。そこでの音入力を異なるチャンネルに送出することについては明らかではない。

くします。FIR フィルタを時間に働くイコライザの一種と考えることができ，そこではボタンによって音を三次元 (振幅，周波数，時間) に沿って調整しています。

　デジタル補聴器の構造において，いくつもの FIR フィルタが互いに連携して固定したチャンネルを作ります (T. Scheller, 2005, 私信; L. Cornelisse, 2005, 私信)。いちばん低い周波数チャンネルといちばん高い周波数チャンネルの間にあるチャンネルは，一つのチャンネルを作るために二つの FIR フィルタが必要です。一つはチャンネルの低周波数の側，もう一つは高周波数の側です。いちばん低い周波数のチャンネルは高周波数 FIR フィルタのみで，いちばん高い周波数のチャンネルは低周波数 FIR フィルタだけです。したがって，FIR フィルタによって時間領域で働く 8 チャンネルのデジタル補聴器に

は14程度のFIRフィルタがあります。FIRフィルタを使用した時間領域で働くこのようなシステムの初期の例としては，ワイデックスのセンソ（Senso™）やオーティコンのデジフォーカス（DigiFocus™）があります。これら二つのパイオニア的なデジタル補聴器についてはこの章の後の方（「初期のデジタル補聴器の2事例」という節）でさらに述べます。今日では，ファウンデーション（Foundation™）やパラゴン（Paragon™）が時間領域のデジタルプラットフォームの例であり，ジェニュームの製品です。これらはユニトロンの二つの低価格のデジタル補聴器に組み入れられています。

チャンネルの数が増加するにつれて，別の方法で周波数範囲を分割する方が効率良くなります（図7-4）。この方法は周波数領域で働き，高速フーリエ変換（FFT）を用います。FFTは入力音を分割するデジタルフィルタのように働き，周波数を分析して入力信号を別々の並列した周波数バンドに分割します。これらの各バンド内の利得，コンプレッションなどは補聴器のデジタルアルゴリズムに従って別々に操作されます。これがいったん行われると，各並列した周波数バンドの別々の内容が再び統合され，レシーバに送られて音響の形に戻されます。FFTシステムのそれぞれのチャンネルの調整は，周波数のみを表すボタンが付いている典型的なイコライザと同じです。

ここで，すべての補聴器で生じる処理時間の遅れの問題について述べることは有用なことかもしれません。時間遅れはmsの単位で測定されます。どんな周波数レスポンスのフィルタリングも処理時間が必要で，アナログ回路でもそれは同じです。しかし，デジタルシステムではアナログシステムよりもフィルタリングを完了するのにさらに時間がかかるのが常なのです。そのような時間遅れ（時々，「群遅延時間」という）は数msから10 msあるいはそれ以上の範囲にあります。時間遅れが20 msに近くなると実際にそれを聞くことができ始めます。処理時間の遅れが大きくなると，補聴器の音を聞きながら手をたたくと，増幅された手をたたく音がわずかに遅れて聞こえます。今日のデジタル補聴器はたいてい処理時間が短いので（周波数領域で働くFFTシステムを含めて），このエコーが聞こえることが問題になることはほとんどありません。しかし，処理時間にさらにわずかでも時間遅れが生じれば音質が劣化する恐れがあります。デジタル製品の処理時間の遅れに関する興味深い資料として，2004年にHenricksonがアメリカオージオロジー学会で行ったプレゼンテーションをご覧になることをぜひ勧めます。

周波数領域と時間領域における時間遅れに関する興味ある点についていくつか要約しておくと役に立つかもしれません。周波数領域で働くFFTシステムが搭載されたデジタル補聴器は，時間領域で働くものに比べてより時間遅れを必要とする傾向があります。どのような信号処理にも当然のことながら時間がかかるので，これらのデジタル補聴器については時間が重要な要素となるに違いありません。これらの補聴器でフィルタの数（チャンネルの分割）が多くなれば，より処理時間が必要となります。周波数領域のデジタル補聴器はわずかな時間「窓」の使用が組み込まれていて，そこでは各連続する窓に

あるそれぞれ並列する周波数バンドからのサンプルのすべてが一つの単位として処理されます (Schmidt, 2005, 私信)。これらのデジタル的にサンプルした情報をデジタル的に処理した窓は，ものすごく速く動くベルトコンベア上の小包のように，DSP コアからレシーバまで連続的に移動します。これらの補聴器の時間遅れの長さは処理する窓の長さと同じです。

周波数領域で働くデジタル補聴器において，チャンネルが狭くなればなるほどより長い時間窓を必要とし，したがって時間遅れも大きくなります。しかし，ここでの利点は，高級なフィルタは時間領域で働くデジタル補聴器の場合よりも手に入りやすいことです (Schmidt, 2005, 私信)。換言すると，チャンネルの側面の傾斜は (第6章ですでに述べたように) 処理能力を上げなくてもかなり急峻にすることができます。チャンネルの傾斜が 12 dB／オクターブ以上であれば，隣り合う周波数バンドの重なりは最小になるのです。これらのデジタル補聴器の隣り合う周波数バンドは二つの壁のように並んでいて，周波数を形成することが信じられないぐらい可能になっています。しかし，処理時間の遅れは，狭い周波数チャンネルの数が増加するにつれて必然的に増加します。周波数領域のデジタル処理は急峻な傾斜の周波数チャンネルの数が多いと，音質の低下を招くことがあります。明らかに，この種の DSP システムを開発した人たちはこのことに気付いており，歪を低下させる方法をとってきました。これにはコストがかかり，歪の低減には処理能力を余計に必要とします。

時間領域で働くデジタル補聴器は周波数領域で働くものに比べて，一般により大きな処理能力が必要になる傾向があります。しかし，時間領域で働いているデジタル補聴器の利点は比較的処理時間の遅れが小さいことです。もう一つここで注意しておかなければならないことは，FIR フィルタを使用しているデジタル補聴器にとって，チャンネルの数が多いこと自体ではなく，チャンネルの「壁」に急峻な傾斜があると，より時間遅れが大きくなることです。

使用するかもしれないデジタルフィルタには別のタイプもありますが，これら二つ (FIR と FFT) が商用で手に入るデジタル補聴器に現在，最もよく採用されています。時間領域で働くデジタル補聴器はすべて FIR フィルタを用いており，周波数領域では FFT を用いており，チャンネルが固定されています。他にも FFT と FIR フィルタの置換や組み合わせの可能性があり，今日のデジタル補聴器にも用いられています。ソニックイノベーションのイノーバ (Innova^{TM}) はこの例です。しかし，バーナフォンのシンビオはこれらの中でたいへん特殊なものとして際立っています。

「チャンネルフリー」デジタル処理はシンビオの開発者がとった方向です。このデジタル補聴器は実際，時間領域で働きます。しかし，FIR フィルタを使用する代わりに，他の補聴器と同じように「ラティス」フィルタと呼ばれるものを使用しています (図 7-4)。FIR フィルタを使用している他の時間領域システムのように，ラティスフィルタによって

周波数レスポンスの更新を短い連続的な時間単位で瞬時に行うことによって，周波数レスポンスの形成を可能にしています。周波数レスポンスと入出力特性によって入力音を調整可能にして変化させています。つまり，ラティスフィルタは臨床家のフィッティング法に従って，クライエントの聴覚障害に基づき適切な周波数レスポンスを決定しているのです。

FIRフィルタを用いる他の時間領域システムと異なり（あるいはこの件については，FFTを用いている周波数領域システムについても），ラティスフィルタはチャンネルが固定されていません (Scheller, 2005, 私信)。時間領域のデジタル処理システムについて前に述べたことを思い出してください。FIRフィルタを使用しているデジタル補聴器ではチャンネルの分割が明確になっていることに注目しました。シンビオではラティスフィルタを用いているので，チャンネルを明確に分けることなく，出力周波数レスポンスを全体的に形成することができると思われます。しかし，それがどのようにしてなされるかは著者の電気技術の知識をまったく超えています。最終的な結果（求められる出力周波数レスポンス）は得られますが，そこへたどり着く方法が他のデジタル補聴器とはまったく異なっているのです。

シンビオは他の多くのデジタル補聴器とは異なり，デジタル騒音抑制の特徴がありません。他の多くのデジタル補聴器に見られるように，固定された別々の周波数バンドがあると騒音抑制のような特徴を組み込むにはたいへん便利です（騒音抑制の特徴についてこの章の後の方でさらに論じます）。デジタル騒音抑制を提供するために，シンビオは「チャンネルフリー」処理とは独立した，まったく別の特徴あるいはシステムとして騒音抑制を加えなければならないでしょう。これによって間違いなく相当に時間遅れが増大し，その結果，今度は音質を妥協することになるでしょう。音質を最大限にすることが主である製品についてこれは好ましいことではないでしょう。しかし，依然として経験豊富な補聴器装用者の多くが，シンビオは非常に優れた全体的な音質の良さがあると主観的なコメントを出しています。

要約すると，新しいデジタル補聴器を設計する際は常に妥協がつきものです。臨床家は製造業者の主張をそのまま鵜呑みにする前に，自分自身の耳でデジタルの製品を聞き，デジタル補聴器同士の音質を比較する必要があります。蝸牛は音の素晴らしく正確な分析器なのです。ある特定の製造業者の高級なデジタル補聴器が必ずしも最高の音質を提供するとは限りません。周波数バンドが少なく，周辺装置も少ない，より単純な製品の音が最高であることもしばしばあるのです。

自動フィードバック抑制

自動フィードバック抑制はもう一つのデジタルの特徴です。フィードバックは補聴器装用者の主な苦情の一つです。フィードバックは補聴器がゆるくなっている隙間から，あ

自動フィードバック抑制は
フィルタの必要性を下げる

利得(dB)

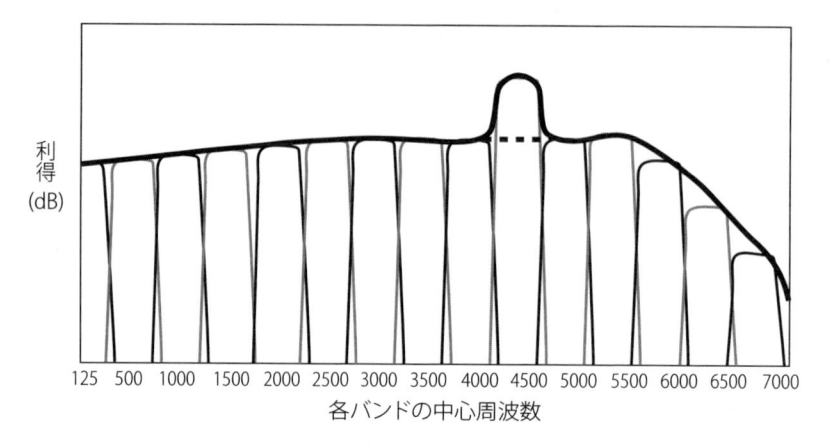

125　500　1000　1500　2000　2500　3000　3500　4000　4500　5000　5500　6000　6500　7000
各バンドの中心周波数

図7-5　フィードバックは周波数レスポンスの中間の周波数から高周波数のピークによって引き起こされる。そのようなピークを抑制することによって，フィードバックはなくなる。デジタル補聴器の場合，物理的なフィルタを用いることなく，これらのピークを数学的に低下させることができる。アナログ補聴器の場合は，フィードバックを起こす可能性のあるピークを，フィルタを用いて抑えていた。しかしこれらのフィルタは耳垢（あか）や汗などによって簡単に詰まってしまう。フィルタが詰まって補聴器が役に立たなくなることがしばしばあった。

るいはベントを通って，レシーバからの増幅音の出力が外耳道から漏れ出すときに引き起こされます。これらの出力がマイクロホンで拾われて，再び補聴器を通ります。この音のループは利得や入力を下げることによって，その循環が止まるまで繰り返されます。フィードバックは手や電話を補聴されている耳に近づけるとしばしば生じることがあります。音が手や受話器に反射することによって実際にマイクロホンに導かれるために，レシーバから漏れた音がマイクロホンに戻り強調されます。フィードバックは補聴器の出力の中間から高周波数のレスポンスにある大きくて急峻なピークとして知られています（図7-5）。いらいらする他に，フィードバックがあると増幅システムをMPOにもしてしまい，それによって電池の寿命を低下させます（Chabries & Bray, 2002）。

　フィードバック抑制は，補聴器の出力周波数レスポンスに現れる狭くて急峻なピークを抑制することによって一般に行われています。多くのデジタル補聴器では，生じるフィードバックは自動的に感知され抑制されます。自動フィードバック抑制によって，耳垢で簡単に詰まらせることが多いフィルタの必要性もなくなります。

　Hayes（2003）は今日のデジタル補聴器のフィードバックを抑制する技術と課題を批評する簡潔な論文を書いています。フィードバックを抑制する通常のアプローチは，ノッチフィルタか位相キャンセリングを用いることです。ノッチフィルタは狭帯域周波数の利得を単純に低下させ，出力周波数レスポンスの急峻なフィードバックによるピークを抑

制することができます．フィードバックのピークが同じ狭帯域周波数で常に起こるのであれば，ノッチフィルタを固定して同じ狭帯域周波数の利得を抑制するように設定すれば上手くいくでしょう．さらに，Hayes (2003) によると，このアプローチをとると電池の消費やデジタル処理の負担もわずかです．問題はフィードバックのピークはたいてい一定ではなく，聴取環境が変わればフィードバックのピークの場所も異なります．

「ロービング」ノッチフィルタはこの問題にある程度対処しますが，電池やデジタル処理能力をさらに消耗します (Hayes, 2003)．移動ノッチフィルタは最大で三つのフィードバックのピークを抑制するのが限界です．なぜなら，このようなノッチフィルタをさらに使用すると周波数レスポンスを損ねることがあるからです．最後に，移動ノッチフィルタを三つのピークに働くように設定すると，フィードバックピークを低下させるのに少し時間 (200 ms 程度) がかかります．

フィードバックに対する別のアプローチとしては位相キャンセレーションがあります．フィードバックピークが検出されると逆位相にします．この逆位相信号がフィードバックを除去するのに用いられます．位相のキャンセリングそれ自体はフィードバックのマイクロホンの段階で行われます (Hayes, 2003)．位相キャンセリングはフィードバックのピークを抑制する強力な道具となる可能性がありますが，移動ノッチフィルタによるアプローチのように，位相キャンセリングはしばしば大きな電池とデジタル信号処理の能力を必要とします．位相キャンセリングは絶えず変化しているフィードバックのピークを追跡する必要があり，絶えず課題に直面しています．フィードバックのピークを正確に追跡し変化する位相を戻すのに 2 分の 1 秒は必要です．

フィードバックを抑制する別のしかも計算の負荷が小さい技術をユニトロン・ヒヤリングが用いています．すなわち実時間フィードバックキャンセラ (Real Time Feedback Canceller^{TM}) です (Hayes, 2003)．このアプローチでは，すべての周波数を一緒にしたフィードバックの信号経路の単一モデルを用いるのではなく，狭帯域周波数ごとに別々にフィードバックのピークを検出します．そのため，電池の消耗やデジタル信号処理の負荷が少ないのです．また 100 ms 内で反応するので，位相キャンセリングアプローチよりもはるかに速いのが特徴です．

Walesa (2005, 私信) によると，この実時間フィードバックキャンセラはノッチフィルタと位相キャンセレーションアプローチの間のどこかに位置しています．その狙いとするところは，デジタル補聴器の各周波数バンドに生じた初期段階のフィードバックを低下させることにあります．小さなフィードバックがより大きくなる以前に発見します．つまり，治療ではなくて予防と見ることができ，Walesa (2005) によると，「エアバッグではなくて ABS ブレーキのようなもの」です．これは特に反射面から生じるフィードバックを素早く抑えるのには効果的ですが，利得を最大限に利用することについては位相キャンセレーションアプローチには及びません．実時間フィードバックキャンセラは特許を

とり，ユニトロン・ヒヤリングのユニソン (Unison™) やコンバーサ (Conversa™) それにリエゾン (Liason™) に搭載されています。

コンプレッションのデジタル組み合わせ

　デジタル補聴器は大部分がソフトウェアで駆動されます。この事実のゆえに，デジタル補聴器はあらゆる種類のコンプレッションのタイプを組み合わせています。第5章ですでに論じたコンプレッションの構成ブロックを常に思い出してください。アナログ補聴器とデジタル補聴器の両方のコンプレッションを理解する基礎になります。第5章を読んだ人は図7-6に示した左側のグラフを思い出すかもしれません。それはコンプレッションの調整の方法を示しており，臨床家の多くがコンプレッションを把握する方法です。コンプレッションは左にあるニーポイントと比較的低い入力音圧レベルから始まります。ここではコンプレッション比が大きくなると利得は低下します。

　第6章では多チャンネル・プログラマブル補聴器について述べましたが，読者は図7-6の右の図も思い出すでしょう。それは1980年代後半と1990年代の高級な2チャンネルのアナログ補聴器の出現により，コンプレッションが調整され始めた方法を示します。見

コンプレッションを調整する方法の違い

左端のニーポイント　　　　　　　右端のニーポイント

（グラフ：左 出力対入力、1:1, 2:1, 4:1 の線）　（グラフ：右 出力対入力、4:1, 2:1, 1:1 の線）

コンプレッション比が大きくなると　　コンプレッション比が大きくなると
利得が**下がる**　　　　　　　　　　利得が**上がる**

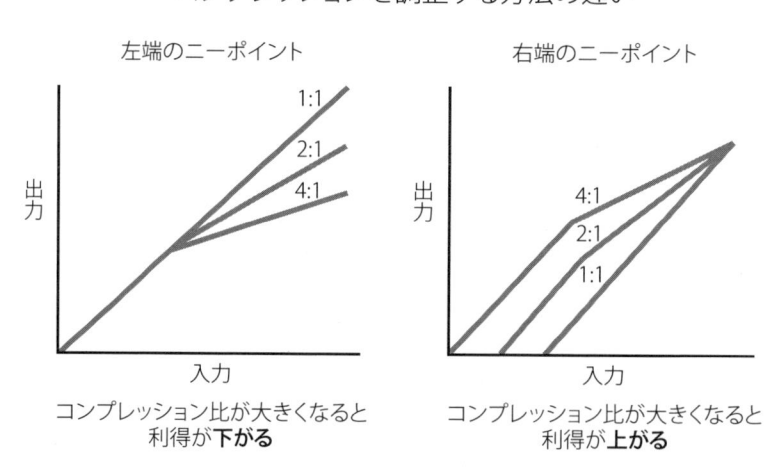

図 7-6　左の図は臨床家がたいてい思いつくコンプレッションの調整を示している。コンプレッションが左端のニーポイントから始まると，リニア (1:1) 利得が利得最大になる。コンプレッション比が大きくなると徐々に利得が小さくなる。右の図は，1990年代半ばから後期の高価な多チャンネル・アナログ補聴器で最初に利用できるようになったコンプレッションを示している。このタイプのコンプレッションの調整は，正常なラウドネスの増加のモデルを基礎にしていた。コンプレッションが右端のニーポイントから始まると，リニア利得が実際に最も利得が小さくなり，コンプレッション比が大きくなると利得が増加する。ここでの目的はコンプレッション比を大きくして，正常なラウドネスの増加に近づけることにあった。今日のデジタル補聴器はコンプレッションを調整するのに，これら両方の方法を用いているのが一般的である。

てきたように，外有毛細胞の損傷の結果ラウドネスの増加が必要となって，WDRC が 10 年前に補聴器の発達に実際大きな役割を果たしました．右側にあるニーポイントから比較的高い入力音圧レベルにわたって，コンプレッションが始まることに注意してください．ここではコンプレッション比が大きくなればなるほど利得が増加します．

　デジタル補聴器はしばしばこれら両方のタイプのニーポイントを組み合わせているので，入出力図にはニーポイントが二つあります (図 7-7)．デジタル補聴器によっては，さらにそれ以上のニーポイントを規定しているものもあります．図 7-7 において，左端のニーポイント以下で最大利得が生じます．ここでは利得はリニアです．リニア利得よりもさらに大きくなることもありますが，これを「エクスパンション」と呼び，次の節で扱うことにします．コンプレッション比が小さい WDRC は二つのニーポイントの間で生じます．左端のニーポイント以上で，コンプレッション比が大きいアウトプット・リミッティング・コンプレッションが生じます．ここでの目的は高い入力音のレベルに対する MPO を制限することです．

　デジタル補聴器を含む高級な補聴器をフィッティングするためのソフトウェアをほとんどの製造会社が供給しています．そのフィッティングソフトウェアの一部分に入出力図があることが多く，ニーポイントとコンプレッション比の調整の結果を見ることができます．デジタル補聴器は，二つ以上のニーポイントを別々に独立して調整できること

**二つのニーポイントと
リニア, WDRC, アウトプット・リミッティング・コンプレッション**

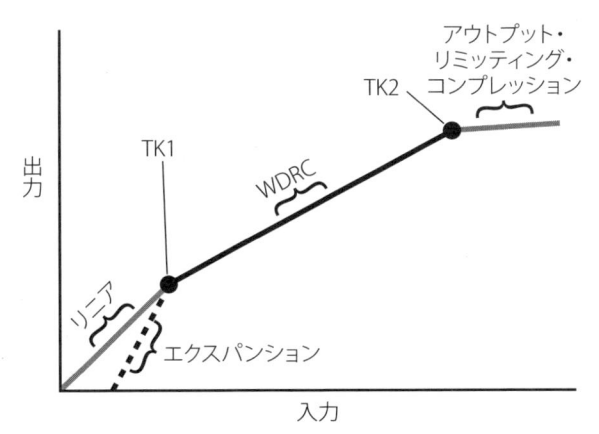

図 7-7　デジタル補聴器のフィッティングソフトウェアによって，臨床家は二つ (あるいはそれ以上) のニーポイントを持つ入出力図を見ることが普通になっている．クライエントのニーズに最も合うように，各ニーポイントを縦方向と横方向の両方から調整することができる．リニア利得は左端のニーポイント以下で生じ，WDRC はこれら二つのニーポイントの間で生じる．そしてアウトプット・リミッティング・コンプレッションは右端のニーポイントの右側で生じる．多くのデジタル補聴器には，エクスパンションもある．エクスパンションはリニア利得よりも大きく，左端のニーポイント以下で生じる．

左のTKを縦方向に上げる

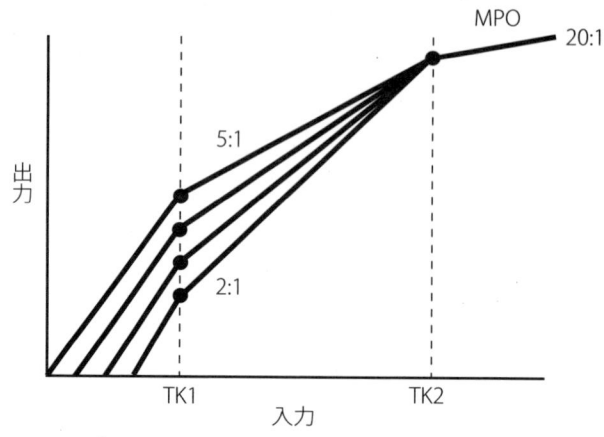

```
出力
                    MPO
                     ● ──── 20:1
           5:1  ╱╱╱╱
              ●╱╱╱╱
               ╱╱╱╱
               ●╱╱╱
                ╱╱╱
                ●╱╱  2:1
                 ╱
                TK1        TK2
                     入力
```

- コンプレッション比が大きくなる
- 弱い／中間の入力レベルに対して利得が上がる

図7-8 左端のニーポイントは縦方向と横方向に調整することができる。WDRCの比を上げると，ニーポイントが上昇する（なぜならコンプレッションが右端のニーポイントから始まるからである）。これによって弱から中間のレベルの入力音に対する利得を上げられる。同じニーポイントを水平方向に左に移動させると，コンプレッション比自体には何も起こらないが，非常に弱い入力音に対する利得を上昇させる効果がある。

が多く，同様にコンプレッション比も調整します。

　左端のニーポイントを縦方向に上げると，弱いレベルから中間のレベルの入力音に対するコンプレッション比を大きくすることになり，これらの音に対する利得が大きくなります（図7-8）。これは，図7-6の右側の図に示されたコンプレッション比を大きくすることと同じことをしていることになります。左端のTKを左に動かすと，コンプレッション比自体には何も影響しませんが，非常に弱い入力音に対する利得を増加させる効果があります。第5章で述べたように，これはTKコントロールを動かすことと同じことをしていることになります。

　右端のTKを縦方向に上げると，コンプレッション比を小さくする効果があります（図7-9）。こうすることで強い入力音についてのみ利得が増加しますが，最もはっきりした効果はMPOを増加させることです。右端のTKを右に移動すると，再びコンプレッション比には何の効果ももたらしませんが，最も強い入力音に対する利得を上昇させます。右端のTKをこのように二つの方向に調整することによって（縦方向に上げるまたは水平方向に移動させる），第5章ですでに述べたようにアウトプット・リミッティング・コンプレッションの制御によってMPOを調整するのと同じことをすることができるのです。ここでデジタルの違いはこれら二つの調整を別々に行うことができますが，それに対してアナログ補聴器回路では両方が同時に起こりました。

右のTKを縦方向に上げる

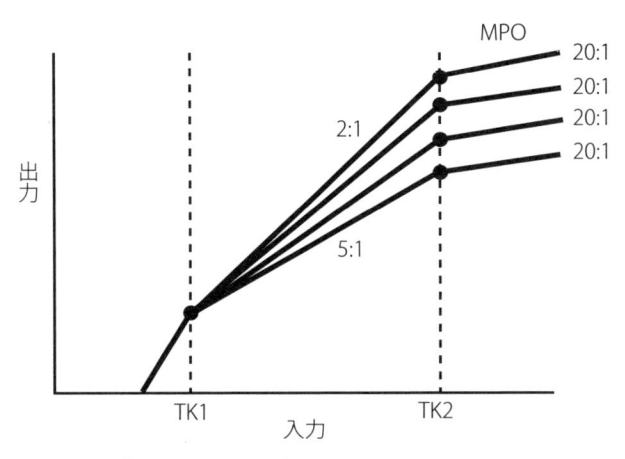

(グラフ: 入力 vs 出力, TK1からTK2までの間で圧縮比 2:1, 5:1 等, TK2以降 20:1, MPO)

- コンプレッション比が小さくなる
- 強い入力レベルに対して利得が上がる

図7-9 右端のニーポイントも縦方向と横方向に調整することができる。MPOを上げると，ニーポイントが上昇する（なぜなら，コンプレッションが左端のニーポイントから始まるからである）。これによって中間から強い入力音に対する利得を上げられる。同じニーポイントを水平方向に右に移動させると，コンプレッション比自体には何も起こらないが，強いレベルに対する利得を増加させる効果がある。

複数のニーポイントのある入出力関数を用いているデジタル補聴器もあり，これらの補聴器を製造している会社が考えている目的には非常に興味深いものがあります。図7-10は該当する入出力関数の例を示しています。たとえば，オーティコンのシンクロ（Syncro^{TM}）補聴器の宣伝用の印刷物によると，その入出力関数にする理由が次のように述べられています。たとえばエクスパンション（次の節で述べる）は「ソフトスケルチ」と呼ばれ，25 dB SPL辺りの最初のつまり左端のニーポイントよりも下で現れます。その目的は，典型的な音声の強さよりも下にある聴取可能な補聴器の内部雑音のうるささを抑制することにあります。WDRCは1番目と2番目のニーポイント（25 dB SPLと45 dB SPL）の間で生じ，その目的は弱い音声の可聴性を上げ，またさらに離れたより弱い音を聴取することです。コンプレッション比は2番目と3番目のニーポイント（45 dB SPLと65 dB SPL）の間で大きくなり，したがってこれらの入力に対しては利得が小さくなります。記述されている理由は，聴取条件がこれらのレベルの間が恐らく非常に良いからです。65〜約80 dB SPLでは利得が再びリニアになります。このレベルでは，音声と騒音が互いに混ざり合い，人はこれらの状況では利得を大きくすることを一般に好み，聴取困難な状況で音声をよりよく聞こうとします。80 dB SPLを超える入力については，コンプレッション比が非常に大きくなってMPOを制限します。

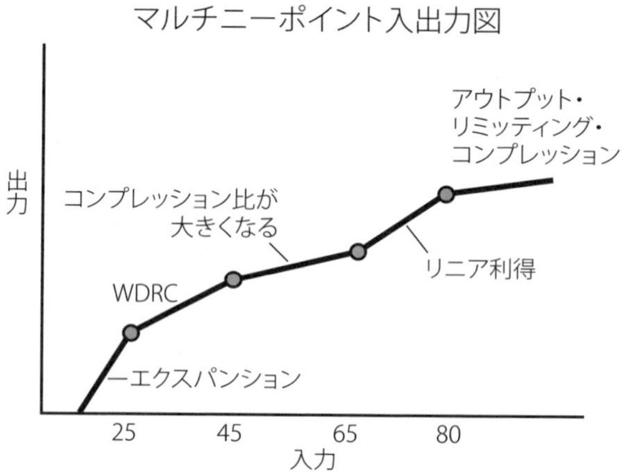

マルチニーポイント入出力図

図 7-10　多くのデジタル補聴器のフィッティングソフトウェアは，しばしば二つ以上のニーポイントのある入出力図を示す。それぞれはソフトウェアによって調整ができ，フィッティングソフトウェアが決めた「ベストフィット」に自動的に設定することができる。左端のニーポイント以下で，リニア利得かエクスパンション（一般に「ソフトノイズスケルチ」と呼ばれる）のどちらかを選択することができる。この図ではエクスパンションのみが示されている。リニア利得はもちろん45°の角度になる。

　ここで大切なことはオーティコンが述べている目的の真偽ではなくて，臨床家はデジタル補聴器の製造部門が非常に革新的であることに気づくべきだということです。人に認知されることや市場性を拡大するために人事を尽くしているのです。設計の不備から目玉商品が作り出されることも時々あります。著者は一つの古い製品の入出力図でニーポイントが丸くなって見えるのに気づいたある製造会社を思い出します。「カーブリニア」コンプレッションの概念が現れたとき（1990年代半ば），この製品は宣伝を開始し，カーブリニア・コンプレッションを提供するものとして売り込みました。その製品がそうであるかどうかは別にして，ここで大切なことは，それが作られたときにはカーブリニア・コンプレッションという概念が存在さえしていなかったことです。盛んに宣伝された目玉商品の実際がわかってしまうと，付けられた名前はその製品の機能とまったく関係がなかったということがしばしばあります。賢明な消費者のように，臨床家は製造業者が提供する製品について精通しておかなければなりません。

デジタル補聴器の動的なコンプレッションの特徴

　デジタル補聴器はさまざまなタイプの動的なコンプレッションの特徴を独自に実行しています。第5章で述べたように，固定的あるいは適応的にさまざまなアタックタイムとリリースタイムを変化させることができます。デジタル時代の初期に，ワイデックスのセンソ（Senso^{TM}）は長いアタックタイムとリリースタイムを持つAVCを用い，一方

オーティコンのデジフォーカス (DigiFocus^{TM}) はそれとは逆の（短いアタックタイムとリリースタイム）音節検出を用いました。今日，たいていのデジタル補聴器のフィッティングソフトウェアでは，臨床家が選択できるように音節コンプレッションと平均検出の二つのタイプを提供する傾向にあります。第5章から思い出してほしいのですが，音節コンプレッションは低周波数のWDRCやBILLで最も上手に使用されており，平均検出は適応的なアタックタイムとリリースタイムを提供し，使用する周波数を特定していません。デジタル補聴器のクイックフィットの選択の多くは，初期設定として低周波数チャンネルには音節コンプレッションを，高周波数チャンネルに平均検出を用いています。

　おわかりのようにデジタル補聴器ではさまざまな操作が可能です。臨床家は自由過ぎることからくる不安を解消することができます。調整のためにグラフを提供する同じフィッティングソフトウェアで「クイックフィット」を選択すると，その間それらのグラフが表示されません。さらに，多くの製造会社はフィッティングソフトウェア上にアドバイスやガイダンスそれにフィッティングの解決策を提供しています。

適応的ダイナミックレンジの最適化 (ADRO^{TM})

　第5章やデジタル補聴器に関してこの章でも見てきたように，ニーポイント，比，アタックタイムとリリースタイムなどのコンプレッションのたくさんの側面を組み合わせることができます。それに加えて，デジタル補聴器の異なるチャンネルに異なるコンプレッションを組み合わせる発想があり，コンプレッションの複雑さがさらに膨らんでいます。過去数年の間に，コンプレッションを調整する変数の典型的な配列に代わるデジタル手法が出現しています。この信号処理の方法を適応的ダイナミックレンジの最適化 (ADRO^{TM}) と呼んでいます。ADRO処理は人工内耳に用いられたのが始まりで，その後，補聴器に使用するためのデジタルアルゴリズムになりました (Blamey, Martin, & Fiket, 2004)。

　一般にコンプレッションは，たとえば，ニーポイントと比を決めてアタックタイムとリリースタイムを選択するように，利得は入力と出力の決められたルールに従って調整されます。ところがADROでは利得の調整がかなり異なっています (Fortune, 2005)。増幅された出力は数秒間にわたって聴取環境からサンプルが取られ，統計的な分布としてプロットされます。出力サンプルの統計的な分布は絶えず更新されるのはもちろんのこと，その聴取環境で通常生じる変化が加えられます。

　増幅された出力サンプルの統計的な分布は常に変化していますが，増幅された出力に適用する二つの決められた規則あるいは境界に従っています。すなわち，30％の可聴性基準と90％の快適性基準です。可聴性基準とは増幅された出力の30％まではあらかじめ設定した出力レベル以下にすることができるというものです。どのようなクライエントについても，あらかじめ設定する出力レベルは小さいが，それでも聞こえていなければなりません。快適性基準とは，増幅された出力の少なくとも90％はあらかじめ高めに設

定する出力レベルよりも小さくなければならないというものです。同じクライエントについて，この第2番目の前もって設定する出力レベルは大きいが不快なほど大きくないようにしなければなりません。

　聴取環境の変化にともない，増幅された出力レベルの統計的な分布が弱くなったり強くなったりスライドするので，規則や基準をどうしても強要しなければならないことも時には生じます。たとえば，増幅された出力の10％以上が快適基準よりも大きい場合は，増幅された出力が規則に従うまで利得が自動的に低下します。一方，増幅された出力の30％以上が可聴性基準を下回る場合は，利得が自動的に増加します。

　ADROによる信号処理によって，補聴器を装用している聞き手の好みに従って，1秒に3dBか6dBの割合で，時間ごとの利得の変化をむしろ遅くします。このように，ADROは第5章ですでに述べたような，自動音量制御の一つのタイプを提供していると言うことができるでしょう。しかし，ここで読者はADROを単純にアタックタイムとリリースタイムが遅いコンプレッションと解釈しないように注意してください。ADROに関するわかりやすい論文の中で，Fortune (2005) は典型的なコンプレッションは現在のニーポイントと比に従って利得を調整し，入力レベルのあらゆる変化に対してそれを行っていることを我々に気付かせてくれています。一方，ADROは出力レベルが可聴性基準以下になったり快適性基準を超えたりするまで待ち，このような「違反」が生じたときのみ利得の調整を行います。

　ADRO「軟膏」は，増幅された出力が可聴性と快適性の二つの基準に従わないときのみ利得を変化させます。典型的なコンプレッションとは異なり，ADROはこのようにある特定の入力レベルに対して提供する利得に幅があるのです。ADROの目的は増幅された出力を可聴性と快適性の基準の間に維持することにあることを思い出してください。Fortune (2005) はADROについて他にも記述しています。増幅された出力がこの二つの基準に合致しているときはリニア利得が与えられ，どちらかの基準が破られたときにコンプレッションが与えられます。リニア利得に対してそのような初期設定があると，音声の手がかりが明瞭になるという別の利点が生じます。第5章を思い出してください。そこでは弱い音に対して利得を最も大きくし，かなり強い音に対して利得を下げるというWDRCの原理について述べましたが，音声波形の「ピーク」と「谷」の違いを無くしてしまうことがあるのです (Kuk, 1999)。ADROは出力が二つの基準を満たしている場合にリニア利得を適用することが多いので，音声波形の低下により大切な音声の手がかりに脅威を与えることが少なくなります。読者にはコンプレッションのこの刺激的で新しいデジタルアルゴリズムについて，さらに深く読むことを勧めます。

エクスパンション

　エクスパンションはコンプレッションと反対です。これまで述べてきたことを総合すると，これが一体いつ使用されるようになったのかと不思議に思った人がいるかもしれません。基本的にエクスパンションは，静寂時に特に低周波数の聞こえが良い人に聞こえることがしばしばある，マイクロホンや増幅器の内部雑音を低下させる方法の一つです。エクスパンションは非常に弱い入力音（たとえば 40 dB SPL 以下）に対する利得を下げることに用いられ，そしてコンプレッションの最初のニーポイントまで入力が増加すると利得を急に増加させます。エクスパンションはジェニュームが製作したアナログ回路であるダイナム EQ III (DynamEQ III™) に実際に供給されましたが，デジタル技術の出現によりその回路は補聴器に用いられなくなりました。今日では，たいていのデジタル補聴器でエクスパンションが提供されています。

　ここでエクスパンションがどのようにそしてどうして働くかを示します。図 7-11 は入出力図上にエクスパンションを示しており，ある想像上の補聴器に供給された典型的な WDRC にエクスパンションを重ねて表示しました。エクスパンションの関数がどこで終了するかを示すために，この図では縦の出力の線が通常よりも下の方に伸びています。0 dB SPL 入力に対する利得が何もないために，その出力も 0 dB SPL になることに注意してください。また，ここに示されたニーポイントまで入力が増加するにつれて，利得が

エクスパンション

注意：
60 入力 = 90 出力 (利得 = 30)
50 入力 = 85 出力 (利得 = 35)
40 入力 = 80 出力 (利得 = 40)
30 入力 = 60 出力 (利得 = 30)
20 入力 = 40 出力 (利得 = 20)
10 入力 = 20 出力 (利得 = 10)
　0 入力 = 　0 出力 (利得 = 　0)

WDRCにより，エクスパンションはニーポイントで(そしてそこだけで)利得が最大になる

エクスパンションはコンプレッション比が1:1よりも大きいことを意味する

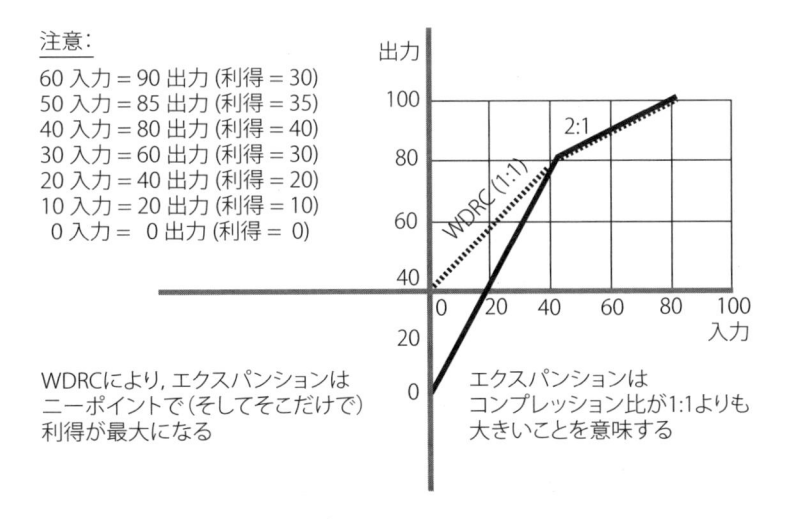

図 7-11　エクスパンションはコンプレッションの反対である。WDRC とは異なり，入力がコンプレッションのニーポイント以下でリニア利得よりも大きくなる。この例では，入力が 0 dB SPL から 40 dB SPL に増加するときに利得が増加し，ニーポイントを超えて入力が増加すると利得は再び減少する。WDRC をエクスパンションと一緒に用いると，コンプレッションの左端のニーポイントで (そしてそこだけで) 最大の利得となる。

急激に増加していることにも注意してください。1:1のリニア利得よりも大きくなり，エクスパンションはたいていの入出力図の左端のニーポイントで最大の利得を与えます。できれば，この左端の低いニーポイントを典型的な弱い会話音声の入力レベルに設定してください。なぜなら弱い音声に最も大きな利得が与えられるからです。デジタル補聴器におけるエクスパンションは，エクスパンション比が1:5か1:7.5かあるいは1:2であることが一般的です。たとえば1:2のコンプレッション比であれば，入力に1dB加わるごとに出力は2dB増加します。

　前述したように，エクスパンションはマイクと増幅器の弱い内部雑音に対する利得を下げるために主に用いられています。図7-12の左のグラフは典型的なWDRCの補聴器の入出力図を示しています。これは図7-11に示した同じ想像上のWDRCの補聴器の入出力図と基本的に同じですが，縦の出力線が水平の入力線を超えて下に伸びることはありません。左のグラフでエクスパンションを用いない直線のWDRCは，ニーポイント以下で40dBのリニア利得があります。ここでWDRCは2:1のコンプレッション比があります。再び，ニーポイントの左で下に伸びている実線は，このWDRCの補聴器を用いたときのエクスパンションを示しています。この例のエクスパンションは1:2の入出力比があります。エクスパンションは左端のニーポイント以下でのみ常に提供されていること

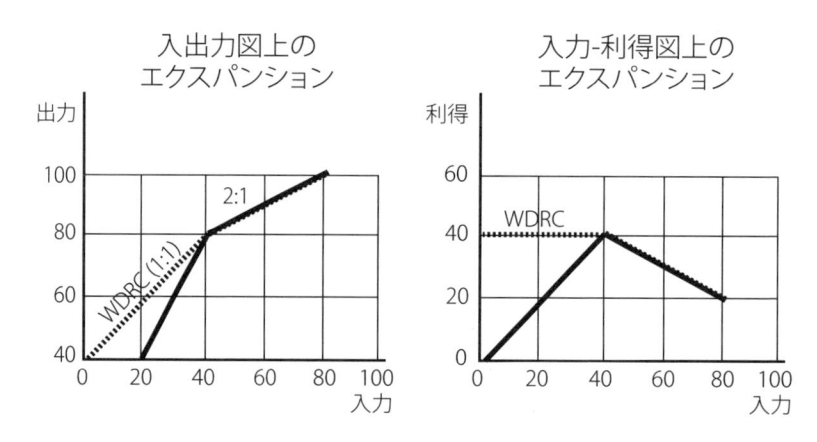

図7-12　左の図は入出力図上のエクスパンションを示している。この例は図7-10で示したものと同じである。この例のWDRCの補聴器の利得は40dBである。WDRC (点線) はニーポイント以下の弱い入力に対してリニア利得を与える。エクスパンションをニーポイント以下に実線で示す。その関数はリニア利得の典型的な45°の角度の関数よりも急峻であることに注意してほしい。右の図は同じエクスパンションとWDRCを示すが，今回だけは入力-利得図上に示す。WDRCはニーポイント以下のあらゆる入力に対して一定 (リニア) の利得を与えるが，ニーポイントをいったん超えると (右側は) コンプレッションによって利得が落ちる。それに比べて，エクスパンションはニーポイントまで入力レベルが増加するにつれて利得が増加する。そして，エクスパンションによって利得が最大になるのは，コンプレッションの最初のニーポイントにおいてのみである。この最大の利得が小さい音声入力に対して与えられるように期待している。

に注意することが大切です。非常に小さい入力に対してのみリニア利得より大きな利得を与えることが目的です。

　エクスパンションによる軟膏があります。実際，10〜20 dB SPLのような弱い入力については利得がほとんどありません。図7-12に示した例では，入力の強さが40 dB SPLに設定したニーポイントに増加するまで，利得がリニアよりもかなり大きくなります。ニーポイントを超えると補聴器はコンプレッションがかかります。図7-12の右のグラフは同じ補聴器を示していますが，今度は縦軸は出力ではなくて利得を示します。この例ではWDRCの補聴器は，ニーポイント以下の入力すべてについて一定の利得（40 dB）を与えています。しかし同じ補聴器がエクスパンションを用いると，0〜20 dB SPLの実際に弱い入力音については利得が小さくなります。繰り返しますが，エクスパンションによる最大の利得はコンプレッションのニーポイントのみで見られるのです。利得は入力音のレベルがニーポイントに達するまで増加し，そうしてコンプレッションがかかり利得は再び低下します。エクスパンションを用いてニーポイントが40 dB付近にあるWDRCの補聴器は，弱い音声に対する利得が最大になります。

　静かなときにWDRCの補聴器から「シュー」というヒス音がすると文句を言う人は，エクスパンションの良さがわかるふさわしい人です。またこれらの人たちは低周波数の聞こえが良いことがしばしばです。第5章を思い出してみると，WDRC補聴器が狙いとするところは聞こえの感度の「床を持ち上げる」ことであり，外有毛細胞を模倣して小さい音をかなり増幅し大きな音をほとんど増幅しないことです。臨床家はあるクライエントに補聴器は外有毛細胞を模倣するためのものと助言することができます。しかしそのクライエントの低周波数の聞こえが良かったら，「シューという音がするので静かなときは補聴器が嫌いです」と言われるかもしれません。これはWDRCが独自で外有毛細胞を模倣することが難し過ぎるからです。実際に静かな環境ではWDRCは利得が最大になってしまって，低周波数の聞こえが良いと不必要なマイクロホンや増幅器の内部雑音を拾ってしまいます。エクスパンションは内部雑音を抑えるスケルチのような特徴があります。実際，デジタル補聴器の宣伝用の印刷物ではエクスパンションを「ソフトスケルチ」と呼んでいるものがあります。軽度から中等度のたいていの感音難聴者には有用であり，その他はWDRCから利益を得ることになるでしょう。

デジタル騒音抑制（DNR）の方法

　暗騒音の中で音声を聞くことは，誰にとっても（聴力が正常であっても）難しさがひとしおです。第1章と第3章ですでに論じたように，この問題は感音難聴者にはさらに厳しいものになります。1997年に初めてデジタル騒音抑制がワイデックスのセンソ（Senso^{TM}）デジタル補聴器に登場したとき，デジタル騒音抑制の将来性にかなり期待がかけられました。アナログ回路でDNRを成し遂げることは不可能で，すでに見てきたようにDSP

は数値の操作を基にしているのではるかに柔軟性があります。DSPはしたがってDNRを扱うのにはるかにすぐれています。しかし，補聴器におけるDNRの将来性は必ずしも思ったようではありませんでした。それは現在のDSPのアルゴリズムがまずいからではなく，音声と騒音が分かちがたく相互に混ざり合っているからです。混ざり合った音声と騒音から暗騒音を完全に取り除くことは「言うは易し，行うは難し」です。この節の目的はデジタル補聴器でDNRがどのように動くかを説明することです。DNRの臨床上の利点は第8章で述べることにします。

　DNRは軍隊や遠隔通信企業などで用いられてきました (Schum, 2003a)。さまざまなタイプについて以下に説明しましょう。スペクトルのサブトラクションでは，音声と暗騒音が混ざり合ったスペクトルを測定します。騒音自体のスペクトルをできる限り綿密に推定して，騒音のスペクトルを騒音が混ざった音声スペクトルから除去します (Chabries & Bray, 2002; Schum, 2003b)。時には，騒音のスペクトルを会話が途切れたときに測定し，音声と騒音のスペクトルからこれを除去することもあります (Levitt, 2001)。音声の大部分を除くことなく，騒音をできるだけ除くことが最終的な望ましい結果です。このアプローチの主な限界は騒音のスペクトルの幅と，この幅が通常の音声のスペクトルの幅とどの程度混じり合っているかということです。騒音のスペクトルが非常に狭いか，狭い帯域がいくつかある場合は，音声と騒音の全体のスペクトルからこれを除去しても，音声周波数を多く除くことはないでしょう。非常にうっとうしいあるいはうるさい騒音の妨害がある場合は，騒音のスペクトルと音声のスペクトルの間に幾分か交差があるものです。もちろん，その場合はスペクトルのサブトラクションによって音声周波数もある程度除かれますが，ここでのポイントは音声周波数をなるべく除かないようにすることなのです。

　妨害となる騒音の多くは，機械騒音や食堂の暗騒音のようにかなり広い帯域を持っています。騒音と音声の全体のスペクトルからこの広い帯域を除去すると，必然的に重要な音声のスペクトルの多くを取り去ってしまいかねません。

　位相キャンセレーションはDNRのより進んだアプローチです (Schum, 2003a)。このアプローチでは，干渉する騒音の単なる周波数スペクトルではなく，正確な波形を測定しなければなりません。これができれば，騒音波形の位相を180°裏返しにして加えれば消し去ることができます。このタイプのDNRは高級な騒音抑制ヘッドホンに用いられています。この場合，大切な音声信号はヘッドホンの変換器から外耳道に直接に入ります。一方，妨害する騒音はヘッドホンの外の音場から到達します。ヘッドホンで位相キャンセレーションが容易に成し遂げられるのは，騒音のほとんど正確な波形が耳に入る前にヘッドホンの外でとらえることができるからです。位相が逆になるようにデジタル的に反対にし，ヘッドホンから外耳道にある音声と騒音に加えることができます。

　Schum (2003b) が指摘するように，デジタル補聴器ではこのような贅沢は言っていら

れません。なぜなら補聴器のマイクロホンで拾った音にはすでに音声と騒音が混ざり合っているからです。この状況では騒音の波形を切り離して正確に測定することはできません。その結果，音声と騒音の波形から騒音を明確に取り去るように位相を反対にすることができないのです。

　DNRには他のアプローチもあります。音声から騒音を取り除いたり撤去したりする代わりに，音声自身を強調することができます。「スペクトル強調」を試みた研究がいくつかありますが，その当時のアナログ技術を用いて行われました (Stone & Moore, 1992)。大成功ではありませんでした。この方法では，DSPのアルゴリズムによって暗騒音の中にある音声のスペクトルの手がかりを認識し，騒音の中での音声の認識を向上させるようにそれらを強調しようと試みました。音声のスペクトルのピークには音声理解や認識のための手がかりがたくさん含まれています。暗騒音の中にある音声スペクトルを見ると，音声のピーク間にある「谷」は騒音で満たされており，谷に対するピークを目立たなくしていることがよく知られています。感音難聴者は谷が雑音で満たされていると谷と音声のピークを見分けることが特に難しく，音声を聴取しようとして暗騒音の影響を大きく受けます。スペクトル強調の背景にある考えは，音声と騒音のスペクトルにあるピークと谷の強さをわざと増加させて，音声の認識を容易にさせようとするものです。

　Schum (2003b) が指摘するこのアプローチの問題点は，低周波数の音調に関係する母音フォルマントは，高周波数の無声子音の弱くて非音調の雑音よりも強いのが普通です。デジタルのアルゴリズムは，高周波数の無声子音よりも母音のピークと谷があるスペクトルの内容をスペクトル的に強調する方が簡単です。しかし感音難聴者が共通して聞き取ることが最も困難なのは，まさにこれらの高周波数の語音なのです。

　スペクトル強調の実験の中で，Stone and Moore (1992) は16チャンネルからなるアナログのフィルタバンクを用いました。16個のさまざまなチャンネルを用いて，入力される音声の周波数によって音声のピークの強さを増加させました。全体で10名の軽度から中等度の感音難聴の被検者が，連続した暗騒音の中で音声の受聴能力検査を受けました。ある実験では，ほとんどがリニアであった自分自身の補聴器を装用しました。暗騒音を二つの異なるレベル (44 dB SPLと64 dB SPL) で提示し，音声は暗騒音より3 dB強いレベルで提示しました。別の実験では自分の補聴器を装用する代わりに，自分の補聴器の機能を模倣するために刺激の高周波数を強調して与えました。第2実験では，被検者は暗騒音のレベルを調整して，日常生活で通常快適と考えられるレベルに合わせました。ムーアの被検者は語音明瞭度が向上しなかったり，場合によっては悪化したりしました。しかし，第2実験では，被検者は音声が暗騒音に対して際立って聞こえると主観的な印象を持ちました。

　暗騒音に比較して音声を強調する別の試みとして音声合成があります (Schum, 2003b)。このアプローチではDSPのアルゴリズムが再び暗騒音の中から音声の手がかりの検出を

試みますが，今回は認識を強化するために検出された語音に合成音声を付加します。これをするためには，検出された音声の手がかりと類似した語音を前もって記録しておき，検出された音声の手がかりにそれらを後から付け加えなければなりません。

　合成音声による音声強調の方法には問題もあります。暗騒音が競合する音声であると，このアプローチが無茶苦茶になってしまうことがあるのです。また，特に弱くて過渡的な無声子音については，これを正確に行うにはデジタルのアルゴリズムが複雑になります。さらに，Schum (2003b) は結果として生じる音声が非常に不自然になることがあると指摘しています。

デジタル補聴器におけるデジタル騒音抑制（DNR）

　デジタル補聴器ではスペクトル・サブトラクションをDNRのアルゴリズムに用いているものがあります (Bray & Nilsson, 2000)。別のデジタル補聴器ではアルゴリズムとしてスペクトル強調を用いているものもあります。位相キャンセレーションがフィードバック抑制のデジタルアルゴリズムとして実際に用いられたり，また指向性マイクロホンにも用いられたりしています。フィードバック抑制についてはこの章ですでに簡単に見ました。指向性マイクロホンについては次の章でさらに述べます。DNRと音声強調が今日のデジタル補聴器にどのように採用されているか，さらに詳しく見ましょう。

　スペクトル・サブトラクションは騒音と音声のスペクトルから騒音のスペクトルを実際に除去することを思い出してください。多くの音声情報が失われるので，この除去はデジタル補聴器のDNRで実際に行われてはいません。補聴器を装用している人に聴覚障害があることを忘れることはできませんし，音声の音響的な冗長性がさらになくなってしまうことは絶対に避けなければなりません。

　スペクトル・サブトラクションの程度を弱くして行うために，デジタル補聴器のDNRのアルゴリズムでは，音声と騒音の音響的な特徴を描こうと試みます。これは補聴器の各バンドあるいはチャンネル（バンドのグループ）ごとに音声と騒音の存在を特定することによって行われます。バンドやチャンネルに過度な騒音があることがわかると，そのバンドやチャンネルの利得が通常5〜20 dB減衰されます。チャンネルに含まれるのがほとんど音声か騒音の入力のどちらであるかを検出するのに用いられる技術は，振幅変調の検出と程度は低いですが周波数変調の検出です。

　第4章ですでに見たように，静寂時の平均の連続会話音声はダイナミックレンジ（ピークからピークの振幅）が約30 dBあります。静寂時の音声は「ピークから谷」の差つまり強さの変化に約15 dBの「奥行き」があります (Schum, 2003b)。これらが音声の振幅変調です。この変調が1秒間に約3〜10回の頻度で生じます。Mueller and Ricketts (2005) によると，音節の長さは約75〜150 ms（3〜10 Hz）あり，それらにポーズが伴って1秒間に約4〜6回の変調になります。一方，通常の聴取環境に典型的に見られる騒音

は時間にともなう強さの変動がずっと少ないのです。デジタル補聴器のバンドやチャンネルごとに音声と騒音を特定するために，DNRのアルゴリズムのほとんどが音声に特有なこれらの音響的な特徴を用いています。

　考慮しなければならないもう一つのことは，音声が騒音に埋め込まれると振幅変調の奥行きが縮まることです。これが生じると，DNRのアルゴリズムはどこが音声でどこが騒音かを判定することが困難になります。いずれにしても，ある判断ルールを用いて，DNRのアルゴリズムは音声を構成する変調の比を判定します。そのチャンネルに音声だけがあろうと，ほとんどが音声で騒音もある場合であろうと，デジタル補聴器ではたいていそれに関係なく同じ利得を適用します (Mueller & Ricketts, 2005)。これは可聴性が極端に失われることを避けるために行われます。音の変調が少ない（より定常的）場合は，デジタル補聴器の多くはチャンネルの利得を徐々に少なくします。

　DNRのアルゴリズムは，騒音を感知する周波数バンドやチャンネルの利得を最大に低下 (5～20 dB) させるのに幾分時間がかかります。Mueller & Ricketts (2005) によると，デジタル補聴器の機種や製造業者によって2～20秒とさまざまです。利得が再び元に戻るのに要する時間は速い (5 ms) ものから数秒まであります。

　図7-13に示す典型的なDNRを見てみましょう。ここでは二つの音が示されています。上の音は時間にともない強さが一定であり，下の音は強さが時間にともない変動してい

騒音抑制
ほとんどのデジタル補聴器は騒音抑制を用いているが...

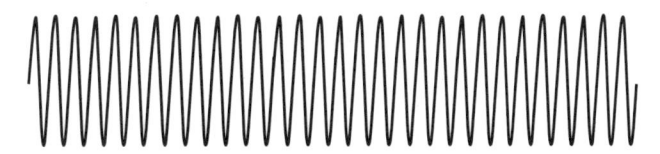

強さが変化しない音は抑制される

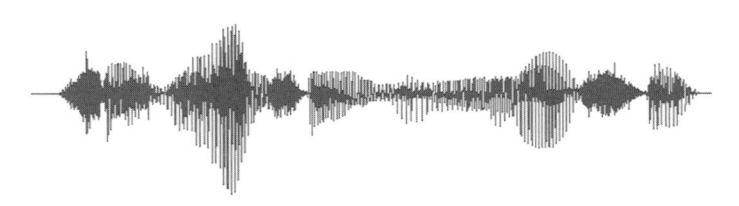

強さが変化する音（音声）は抑制されない

図7-13　純音の波形を上の図に示し，典型的な音声の波形を下の図に示す。両方の図について，縦軸は振幅を示し，横軸は時間を示す。扇風機やエアコンなどの騒音は，ここで示した純音のように，強さが時間にともないかなり一定であると解釈することができる。一方，音声は時間にともない強さが急激に変動する。DNRのアルゴリズムは入力信号が音声か騒音かの判定に振幅変調の違いを用いている。

ます (時間を水平軸で示し, 強さを垂直軸で示しています)。上の音の正弦曲線のパターンは実際純音に特有のもので, この場合は時間にともない強さが一定です。同じように, DNRのアルゴリズムによって, 特に下の図に示した音声の変動に比べて, 騒音は時間にともなって強さが一定のものと見なされます。エアコンや扇風機の一定で定常的なブーンとうなっている音のことを考えてください。「聞きたくない背景となる音声はどうか」と尋ねる人がいるかもしれません。それも騒音と考えられるかもしれません。ここで「ざわめき」や「ワイワイガヤガヤ」について考えてみましょう。なぜならこれらも背景となる音声の強さが時間にともなって比較的定常的であることが示されています。

　背景となるカクテルパーティーの音声 (DNRのアルゴリズムによって「騒音」と考えられる) の比較的定常的な強さと, 目の前にいる人がしゃべった音声の強さの変動を比較してみましょう。音声の音響を音声の意味から切り離して抽象的に考えることは簡単なことではありませんが, 音声の音響それ自体はたいへんユニークなものです。第3章で述べたように, 海外に出かけて行って理解できない言語を聞かない限り, 音声の実際の音響的なポンという音や, シューシューという音, 破裂音, パチパチいう音の価値を認めることはできません。そのような状況では, 意味がすべて取り除かれます (犬や猫は我々を見てきっと大笑いしているに違いありません)。

　騒音と違い音声の強さは一様に分布していません。第4章ですでに述べたように, 音声の強さの分布がパラメトリックではないというのが, 音声の強さの平均値が30 dBの強さの範囲の中間にない理由なのです。音声は強さのレベルの統計的な分布が異常であること (たいていの暗騒音と対比して) をそこで述べました。これが図4-5と図4-6が長時間音声の強さの平均が音声の強さの範囲の真ん中にないことを示す理由です。

　デジタル騒音抑制のアルゴリズムが音声に違いないと決定するのは, まさにこの入力音の特別な変動なのです。もし音声であるならば, 利得をそのままにして抑制されません。デジタル騒音抑制のアルゴリズムが探し求めているのは定常的な強さの音なのです。どの周波数バンドやチャンネルでもそれが発見される場合は, DNRはそのバンドやチャンネルの利得を5〜20 dB落とします。実際の利得の抑制量は製造業者とフィッティングソフトウェアに入力した選択の範囲によって異なります。

　しかし, そういえば, 鼻歌を歌うときのように声を一定の強さで保った場合, DNRのアルゴリズムは騒音と考えて利得を低下させるかもしれません。音楽を聴取するプログラムを望んでいるクライエントにフィッティングする場合, これについて考慮しているデジタル補聴器のソフトウェアもあります。この場合, DNRのアルゴリズムは通常止められます。DNRを最適にする, 言い換えれば音声情報を最大限抑制しないために, 二つの場合に限られるでしょう。(1) DNRのアルゴリズムがデジタル補聴器の多くの狭い周波数バンドで働く場合と (2) 狭帯域の騒音が補聴器のマイクロホンに入る場合です。この最適な状態では, 非常に狭い周波数帯域で5〜20 dBの利得が抑制され, 音声が抑制さ

れることは少なくなります。しかしおわかりのように，このようなことはしばしば起こるわけではありません。実際，補聴器に入力する騒音はたいてい，周波数スペクトルがかなり広いのです。さらに，背景となる音声のワイワイガヤガヤの振幅や周波数の特徴は重要な音声とかなり近いので，DNRの課題遂行を複雑なものにしています (Chabries & Bray, 2002)。

　DNRの効果はそれを使用しているデジタル補聴器の製造会社によってかなりばらばらです (Mueller & Ricketts, 2005)。ミュラーやリケッツが言及した研究によると，ある一つのDNRのアルゴリズムは他に比べて，音声に対しては重要な聴力検査の周波数範囲全体にわたって利得を減衰させないところが優れていて，同じDNRが定常的な騒音に対しては，周波数範囲によって幾分量は異なってはいるものの利得を減衰させます。それと比較すると，別のDNRのアルゴリズムは音声に対しても低周波数の利得を減衰させ，騒音に対してはさらに低周波数の利得を減衰させます。これらの二つのDNRのアルゴリズムの音楽に対する利得の低減は，音声と騒音に対する利得の低減の中間になります。

典型的なDNRの例外

　暗騒音がある中で音声の受容を向上させるような客観的な利点は存在しないということが今日一般に知られています。しかし，この知見に対してわずかではありますが注目すべき例外があります。それはソニックイノベーションによって作られたデジタルの製品の「個別化された騒音抑制」(Personalized Noise Reduction^{TM}) と呼ばれる特許化されたDSP技術で提供されています (Bray & Nilsson, 2000)。彼らのDNRはスペクトル・サブトラクションに基づいていますが，速い狭帯域コンプレッションと特別に組み合わされています。アタックタイムとリリースタイムは同じです。低周波数バンド (本書ではチャンネルと呼んでいる) では約35 msで，高周波数チャンネルでは5 ms以下に下がっています。ナチュラ (Natura^{TM}) やコンフォーマ (Conforma^{TM}) デジタル製品はそれぞれ9チャンネルあります。最近のデジタル製品であるイノーバ (Innova^{TM}) は16チャンネルで動作する同じDNRシステムを持っています。「個別化された騒音抑制」は聴覚障害の程度に応じて，チャンネルの利得を最大で6 dB，12 dBまたは18 dB低下させるようにプログラムすることができます。このDNRは騒音の始まりより2秒後に始動し，騒音を感知したチャンネルの利得を最大に低下させるのに5秒かかります。各チャンネルの信号対雑音比を実時間で計算し，入力の信号対雑音比が最も小さいチャンネルに対して最大のDNRが与えられます。どのチャンネルでも騒音が感知されると，そのチャンネルの実際の信号対雑音比によってDNRの量 (6 dB, 12 dB, または18 dB) が選択されます。大きなDNR (たとえば18 dB) が選択されると，入力する騒音と利得の強さの変化する幅が大きくなります。

　騒音が始まると，DNRは2～5秒かかって動作を開始し，しかし，いったんDNRが駆

動されると，実際に利得を低下させる（各チャンネルの信号対雑音比に基づいて）のに速い動作のコンプレッションの時定数を用います。繰り返しますが，信号対雑音比が低下すると，音声の大きな部分の利得を即座に調整します。比較的高速なアタックタイムとリリースタイムのおかげで，このDNRは音声の音響的特徴の速い変化を損ねたり妨げたりすることがないようです。

音声強調

前に述べたように，デジタル補聴器は音声強調（DNRではなくて）の部類に入る騒音下で音声を検出するためのアルゴリズムも用いています。これらのアルゴリズムは音声に特有な音響的特徴（変調以外）の識別に依存しています。そのようなアルゴリズムの一つとして「共変調」(Mueller & Ricketts, 2005) あるいは「同期性検出」(synchrony detection^{TM}) があります (Schum, 2003b)。このアルゴリズムでは，音響環境において音声の最も低い周波数の共振周波数（男性では約 125 Hz，女性では約 250 Hz）を探索します。これらの音声の高調波は基本周波数よりも振幅がはるかに小さいのです。実際，口から発せられる音声のオクターブごとの低下は約 −6 dB です。このような音響的特徴が静寂時あるいは暗騒音下で見つけられると，利得を上げてコンプレッションを小さくします。付加する利得は音声と暗騒音の両方に与えられます。そのような共振や音声の特徴が検出されない場合は，利得を小さくしコンプレッションをさらにかけます。一般に，音声がある場合は利得を大きくします。Schum (2003b) は，このアルゴリズムは典型的なDNRのアルゴリズムに比べて音声から騒音を分離するのに優れているだけではなく，暗騒音の中で快適な聴取を与えるところにも長所があることを付け加えています。

同期性検出のアルゴリズムは音声があるときに働き（利得を大きくし），一方，DNRのアルゴリズムは騒音があるときに働きます（利得を小さくします）。前者の音声強調のアルゴリズムは，補聴器を装用している人で騒音下で話された音声を聞きたい人は，静かなときに聴取するよりも利得を同じかさらに上げるのを好む傾向があるという観察に基づいています。同期性検出はオーティコンのアダプト (Adapto^{TM}) デジタル補聴器で用いられています。

初期のデジタル補聴器の2事例

今日のデジタル補聴器に共通する特徴を見てきましたが，歴史的な興味から1996〜1997年に戻って，二つの最も初期のデジタル補聴器の際立った特徴について調べてみましょう。こうすることで，この章と前の章で見た多くの概念を用いる中で，それらがかなり異なったパイオニアであったことがわかります。ワイデックスのセンソ (Senso^{TM}) は市場でヒットした最初のデジタル補聴器でした。筆者はアメリカオージオロジー学会の1997

年の総会での出来事をよく覚えています。臨床家のほとんど誰もが最大の進歩と考えたのはセンソのデジタル騒音抑制 (DNR) の存在でした。感音難聴者のほとんどが直面している「騒音の中の音声」という古典的な問題についに重い腰を上げることに高い期待がかけられました。

センソは3チャンネルで，隣のチャンネルと「出会う」周波数を調整するクロスオーバー周波数が調整できます。クロスオーバーを制御することによってチャンネルを広くも狭くもすることができます。各チャンネルの利得は，聴覚障害の型 (聴力が上がったり下がったりするところ) によって個別に調整できます。各チャンネルには，聞き手にとってラウドネスの増加が正常になるようにWDRCがありました。

センソの興味ある側面は，コンプレッションのスレッショルド・ニーポイントを15～20 dB SPLに設定できることにありました。センソにおいてニーポイントがこのように低いことは，低入力音に対する利得を通常よりも大きく (エクスパンション) することと関係があります。ワイデックスの説明によると，アナログ補聴器では低入力音に対する利得が大きくなることによって過度のフィードバックが生じるために，このようにニーポイントを低くして用いることはできませんでした。

センソのアタックタイムとリリースタイムは長く数百msで，このように動的な特性が比較的長いのはAVC (第5章参照) によるものと同じです。センソがアタックタイムとリリースタイムを長くしたのは，コンプレッションのニーポイントを低くしアタックタイムとリリースタイムを短くしたのを多くの初めてのユーザーに実際に試してみて受け入れられなかったからです。コンプレッションの動的な側面は定常的な騒音環境では比較的遅くなっていますが，突然強い過渡的な音が生じると速められます (Ludvigsen, 1997)。

センソを最初にフィッティングする際，インシチュー聴力検査により聞き手の耳の中に補聴器から複雑音を出して聴取閾値を決定します。これによって利得の目標を決定します。ワイデックスはこの方法の利点について，結果に耳のインシチュー (本来の位置) にあるイヤモールドや補聴器のシェルの効果が含まれるからと説明していました。

センソは補聴器で最初にスペクトル・サブトラクションを基にしたDNRを用いました。ワイデックスの説明によると，DNRは三つのチャンネルにそれぞれ別々に働く継続的で統計的な方法であり，そこでは数秒ごとに音声と暗騒音が標本化されます。単一の話者の音声と背景の音声のざわめきの特徴は，時間による強さの変動に統計的な違いが見いだされ，この違いがどの周波数帯域に暗騒音が最も多いかを判定する際に用いられます。騒がしい状況下では音声も大きく話されるという仮説も作られています (Ludvigsen, 1997)。あるチャンネルに暗騒音があることが感知された場合，そのチャンネルの音声と雑音の両方に対する利得が下げられました。騒音下の音声は強いレベルで話されるのが普通なので，音声と雑音の両方の利得を低下させたとしても，なお音声は聴取可能でしょう。これは優れた歴史的に興味ある資料を振り返ったものです。恐らく，この製品がセン

ソと呼ばれる理由は，入力が音声か騒音のどちらなのかを常に探知 (sense) していたからです。

オーティコンのデジフォーカス (DigiFocus™) はセンソのすぐ後に突然現れました。七つの周波数バンドがあります。ワイデックスのセンソと異なり，デジフォーカスのクロスオーバー周波数は調整できません。すなわち相互に隣り合うバンドは広げることも狭めることもできませんでした。固定されてはいましたが，7バンドは周波数範囲が比較的狭く，合わせることが困難な聴力型の人に対しても，フィッティングの柔軟性は高くなっていました。デジフォーカスは七つのバンドを低周波数範囲と高周波数範囲 (低周波数チャンネルは三つの低周波数バンドからなり，高周波数チャンネルは四つの高周波数バンドからなる) に分割した最初の補聴器でした。

オーティコンのデジフォーカスの考え方の中核となるのが「アダプティブ・スピーチ・アラインメント」(Adaptive Speech Alignment™) で，これはDNRの一種ではありませんでした。この特徴の目標は，できるだけ明瞭な増幅された音声の提供にありました。中心は七つのバンドによって正確で細かい周波数の形成と，上行性マスキングの抑制，低周波数チャンネルと高周波数チャンネルに対するかなり違ったアタックタイムとリリースタイムを与えることでした。

低周波数チャンネルはBILLで，それに速いアタックタイムとリリースタイムの音節コンプレッションでした。BILLとともに音節コンプレッションが設計されたのは，弱い高周波数の子音を聞こえないようにする強い低周波数母音による上行性マスキングを抑えるためでした。高周波数チャンネルはアタックタイムとリリースタイムが遅いアウトプット・リミッティング・コンプレッション (オーティコンでは「アダプティブ・ゲイン」(adaptive gain) と呼んでいました) でした。アウトプット・リミッティング・コンプレッション (第5章で述べた) と同じで，高周波数チャンネルの利得は基本的にリニアで，聞き手のラウドネスの不快レベルを超えた出力を制限するために，ニーポイントが高くコンプレッション比も大きくなっています。高周波数チャンネルに対するアタックタイムは約20 msで，リリースタイムは230〜320 msの間を変化します。弱い子音をより聞き取りやすくするとともに，通常大きな母音を大き過ぎないようにして，聞き手にとって語音のすべてがある一定の増幅された強さになることが望ましい結果とされました。第5章のBILLで述べたことを思い出してください。概念上の目的は上行性マスキングを抑制することでした。たいていの暗騒音は周波数が比較的低く，さらに母音は無声子音に比べて強く周波数が低いのです。暗騒音と母音を雄牛と考え，無声子音を壊れやすい陶磁器と考えてください。音節コンプレッションを伴ったBILLの全体的な目的は，「陶磁器ショップ内で雄牛を手なずける」ことです。デジフォーカスはこの概念をデジタルで最初に実現したのです。

これら二つのパイオニア的なデジタル補聴器について少し振り返ってみた目的は，当

時のかなり異なった考え方がどのようにしてデジタルの形式に組み入れられたかについて少し強調したかったからです。時が経つにつれて，これらのいずれが正しいあるいは他よりも優れていると検証されたわけではありません。たとえば，ワイデックスはWDRCやDNRを用いて可聴性や音声の受聴に取り組んでいましたが，一方，オーティコンは音節コンプレッションによるBILLというまったく別のアプローチによって同じことに取り組んでいたという事実を考えてほしいのです。またセンソのAVC（長いアタックタイムとリリースタイム）とデジフォーカスのまったく逆の音節コンプレッション（短いアタックタイムとリリースタイム）についても考えてください。それぞれはワイデックスとオーティコンによって最高の選択として提出されたものなのです。どちらかの利益のために，一つを牢へつないでおくわけにはいきませんでした。陪審員は大方がこの件からは退廷しました（今もなおそうです）。今日，10年以上が経ちましたが，多くの製造会社がフィッティングソフトウェアにいまだに両方のアタックタイムとリリースタイムのストラテジーからさまざまな要素を含めているのです。

デジタル補聴器：最新技術と将来

　さまざまなデジタル製品について一つはっきりしていることがあります。製造会社は自分たちが用いる特別な方法について非常に秘密主義だということです。デジタル補聴器の市場が高度に競争的であることを考えると，これは理解できます。実際の所有権にかかわるDSP回路のコアの詳細を補聴器製造の一般競争に公開することは，開発するのに多くの時間とお金を費やしたものを譲り渡すことにもなりかねません。各製造会社は独自の回路を開発し，その中には特別なアルゴリズムが含まれています。どの製造会社にも手に入りやすいパーツから組み立てる典型的アナログ補聴器と異なり，デジタル補聴器はその構成の中に所有権があるのです。前述したように，デジタル補聴器のマイクロホンとレシーバのみがアナログ補聴器のものと類似しています。実際のDSP回路のコアはどのデジタル補聴器をとっても独特ですが，製造会社によっては他の製造会社にそれらを売り渡すことも知られています。現在よりもデジタル補聴器が最初に現れたときにこれがよく起こりました。なぜなら製造会社によって独自のデジタル研究開発がスタートしていなかったからで，しかしそれでも「ゲームに参加」したかったからです。

　製品を受け取って，臨床家によってはデジタル補聴器をフィッティングする際に，フィッティングソフトウェアの複雑さに不満を持った人もいました。以前にこの本の別のところでも述べましたが，製品は閉じられた箱のようなものです。製造業者は補聴器の中で何が起こっているかを知っているかもしれませんが，臨床家はそのフィッティングがクライエントに成功することを信じ込まされています。フィッティングソフトウェアの複雑さが見事に単純なものに置き換わってきています。臨床家の目はうつろでとろんとしています。道理でたいていの人がこの簡単な方法をとっているのです。

著者の意見ですが，ソフトウェアが単純なものに戻ることは本当に歓迎すべきことなのでしょうか。無数の臨床家がクイックフィットのオプションを選択し，プローブチューブマイクロホン（実耳）測定を避けて，ソフトウェアから予想された利得や出力が実際にクライエントの耳に装用した補聴器で生じているかどうかを検証していません。実耳での検証なくしては，補聴器のフィッティング法を忘れてしまう危険性があります。

　過去数年のデジタルフィッティングソフトウェアに，臨床家の側に必要とされるコンプレッションのタイプやその他の技術的な特徴に関する知識離れと，クライエントの社会心理的問題に対処する傾向があることに気付くことは興味深いことです。特定の社会心理的状況に対する回答や他の聴取条件によって，今日のほとんどのデジタル製品のコンプレッション（およびその他）の設定を少し変化させることができます。デジタル補聴器の製品の複雑さがクライエントに基礎を置いて焦点化されると，ソフトウェアの調整にあたって極端に特異性のあるソフトウェアの質問を作ることになることがあります。この点について強調するために学会のプレゼンテーションで，著者は冗談交じりに「第2土曜日ごとに前から3列目の右45°に座って牧師さんのお説教が聞きにくいですか」という例を出してみました。

　今日のデジタル補聴器には他にもいばらの道があります。個々のデジタル製品にとりわけ関連する用語の多くはすぐには理解できません。というのは，それらはこの業界以外ではどこでも使用されていないからです。さらに，製造業者が異なると同じ特徴に違う名前を付けることがしばしばあります。これは臨床家にはたいへん迷惑です。なぜなら彼らは特徴の背景にある概念を理解したいだけだからです。初期の例で思い出すのは，オーティコンによる「アダプティブ・スピーチ・アラインメント」で，デジフォーカスという最初のデジタル製品と関連して以前に述べました。表向きは，音節コンプレッションと一緒にBILLを用いることを基本的に指していたのを誰も決して知らないでしょう。最近の例では，バーナフォンによるシンビオの「チャンネルフリー」です。聴覚医療の専門家にとって「チャンネルフリー」と「単チャンネル」の区別を理解することは恐ろしく困難です。すでに述べましたが，この用語が臨床家によって「人口に膾炙（かいしゃ）」されるまでに数年かかりました。しかしここで良いことは，答えを得る中で自学自習せざるをえないことなのです。

　この章の始めに述べたように，臨床家はこれが一番と勧める傾向にある特定のデジタル補聴器をじっくり聴かなければなりません。光沢のある市場のパンフレット上でほめちぎられた驚くべき進歩に説得されることと，補聴器を聞いて「うわぁ」と感嘆することとはまったく別物なのです。この重要性についてはどれほど評価してもし過ぎることはありません。私は水平型で中等度から高度の感音難聴の学生と面会したときのことをはっきり思い出します。学生は最高級のデジタルの耳かけ形補聴器を2台購入したばかりでした。私は面白半分に，学生のイヤモールドに古いアナログのアウトプット・リミッティ

ング・コンプレッションの耳かけ形補聴器を付け，手動でトリマを中間の位置にして，音はどうかねと尋ねました。学生の答えは実際たいへん愉快なものでした。「うわぁ，どこでこのデジタル補聴器を購入されたのですか。音が非常にきれいです」。今日の複雑なデジタルの商品について，私は時々オッカムのかみそり（中世の哲学者William Ockhamの作とされることがしばしばある）を決め込むことがあります。オッカムは「いちばん単純な説明が最良である」と述べています。

　現状をむしろ皮肉っぽく見るのは止めて，基本的にクライエントは実際に自分のデジタル補聴器にかなり満足しており，自分の古いアナログ補聴器よりも進歩していることに気づいています。結局のところ，全般的に述べてきたデジタルの進展によってエンドユーザーに快適性と可聴性の増加をもたらすのは長い道のりでした。デジタル補聴器はまた周知のこととしてエンドユーザーに明瞭な音を，一般にアナログ回路に付き物の内部の増幅器雑音なしに届けることが可能になっています。ここですべてが解決したわけではなく，常に改善の余地が残されているのです。可聴性は昨日のプログラマブル多チャンネル補聴器と，今日のデジタル補聴器で用いられているコンプレッションによって概ね対処されてきました。これらの発達によって，第二の試みである感音難聴者が直面している騒音下の音声の問題に向けて前進することができます。これらのクライエントには信号対雑音比（SNR）を増加させなければなりません。次の章では，これに関する二つの事柄について見ることにしましょう。

要約

- アナログ補聴器は音を電気に変換し（マイクロホンを用いて），電流を増幅し，そしてこれを音に戻す（レシーバを用いて）。たいていの場合，デジタル補聴器のマイクロホンとレシーバ部分は依然としてアナログである。デジタル補聴器はA/D変換器，中央DSPコア，それにD/A変換器があるところがアナログ補聴器と違っている。したがって，デジタル補聴器は音を電気に，電気を数値に，数値を電気に戻し，そして最後に電気を音に変換する。

- オープンとクローズドのデジタルプラットフォームについて述べた。オープンプラットフォームによって柔軟性は大きくなるが，電力の消費が大きくなるのが不利である。今日のデジタル補聴器はクローズドプラットフォームが基本であり，ハードウェアにはエンドユーザーに利益となる必要なものが含まれている。

- デジタル補聴器に典型的な六つの特徴として，インシチュー検査，二つ以上の周波数バンドあるいはチャンネルを含む可能性，自動フィードバック抑制，コンプレッションのタイプの組み合わせ，エクスパンション，そしてDNRがある。

- インシチュー検査によって聴力検査し，次にさまざまなフィッティング法によるフィ

ッティングをすることができる。それらすべてを補聴器をクライエントの耳に装用させたままで行う。これによって2ccカプラデータ，dB SPLからdB HLなどへの換算を行う必要性がなくなる。

- 今日のデジタル補聴器は一般的に複数の周波数バンドがある。低級なデジタル製品は一般にバンド数が少ないが，高級機はさらに数が多くなる。チャンネルとは共通のデジタルアルゴリズムを共有する周波数バンドの組み合わせと定義された。

- 自動フィードバック抑制によって，補聴器装用中に出力周波数レスポンスの高周波数のピークをデジタル的に抑制する。この特徴によって，耳垢によって容易に詰まることがある物理的なフィルタの必要性が少なくなる。

- 第5章で述べたコンプレッションのタイプを組み合わせることは，今日のデジタル補聴器では一般に見られる。たとえば，弱い入力にリニア利得が，中間の強さの入力にWDRCが，そして強い入力にはアウトプット・リミッティングが与えられることがしばしばである。また入力コンプレッションと出力コンプレッションを組み合わせることもかなり一般化している。弱い入力から中間の強さの入力には入力コンプレッションが与えられ，一方，さらに強い入力には出力コンプレッションが与えられる。

- エクスパンションはコンプレッションの逆で，左端の（最も低い）ニーポイント以下の非常に弱い入力に対して与えられる。最大の利得がコンプレッションの最初のニーポイントで（そしてそこでのみ）与えられ，そこは弱い音声の入力レベルに相当する。エクスパンションはかなり弱い入力に対する利得を低下させるように働き，それによって内部マイクロホンや増幅器の雑音が聞こえるのを抑えている。エクスパンションは，リニア利得とWDRCが利用される軽中等度の感音難聴を対象に，中等度の出力があるデジタル補聴器に含まれることがしばしばである。

- DNRにはいくつかの種類がある。最も一般的なタイプは入力音を標本化し，強さが時間によって一定しているか，時間によって強さが急速に変動しているかを判定する。強さが定常的なものは騒音と判定され，騒音が感知されたどのチャンネルの利得も約5〜20dB減衰される。別のタイプのDNRは音声強調で，入力音に音声と類似の音響的な特徴があるかどうかを判定する。音声に似た調音構造が検出されると，入力は音声であると判定され，音声が感知されたどのチャンネルの利得も増加されコンプレッションは弱められる。いずれの方法も他と比べよりよく働くわけではなく，それらは単にアプローチの違いである。

- 2台の古い第一世代のデジタル製品について，以前述べた特徴がどのようにそれぞれの製品に組み入れられているかについて述べるために振り返った。これらの最

初にお目見えした2台のデジタル補聴器はワイデックスのセンソとオーティコンのデジフォーカスであった。

- 補聴器製造業は競争が激しい。異なった名前が似通ったデジタルの特徴に用いられることもしばしばである。デジタル製品をフィッティングするソフトウェアは複雑さが増している。社会心理的な状況とその他のさまざまな聴取条件を調べ、これらの質問に対する回答からデジタル製品の設定の大部分が決定される。このアプローチをとると、調整の背景にある「方法」や「理由」を臨床家が理解しなくても済む傾向があり、1990年代は実際コンプレッションの「黄金」時代であったという印象を強くする。

復習問題

1. 「サンプリングレート」とは_____である。
   a. 音のデジタルサンプルに割り当てられた数
   b. デジタル回路がアナログ信号を標本化する回数
   c. デジタル回路が音の強さを正確に表す能力
   d. 上記のいずれでもない
2. デジタル補聴器における「チャンネル」とは_____である。
   a. デジタルのアルゴリズムを共有する周波数バンド群
   b. 個別に調整できる基本的な周波数帯域幅
   c. 周波数バンドの側面に見られるdB/オクターブの急激な落ち込み
   d. 上記のいずれでもない
3. フィードバックは過度な_____によって引き起こされる。
   a. 利得周波数レスポンスの低周波数のピーク
   b. 利得周波数レスポンスの高周波数のピーク
   c. 出力周波数レスポンスの高周波数のピーク
   d. 出力周波数レスポンスの低周波数のピーク
4. コンプレッションが左端のニーポイントから始まる場合、コンプレッション比が大きいと
   a. 利得が上がる
   b. 利得が下がる
   c. 利得に変化はない
   d. 上記のいずれでもない
5. 多くのデジタル補聴器において、入出力図はリニア利得あるいはエクスパンションを_____に示す。
   a. 左端のニーポイントの下(左側)

b. 左端のニーポイントの上 (右側)

c. WDRCが表れる入出力関数の部分

d. 右端のニーポイントの上 (右側)

6. 同じ入出力図で，アウトプット・リミッティング・コンプレッションは＿＿＿＿に示される。

    a. 左端のニーポイントの下 (左側)

    b. 左端のニーポイントの上 (右側)

    c. WDRCが表れる入出力関数の部分

    d. 右端のニーポイントの上 (右側)

7. 同じ入出力図で，エクスパンションは＿＿＿＿に示される。

    a. 左端のニーポイントの下 (左側)

    b. 左端のニーポイントの上 (右側)

    c. WDRCが表れる入出力関数の部分

    d. 右端のニーポイントの上 (右側)

8. 典型的なエクスパンションはコンプレッション比が＿＿＿＿である。

    a. 1:1

    b. 2:1

    c. 1:2

    d. 10:1

9. DNRは以下を仮定している。

    a. 騒音は強さが時間によって急速に変動する

    b. 音声は強さが時間によって比較的一定である

    c. 音声は暗騒音より比較的強い

    d. 上記のいずれでもない

10. DNRのアルゴリズムは騒音が感知されたどのチャンネルでも利得を＿＿＿＿程度低下させる傾向がある。

    a. 40〜50 dB

    b. 30〜40 dB

    c. 20〜30 dB

    d. 5〜20 dB

【推薦図書】

Henrickson, L., (2004). *Processing delay in digital hearing aids: Perception and measurement.* Presentation at the American Academy of Audiology, Salt Lake City.

Mueller H, & Ricketts, T. (2005). Digital noise reduction: Much ado about something? *The Hearing Journal*, 58(1), 10–17.

【引用文献】

Auriemo, J., Nielson, K., & Kuk, F. (2003). Using DSP to screen hearing aid component defects. *The Hearing Review*, 10(2): 40–43.

Blamey, P., Martin, L., & Fiket, H. (2004). A digital processing strategy to optimize hearing aids outputs directly. *Journal of The American Academy of Audiology*, 15(10): 716–728.

Bray, V., & Nilsson, M. (2000). Objective test results support benefits of a DSP noise reduction system. *The Hearing Review*, 7(11): 60–65.

Chabries, D., & Bray, V. (2002). Use of DSP techniques to enhance performance of hearing aids in noise. In G. M. Davies (Ed), *Noise reduction in speech applications* (chapter 16). Boca Raton: CRC Press.

Edmonds, J., Staab, W. J., Preves, D., & Yanz, J. (1998). "Open" digital hearing aids: A reality today. *The Hearing Journal*, 50(10): 54–60.

Fortune, T. (2005). What the heck is bionic with ADRO? *The Hearing Review*, 12(7): 30–36.

Hayes, D. (2003). Real-time cancellation system offers advantages for controlling feedback. *The Hearing Journal*, 56(4): 41–46.

Henrickson, L. (2004). *Processing delay in digital hearing aids: Perception and measurement*. Presentation (IC 105) given at the American Academy of Audiology, Salt Lake City.

Kuk, F. K. (1998). Open or closed? Let's weigh the evidence. *The Hearing Journal*, 50(10): 54–60.

Kuk, F. (1999). Hearing aid design considerations for optimally fitting the youngest patients. *The Hearing Journal*, 52(4): 48–55.

Levitt, H. (2001). Noise reduction in hearing aids: A review. *Journal of Rehabilitation Research and Development*, 38(1): 111–121.

Ludvigsen, C. (1997, March). Basic rationale of a DSP hearing instrument. *The Hearing Review*, 4(3): 58–70.

Ludvigsen, C., & Topholm, J. (1997). Fitting a wide range compression hearing instrument using real-ear threshold data: A new strategy. *Hearing Review Supplement* (High Performance Hearing Solutions, Vol.II), 37–39.

Mueller, G., and Ricketts, T. (2005). Digital noise reduction: Much ado about nothing? *The Hearing Journal*, 58(1): 10–17.

Pavlovic, C., Bisgaard, N., & Melanson, J. (1998). The next step: "Open" digital hearing aids. *The Hearing Journal*, 50(5): 65–66.

Schum, D. J. (1998). Open digital platforms: Opportunities and responsibilities. *The Hearing Journal*, 51(1): 44–46.

Schum, D. (2003). Noise reduction via signal processing: (1) Strategies used in other industries. *The Hearing Journal*, 56(5): 27–32.

Schum, D. (2003). Noise reduction in hearing aids: (2) 41.Goals and Strategies. *The Hearing Journal*, 56(6): 32–41.

Stone, M., & Moore, B. (1992). Spectral enhancements for people with sensorineural hearing impairments: Effects on speech intelligibility and quality. *Journal of Rehabilitation Research and Development*, 29(2): 39–56.

CHAPTER 8

指向性マイクロホンとデジタル騒音抑制の臨床上での利点

はじめに

　感音難聴を引き起こす蝸牛の有毛細胞に病変があると，可聴性の増加と信号対雑音比（SNR）の増加の二つが必要です。第3章でこれら二つの目的について簡単に述べました。そこでもう一度この問題についてより詳しく見てみましょう。第1章と第3章で述べたように，外有毛細胞に損傷があると，会話音声以下の音の可聴性が低下します。それは進行波の振幅を減少させるからです。また同じ有毛細胞に損傷があると，進行波が鋭敏化するのを抑えます。すなわち互いに近い周波数を分離する能力が低下します。実生活においては，暗騒音から音声を分離することが困難になることを意味します。我々の最も関心の高い音声に焦点を当てた補聴器フィッティング法と，最も進んだコンプレッションのタイプを搭載した最新で最高のプログラマブル多チャンネルの補聴器が対処するのは可聴性のみなのです。図8-1でわかるように，可聴性のみを増大させる補聴器は，弱い汚れたメッセージを受け取って，それを大きな汚れたメッセージに変換します。

　したがって，補聴器によって可聴性を増加させることは，感音難聴者にとって部分的な解決に過ぎないのです。ここで仕事は半分果たされただけなのです。信号対雑音比すなわちSNRも増加させなければなりません。そうすることによって，有毛細胞に損傷がある人は暗騒音から音声を分離することが容易になります。臨床家はクライエントが暗騒音の中で音声を聞くときの経験を改善することに長らく集中して取り組んできました。今日，クライエントが暗騒音の中で音声を聴取することに昔から持つ困難さに対処する二つの方法とは，指向性マイクロホンとデジタル騒音抑制（DNR）です。

　この最後の章の目的は二つあります。最初は，指向性マイクロホンについてと，指向性マイクロホンがSNRを客観的に向上させる，したがって暗騒音下の音声の受聴を向上させる利点をもたらす方法について詳しく見ます。第二は，DNRの臨床における利点について詳しく見ます。これには多少の例外があり，DNRはクライエントが暗騒音の中で快

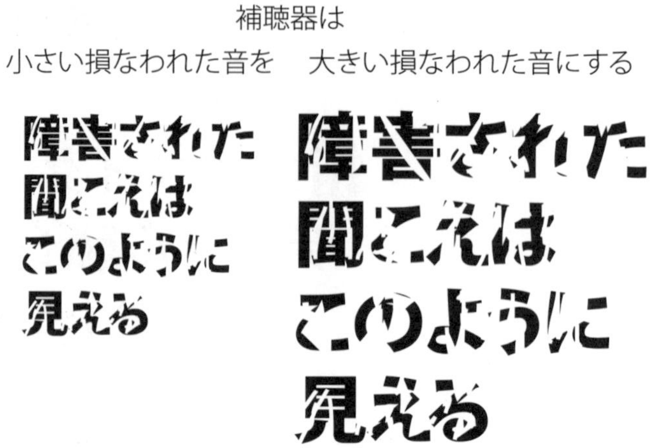

補聴器は
小さい損なわれた音を　大きい損なわれた音にする

図8-1 感音難聴者にとって可聴性を増大させることだけが小さい音を聴取する助けになるが，これは問題の一部のみを克服したに過ぎない。損傷された有毛細胞は周波数の解像度も悪く，すなわち互いに近い周波数間の弁別能力が低下する。これが感音難聴者がたとえ最良のコンプレッションの利く補聴器をかけても，暗騒音の中で音声を理解するのが一般に困難な理由の大部分を占める。可聴性の増大の他に，補聴器は騒音下の音声の問題にも対処しなければならない。

適に聞き取ることを主観的に強めていることが示されています。この章の最初に，指向性マイクロホンはDNRや他の音声強調技術よりも，騒音下の音声認識を向上させることを言っておかなければなりません（Levitt, 2001）。さらに，指向性マイクロホンとDNRの両方が一緒に働いて，暗騒音下での聞き取りの経験を改善させます。それぞれ異なった貢献を果たしているのです。

指向性マイクロホン

　多チャンネルやプログラム可能性の特徴のように，指向性マイクロホンはアナログ補聴器とデジタル補聴器の両方に見られます。今日のデジタル補聴器において，マイクロホンとレシーバ（スピーカ）は形式も機能もアナログであることが一般的です。デジタル補聴器の真にデジタルな部分は補聴器の内部のデジタル信号処理（DSP）にあり，そしてここにDNRのアルゴリズムが収まっているのです。この話題については後でさらに述べます。今のところは，指向性マイクロホンは一般的にアナログであると言っておけば十分でしょう。これらのアナログの要素が昨日のアナログ補聴器にも今日のデジタル補聴器にも使用されています。

　指向性マイクロホンはある時期よく出回っていました。それはおよそ50年前に軍隊で使用するために発明されました。約50年間存在していますが，それを収容する十分な「不動産」であるフェースプレートがあるBTEやITEに約20年間使用されてきました

(Preves, 1997)。著者は1980年代の半ばから後半にかけて，初期の指向性マイクロホンが付いているアナログBTEをクライエントにフィッティングしたのを思い出します。通例，補聴器は「指向性の」モデルとして注文しなければなりませんでした。多少の例外として，スイッチによって指向性をオンオフできるものがありました。

補聴器の指向性マイクロホンは，聞き手の前方からの音を他の角度から来る音に比較して大きく拾うことによって，SNRを増加させることを常に意図していました。指向性マイクロホンは音の方向の弁別の手助けをするものではなく，前面から来る音の強さを増加させるものでもありません。覚えておいてほしいのは，指向性マイクロホンが実際に行っていることは，前方から来る音に比較して後ろから来る音の強さを低下させることなのです。このようにして，指向性マイクロホンは音声に対するSNRを増加させることができます。

もちろん，聞き手の前から来る音は聞きたい語音であることを仮定しています。いつもそうだとは限りません。なぜなら信号（音声）と騒音の両方が前方から来ることもしばしばあるからです。この状況では，指向性マイクロホンは実際に良いとは言えないでしょう（Bray & Nilsson, 2000）。このように言うと，音声と競合する騒音の両方が同じ方向から来る場合は，指向性マイクロホンはSNRを増加させる効果がほとんどないでしょう。しかし基本的に，大切な音声が聞き手の前から発せられ，暗騒音が他の方向から来るのが望ましい状況です。

補聴器に用いられた指向性マイクロホンの第一世代はあまり受け入れられませんでした。主な理由はクライエントに望ましい恩恵を与えなかったからです。この問題に対するよく知られた例外は，フォナックのオーディオズーム（Audiozoom^{TM}）でした（Kuk, 1996）。これはアナログ補聴器で，その当時最高の指向性マイクロホンが付いていました。オーディオズームは数年のうち（1997年に最初のデジタル補聴器が登場した翌年）に来る指向性マイクロホンの再来を予測させるものでした。1992年に連邦公衆衛生局（FDA）の長官エバーレット・クープが，臨床試験に基づかない暗騒音下の聴取の向上を謳った補聴器の宣伝を禁止しました。オーディオズーム・システムの統計的に証明された成果により，フォナックは自らの製品が騒音下の音声の成績を実際に向上させるという広告を唯一行う権利を勝ち取りました。後になって，1997年のFDAの近代化法によって補聴器は異なる分類に移されて，騒音下の増幅された音声に対するどのような苦情についても以前は必要とされた厳しい手続きが取り除かれました（Mueller & Ricketts, 2005）。

Killion, Schulein, Christensen, Fabry, Revit, Niquette, & Chung（1998）は指向性マイクロホンに広くかかわっていて，困難な聴取状況でよく聞こうとして耳の後ろに手をあてがう「ローテク」による解決法が，古い指向性マイクロホンよりも助けになると述べました。さらに，その当時，製造業者の側で初期の指向性マイクロホンは自由にスイッチを入れたり切ったりできないという事実の深刻な見落としがありました（Preves, 1997）。

注意してほしいのは，Preves (1997) と Killion 他 (1998) が彼らの見解を公にした年が，最初のデジタル補聴器が1997年に出現した時をちょうど過ぎていたということです。デジタル補聴器のDNRは語音明瞭度を望まれたほど客観的に改善しませんでした。今や指向性マイクロホンがルネッサンス，復活を遂げる時でした。製造業者が最初のデジタルモデルに指向性マイクロホンを急いで付け加えるのを見るのはむしろ滑稽でもありました。1998年は指向性マイクロホンの第2の到来の年でした。指向性をデジタル時代に押し進めた有名なパイオニアはエティモテックリサーチ (Killion 他, 1998) によるITEのためのDマイク (D-MIC^{TM}) でした。

1990年代後半の指向性マイクロホンの人気の復活にはいくつかが関係しています。ユーザーがオンオフできることと，フルコンチャのITEで普通に使えるようになったことです。さらに，指向性マイクロホンを用いて暗騒音下で測定した音声の検査成績の改善が文献に広がり始めたことです (Killion, 1997a, 1997b; Killion 他, 1998; Preves, 1998; Roberts & Schulein, 1997)。感音難聴のクライエントの二つのニーズである，(1) 可聴性の増加と (2) SNRの増加が明確にされました。さらに，指向性マイクロホンはこれまで生産され，SNRを実際に増加させることが示されているので，条件にぴったりと合いました。

1990年代後半の低価格の第二世代の指向性マイクロホンの中には独自の問題を持つものがありました。大きさがかなり大きいことです。小さいITCにそれを入れ込むことは一つの挑戦でした。なぜなら最大の効果を出すために，指向性マイクロホンシステムの二つのポートすなわち入口は少なくとも10 mmは離さなければならなかったからです。この大きさが必要なことと，補聴器を小さくしたいという外見上の要求とは相容れないものでした。さらに，通常の無指向性マイクロホンと比較すると，低価格の指向性マイクロホンは内部雑音の量が比較的高かったのです。騒がしい状況では (指向性が最も有利になる場合ですが) マイクロホンの内部雑音はかき消されると言われましたが (Killion 他, 1998)，静かなところでは聞き手にその雑音が聞こえることがしばしばありました。

指向性マイクロホンの機能

マイクロホンは変換器です。すなわち，ある形から別のものへエネルギーを変換します。この場合は，音を電気に変えます。ところで，レシーバはマイクロホンと逆で，電気を音に再び変えます。実社会 (補聴器の世界以外) では通常，この種の装置は「スピーカ」と呼ばれています。いずれにしても，典型的な補聴器のマイクロホンでは，音がダイヤフラムをたたき，それによって音が電気に変換されます (図8-2)。しかし，音がダイヤフラムを反対側から同時にたたけばキャンセレーションが生じます。ダイヤフラムは振動することができず，マイクロホンはその仕事をすることができないでしょう。

マイクロホンの中で　　　　　　音が両面に同時にぶつかったら
音はダイヤフラムを動かす　　　　ダイヤフラムは動けない

音源　　ダイヤフラム　　　　音源　　ダイヤフラム　　音源

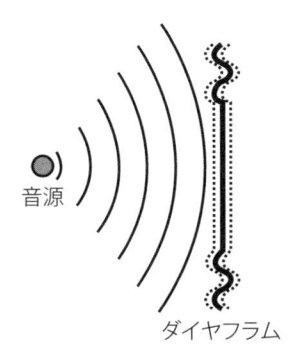

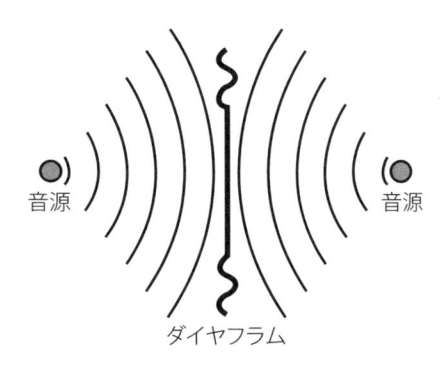

図 8-2　マイクロホンは変換器である。エネルギーをある形式から別の形式へ変化させる。この場合は音を電気に変える。入力する音はマイクロホンの内部でダイヤフラムを振動させることができなければならない。音が同時に反対方向からもダイヤフラムを振動させたら，キャンセレーションが生じてダイヤフラムは動けない。これが指向性マイクロホンの背景にある基本原理である。

　無指向性マイクロホンはマイクロホンへの入力音の入口つまりポートが概して一つです。指向性マイクロホンについて注意してほしい大切なことは，音の入口つまりポートが通常二つあることです (図8-3, 図8-4)。「後ろ」の入口には小さなフィルタが入っていることにも注意してください。そのフィルタによって入力音のスピードが落とされます。なぜなら音の流れに抵抗しているからです。最初に，音が聞き手の前から来るときに何が生じるか見てください (図8-3)。

　図8-3は，指向性マイクロホンの補聴器を装用している聞き手の前から音が入力している場合を示しています。入力音は指向性マイクロホンの前のポートから入り，ダイヤフラムを振動させて，残りの音が移動し……。では，音が聞き手の後ろから指向性マイクロホンに入る例を考えましょう (図8-4)。もう一度注意してほしいのは，後ろのポートつまり入口はその中にフィルタが入っていることです。後ろから入った音はまず後ろのポートに入り，フィルタによって速度が落とされます。残りの音は後ろのドアを通り越して，指向性マイクロホンの前のドアに入ります。後ろのドアにあるフィルタによって，音の流れがゆっくりになり，後ろと前の両方からの音がダイヤフラムを同時にたたきキャンセレーションが起こります。これが指向性マイクロホンの背景にある基本的な概念であり，前方以外の方向から来る音に対して，いかに感度が低下する傾向があるかを示しています。

　古くて安価な指向性マイクロホンは図8-3と図8-4に示すように，ダイヤフラムが一つとポートが二つからなる単純な構造をしていました。それに，二つのポート間の距離が10 mmは必要なので，小さなITEの補聴器ではそれをいつも決まって使用することがで

指向性マイクロホンの機能
音が**前**から来ると……

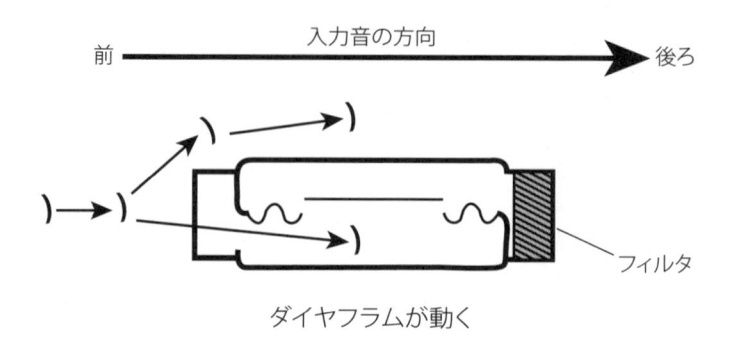

図8-3 指向性マイクロホンはポートの一つに遅延システムがある。この遅延システムは物理的なフィルタか，または電子的なものである。この図では，遅延がフィルタによって起こされる。前から来る音は指向性マイクロホンの前のポートから入り，ダイヤフラムを動かすことができる。

指向性マイクロホンの機能
音が**後ろ**から来ると……

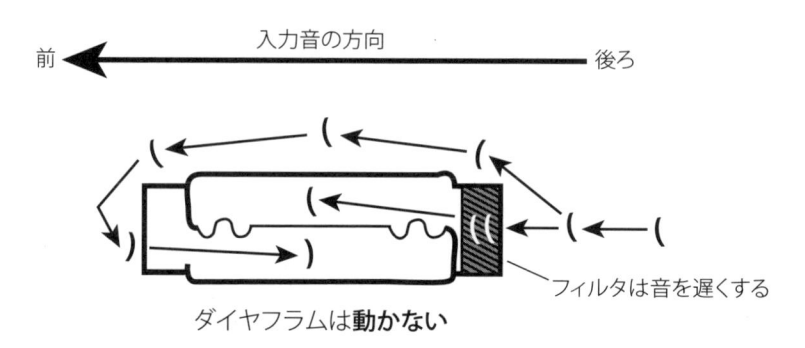

図8-4 後ろから来る音はまず指向性マイクロホンの後ろのポートに達する。フィルタがあるのでそれらの音は遅延される（スピードが落ちる）。残りの音はマイクロホンの前の入口に達する。後ろのポートのフィルタを通る遅延された入力音と，前のポートから来る入力音は同時にダイヤフラムの反対側に到達する。これが起こると，キャンセレーションが生じ，ダイヤフラムは動かない。

きませんでした。新しい（そして高価な）指向性マイクロホンは，並列に置かれた二つの個別の無指向性マイクロホンから構成されています。これら双子の無指向性マイクロホンは高級な補聴器にしばしば見られます。それらは時々「デュアル・マイクロホン処理」と呼ばれます（Thompson, 2003）。また，各二つのポートに到着する音の空間的遅延時間に頼るのではなく，デュアル・マイクロホン指向性システムでは電子的時間遅れを用いています（Mueller & Ricketts, 2000）。その結果，物理的な空間距離が効果を決定す

る要因ではなくなっています。またポートが二つある安価な単一マイクロホンに比べて，内部雑音が静かであることでも知られています。さらに，デュアル・マイクロホン処理をすることにより，指向性感度（「ポーラプロット」上で見る）を容易に調整することができます。これはアナログでもデジタル信号処理でも可能です (Thompson, 2003)。デジタル補聴器では，さらに進んだ指向性マイクロホンはポーラプロットの形を思い通りに変えることができます。高級なデジタル補聴器の「適応的な指向性」システムには，特定の聴取環境に応じてポーラプロットの形を自動的に変化させる付加的な特徴が提供されています。ポーラプロットと適応的指向性については後ほどさらに述べます。

　設計によって，指向性マイクロホンは低周波数をカットする傾向にあることも認めなければなりません（図8-5）。低周波数は波長が長く，高周波数の短い波長に比べて対象物の周りを回折します。その結果，どの機種の補聴器においても，指向性のあるものの周波数レスポンスは無指向性のものに比べて低周波数がカットされています。実際，指向性マイクロホンの二つのポートが10 mmよりも短い距離で隔てられると，マイクロホンの周波数レスポンスの低域のカットが増加する傾向があります (Thompson, 2003)。

　指向性マイクロホンシステムはその複雑性によって分類することができます (Dittberner, 2003)。単純な指向性マイクロホン（一つのダイヤフラムと二つのポート）と高

指向性マイクロホンと周波数レスポンス

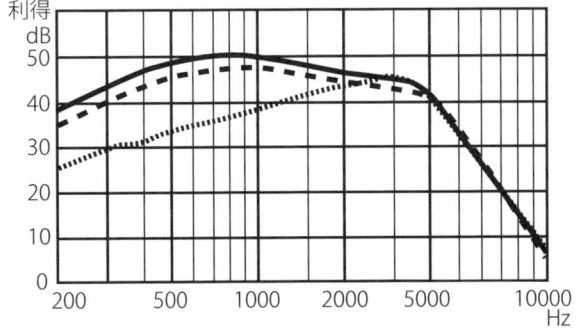

多くの指向性マイクロホンはさまざまな状態をとる

実線 • 無指向性
破線 • 無指向性のレスポンスと等しくした指向性
点線 • 低域をカットしたレスポンスを持つ指向性

図8-5　指向性マイクロホンは周波数レスポンスが低周波数で少し下がる傾向がある。これにより，補聴器の全体の出力周波数レスポンスも低下する。古くて安価な指向性マイクロホンでは，指向性の周波数レスポンスを無指向性の周波数レスポンスと等しくするように試みられた。このために高周波数で幾分かフィルタをかけるとともに，マイクロホンの全体の周波数レスポンスを上昇させて，無指向性マイクロホンの周波数レスポンスに最も合うようにした。しかし，こうすることで等しくされた指向性マイクロホンの内部雑音のレベルが上昇する傾向があった。

価で静かな指向性マイクロホン（並列に置かれた2個の別々の無指向性マイクロホンからなる）はどちらも第一次の指向性マイクロホンです。その理由はそれぞれがポートを二つ持っているからです。それらは単一の指向性マイクロホンです。第二次，第三次の指向性マイクロホンシステムは2個以上の指向性マイクロホンからなっており，一次の指向性マイクロホンよりも指向性がさらにたくさんあります。これらについてはこの章の後の方でさらに述べることにします。

指向性マイクロホンの測定法

　語音明瞭度にとって指向性マイクロホンが有利であることは，実験室での検査条件で非常に簡単に表すことができます。図8-6は四つのポーラプロットを示しており，あらゆる異なる方向から入ってくる音に対する固定マイクロホンの感度を説明しています。一般に，ポーラプロットは指向性感度のパターンを表します。図8-6のポーラプロットは理想的なもので，頭の陰影や音の回折などの実際の影響を含んでいません。これらの要因を含めると，その結果ポーラプロットは形がごつごつがたがたするでしょう（これは頭の側面にある耳に装用した補聴器の指向性マイクロホンで常に生じています）。

　無指向性マイクロホンのポーラプロットは丸く，あらゆる方向から来る音に対して感度が等しいことを示しています。換言すると，無指向性マイクロホンは他のどの方向から来る音に対しても感度がないのと同様に，前からの音に対しても感度がありません。指向性パターンの三つの異なるタイプが図8-6に三つのポーラプロットとして説明されています。これらはすべて聞き手の前から来る音に対して等しい感度がありますが，他の方向から来る音に対しては感度が同じではありません。

　どのポーラプロットについても，数値で定量化ができます。これは指向性指標（directional index, DI）として知られています。どのようなマイクロホンにおいてもDIは前面の音に対するその他のすべての方向からの音のマイクロホン感度の比です。前面の音が0°です。同じマイクロホンの相対的感度をそれぞれの方向角について計算します。マイクロホンが無指向性であればDIは0になりますが，それは他のすべての方向からの音に対する感度が等しいからです。しかし，実際は指向性マイクロホンは他の方向からの音に対する感度が低くなっています。

　図8-6のハートの上下を逆にしたように見える「カーディオイド」のポーラプロットを見てください。前から直接来る音に対する感度に比較して，このマイクロホンは後ろ（180°）からの直接音に対する感度が実際に30 dB低いのです。全360°についてすべての数値（デシベル）を加えて360で割ると，平均4.8 dBの値が得られます。これをマイクロホンの最高感度である0°からの音と比較します。ハイパーカーディオイドのポーラプロットの平均DI（約6 dB）はスーパーカーディオイドのポーラプロットの平均DI（5.8 dB）よりもわずかに良く，次にスーパーカーディオイドのポーラプロットはカーディオイド

8. 指向性マイクロホンとデジタル騒音抑制の臨床上での利点　207

**指向性マイクロホンの
ポーラプロット**

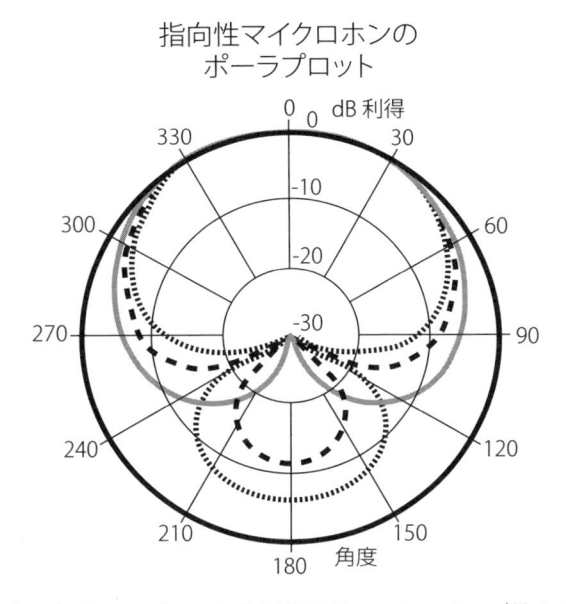

図8-6 理想化したポーラプロットを無指向性マイクロホン（最も広い外側の円）と，さまざまなタイプの指向性マイクロホンについて示している。丸いポーラプロットは無指向性マイクロホンのものである。無指向性マイクロホンはあらゆる方向（360°）から来る音に対して感度が等しいことを示している。このポーラプロットのDIは0である。その理由は，無指向性マイクロホンは他の方向から来る音と同じように，前面からの音に対しても感度がないからである。明るい灰色の実線はハートを逆にしたように見えるカーディオイドのポーラプロットを示している。後ろの丸い突出部分がいちばん小さい破線のポーラプロットは「スーパーカーディオイド」の指向性マイクロホンからのものである。残りの点線のポーラプロットは「ハイパーカーディオイド」指向性マイクロホンとして知られている。Preves (1997)によると，カーディオイドのマイクロホンはDIが4.8 dBで，スーパーカーディオイドの指向性マイクロホンはDIが5.7 dB，そしてハイパーカーディオイドの指向性マイクロホンはDIが6.0 dBである。もちろんDIは周波数など他の要因によっても異なる。

のポーラプロット（約4.7 dB）よりもわずかに良いDIをしています（Dittberner, 2003）。今日の補聴器の典型的な指向性マイクロホンはDIが約5～6 dBです。これは前方からの直接音はその他方向から来る音よりも，一般に約5～6 dB感度が高いことを意味します。

　図8-6に示したポーラプロットには周波数が示されていません。DIは周波数が異なると違うことに気付くことが大切です。なぜなら音声（いちばん重要な信号）はたくさんの異なった周波数からできているからです。さらに，音声を認識する手がかりは特定の周波数にあります。したがって，周波数によって重み付けを変えて与えることができます。これが図8-7に示した明瞭度指数（AI）です。この図は音声の音響的エネルギーを表す100個の点を付けたオージオグラムを示しています。各点は最適な音声認識をするために必要とされる音声の手がかりの1%に相当します（Mueller & Killion, 1990）。1000～4000

明瞭度指数

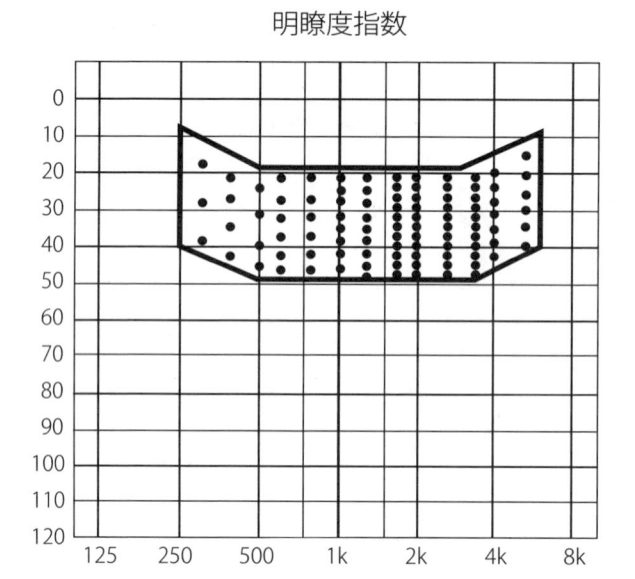

図 8-7 非増幅時の会話レベルの音声を典型的なオージオグラム上に描いている。聴取閾値より下にある点はその人にとって聞こえない音声を表しており，聴取閾値より上にある点は聞こえる音声を表している。非増幅時の音声の範囲にちょうど 100 の点があることに注意してほしい。各点は何が言われたかを理解するために必要な聞こえの手がかりの 1％に相当する。点を数えるオージオグラムは，音声の周波数領域に重み付けつまり重要度を割り当てる方法として用いることができる。点の密度が大きいのは 1000 Hz と 4000 Hz の間で，特に 2000 Hz 辺りが大きい。これは音声理解に必要な音声の手がかりのほとんどがこれらの周波数に見られることを意味している。これからすると，ポーラプロットやそれぞれの DI は重要度に異なった重み付けが与えられなければならない。たとえば，DI が 500 Hz で 5 dB は 2000 Hz で同じ DI であったとしても価値は同じではないだろう。出典：An Easy Method For Calculating the Articulation Index, (Figure 1, p.15), *The Hearing Journal*, 43(9), by Mueller, H. G., & Killion, M. C. (1990)

Hz の周波数に最も多くの点があり，したがって最も重み付けられていることは当然のことです。

　語音明瞭度に指向性マイクロホンが有利に働くことを，明瞭度指数を基にした指向性指標 (AI-DI) を用いて表すことができます。AI-DI は一桁のデシベル値で，指向性マイクロホンの全体的な効果を測定するために用いられます (Roberts & Schulein, 1997; Killion 他, 1998)。AI-DI はデシベルで表される音声を聴取するための SNR の改善を示し，その値だけ暗騒音が低下した場合の結果を表します (ER-44 D-MIC データシート, 1997)。個々の指向性マイクロホンの AI-DI は一般的に 0〜6 dB の値です。

　ここで例を見てみましょう。DI が 500 Hz で 5.5 dB，1000 Hz で 4.5 dB，2000 Hz で 4 dB，そして 4000 Hz で 3.5 dB の仮想の指向性マイクロホンを考えましょう。図 8-7 に示した明瞭度指数によると，さまざまな周波数で重み付けが異なります。500 Hz で 20％，1000 Hz

で23％,2000Hzで33％,そして4000Hzで24％です。各DIにそれぞれの重み付けの百分率を単純に掛け算すると,500Hzが1.1dB,1000Hzが1.04dB,2000Hzが1.32dB,そして4000Hzが0.84dBになります。これらの値を加算して,全体のAI-DIの4.3dBが得られます。

それではもう一度同じ練習をしてみましょう。しかし今度は各周波数のDIに等しい重み付けの25％を掛けて,重み付けられた結果を加算します。重み付けられた値を加算すると全体のAI-DIは4.375dBになります。諺に「飛ぶように走る馬に乗っている人は,違いが見分けられない」と言います。全体を見てください。すなわち単純に平均することで基本的な考えが得られそうなときは,各周波数のDIを個々に重み付けるという必然性をあまり強調しすぎてはいけません。

指向性マイクロホンの利点には「裏話」があります。聴力正常者が音声を50％正しく認識するためには,少なくとも音声が暗騒音と同じぐらいの強さであることが必要です (Killion, 1997a & b)。もちろん,50％の成績になるのに必要とされる実際のSNRは研究室によって違いがあります。音声信号の音響的な特徴と用いた雑音の種類によるのです。しかし,説明を簡単にするために,たとえば聴力正常者がある音声聴取課題を行うために,音声は暗騒音と同じ強さでなければならなかった (0dB SNR) と言っておきましょう。

蝸牛の有毛細胞が損傷し,その結果,軽度から中等度の感音難聴になると,音声を50％認識するためには,騒音に比べて音声のレベルがさらに5dB必要になります (Killion, 1997a & b)。さらに感音難聴の程度が進むと,同じ音声認識レベルに達するためにはさらにSNRが必要です。製造業者がその魔法の数である5dBのDIに到達することができるかもしれない指向性マイクロホンシステムを使用し始めたのはこのためです。

Killionが主に伝えたかったことは (1997a & b), 指向性マイクロホンは前方から来る語音に対してSNRをわずか (2～6dB) ですが増加させるということです。これはそれほどには思えないかもしれませんが,実際に次のことを考慮すると,すごいことなのです。暗騒音に対して音声が1dB増加するごとに,騒音下の音声認識は10％改善します。

この主張したことが実生活での聴取困難な状況では一貫して生じないことが後の測定で示されました (Walden, Surr, & Cord, 2003)。指向性の効果の測定は日常生活における厳しい聴取環境よりも,実験室の検査状況で良い結果が示されるのが普通です。これはたいていの実験室の検査環境 (防音室のような) では音声が0°の方向から提示され,雑音は他の方向に置かれたスピーカから提示されるのが普通だからです。Walden他 (2003) は雑音を発生するラウドスピーカをポーラプロットの「ヌル (ゼロ)」の位置に置くことに対して注意を発しています。ヌルはマイクロホンの感度の低下が最も大きいポーラプロットの大きなへこみのことです (図8-6)。指向性の利点が最大であるのは,信号 (音声) 源が聞き手の正面にあり,雑音源が明らかに異なる方向から来る場合なのです。

Ricketts (2003) によると，予測された成績の改善にばらつきが生じる要因として次のものがあります。広い周波数帯域にわたって指向性が良いマイクロホンは，そうでないものに比べて有利な傾向にあります。BTEの指向性は一般的にITEの指向性に類似しています。さらに，ベントの大きさも関係しており，ベントが大きければDIは低下します。これは指向性マイクロホンによって低域の強さが抑えられることなく漏れてしまうからです。DIの値にベントが影響するので，第3章で述べたオープンイヤーBTEのフィッティングに影響を与えます。

しかし，概して指向性は騒音下における音声の受聴成績を客観的に向上させます。Killion (1997a & b) の楽観的な指向性マイクロホンの利点を半分に差し引くとしても，音声が指向性で5dB増加することはその受聴成績を25％向上させることにはなり，決してけちな話ではないのです。

指向性マイクロホンの現状と将来

「適応的指向性」も市場で大成功しています (Dittberner, 2003)。これは今日の高級なデジタル補聴器によく見られる特徴で，デジタルアルゴリズムが内部の決定基準に基づいて指向性を変えたり調整したりしているのです。適応的指向性によっていくつかのことが可能になります。一つは聴取環境に合わせて無指向性と指向性を自動的に選択します。クライエントはこれら二つのモードを手動か自動で選択することができます。適応的指向性はまた，聴取環境に合わせて，さまざまな指向性のポーラプロットから自動的に選択することを可能にします。たとえば，騒音源が聞き手の真後ろにあることが分かったら，適応的指向性によってカーディオイドポーラプロット (図8-6参照) が最も選択されやすいでしょう。しかし，聴取環境によっては，他のポーラプロット (スーパーカーディオイド，ハイパーカーディオイド，それに双指向性) が自動的に選択されることもあるでしょう。デジタル補聴器によっては，適応的指向性がポーラプロットを自動的に変化させて「ヌル」(図8-6参照) がなるべく騒音源に当たるようにしているものもあります。

適応的指向性は一般的に高価で静かな指向性マイクロホンシステムを用いますが，並列に置かれた二つの無指向性マイクロホンから構成されています (この章の前の方でデュアル・マイクロホン処理について述べました)。二つの音が入力するポート間の物理的距離 (約10 mm) に依存している単純な指向性マイクロホンとは異なり，さらに進んだデュアル・マイクロホン指向性システムは，二つのポートのそれぞれに到着する音で電子的に作られる時間遅れに基づいています。このような高級な指向性マイクロホンでは，デジタル補聴器のアルゴリズムによる適応的指向性によって，二つの無指向性マイクロホン間の位相と周波数の最適なマッチングが自動的に行われます。これによって一度形成されたポーラプロットを損なうことがあるマイクロホンの「ドリフト」を防ぐことができ，最適な指向性を維持します (Thompson, 2003)。適応的指向性システムが実際に騒音下の音

声の成績を改善させるかどうかを見守っていかなければなりません (Walden 他, 2003)。

注目すべき新しい開発がごく最近, 適応的指向性において行われました。それがソニックイノベーションズによるイノーバ (Innova™) という製品のディレクショナル・フォーカス (Directional Focus™) です。先ほど述べた特徴に加えて, ディレクショナル・フォーカスは競合する騒音の方向を二つのマイクロホンの位相差に基づいて定位し, その音の利得を低下させます。このように聞き手の前面から来ない音に対するマイクロホンの感度を低下させるだけでなく, 増幅器自体の利得の低下も慎重に行っているのです。利得の低下 (6 dB まで) は競合する騒音の方向によります。一般に, 音が側面から後ろにあるときにさらに減衰されます。ディレクショナル・フォーカスはソニックイノベーションズが供給したDNRのアルゴリズムとは実際にまったく別のデジタルアルゴリズムです (この章の後の方でさらに述べます)。このアルゴリズムは, ソニックイノベーションズのDNRのアルゴリズムが組み込まれていない可能性のある低価格の補聴器に理論的には用いることができるでしょう。

通常の指向性マイクロホンにディレクショナル・フォーカスを付加することによって, AI-DIは二桁のかなり大きな数字になるでしょう。しかし2003年の新しいANSI S3.22の規格 (Frye, 2005) では, DIを確定するときにどのような適応的なアルゴリズムも用いることを禁じています。ディレクショナル・フォーカスのこの適応的な特徴は, 新しいイノーバ補聴器の指向性を検査する際には切っておかなければなりません。しかし最終的な分析で, この新しい形式の適応的指向性を試し, 騒音の中でどれだけ上手く働くかを教えてくれるのはクライエントではないでしょうか。

前に述べたように, 二次, 三次の指向性システムはだんだんと一般化してきています。「アレイ・マイクロホン」という用語が, これらの指向性マイクロホンシステムについて語るときにしばしば使われます (Dittberner, 2003)。アレイ・マイクロホンは「ビームフォーミング」の期待を背負っています。これは恐らく高級な指向性マイクロホンに付加される特徴になるでしょう。ビームフォーミングは三つ以上のポートを持つ指向性マイクロホンの配列です。ビームフォーミングは, 二次と三次の指向性マイクロホンによって可能となりますが, よりいっそう指向性を強め前方からの入力音にしっかりと焦点を当てることによって, 指向性マイクロホンシステムのDIを増加させます。換言すると, ビームフォーミングはマイクロホンシステムを音に対する望遠鏡, あるいは指向性のトンネルのように働かせます。遠隔操作のペン型のビームフォーミング装置によって, FMによる通信が可能な補聴器を考えてみてください。聞き手は騒がしい部屋でテーブルに座りながら, 聞きたい方向にペンを向けることによって会話に入ることができるのです。ビームフォーミングによって, 最も大きく聞こえるのはペンを向けられた人の声になるでしょう。考えてみると, FMシステムそのものが「たいへん素晴らしい」指向性マイクロホンのようでもあります。それは補聴器を話し手の唇まで運ぶように動作するのでSNR

が上昇します。

　ビームフォーミングはすでに利用されています。シーメンスのトリアーノ (Triano^{TM}) はマイクロホンのポートを三つ用いた最初のデジタルのBTEでした。頭に浮かぶ他の二つの例は，フォナックのマイクロズーム (Microzoom^{TM}) とオーティコンとバーナフォン，それにスターキのレクサス (Lexis^{TM}) です。これらのシステムはBTEと「ブート」で接続するように構成されており，指向性マイクロホンの配列は少なくとも三つの入力音ポートから構成されています。FMシステムの送信機のように，マイクロホンを話し手の首の回りに付けたり，あるいは聞き手に近いテーブルの上に置くこともでき，聞き手が聞きたい方向を指示することもできます。送信機は特定の方向からの入力音にビームフォーミングの焦点が当たるように調整します。この音がFMラジオ波を介して聞き手のBTEに固定されているブートに送られます。これらの製品によってDIを約7〜8 dBに上昇させることができます。

　指向性マイクロホンは聴覚障害者にとってSNRを増加させる一つの方法として基本的に理解されています。指向性マイクロホンは損傷を受けた蝸牛の有毛細胞の問題に対処する一つの方法と考えることができます。恐らくこの問題を乗り越えることは不可能でしょう。損傷した蝸牛を修復することも，デジタル技術によって目標となる音声から騒音を除くこと (次の節でさらに論じる) も不可能でしょう。しかし，暗騒音より音声を意図的に強くすることによって，クライエントはそれらを容易に分離することができるようになるのです。これを指向性マイクロホンが行っています。地理的なアナロジーで説明すると，指向性マイクロホンは危険なナイヤガラの滝をボートで渡る必要性を回避する一つの方法と考えることができ，障害物を迂回して航行するために平行して走る (ウェランド, Welland) 運河を提供しています。

デジタル騒音抑制

　音声から暗騒音を除去することがデジタル補聴器の主な長所であるとしてしばしば宣伝されてきました。クライエントは一般に騒音抑制を報じる医療関係の新聞広告に目を留めます。指向性マイクロホンと比べて，DNRは暗騒音を扱う方法としてはかなり新しくしかも高価です。また一般には説明が不十分で，十分に理解されていません。誰もがDNRを求めています。考えてみましょう。補聴器に関する三つの主な苦情に，暗騒音とフィードバック，そして閉塞効果があります。音声から暗騒音を除去することがデジタル補聴器の有望な特徴としてしばしば宣伝されてきました。デジタル補聴器だけがこの特徴を持っています。さらにもう一つ，Schum (2003) は騒音抑制を用いたのは補聴器が最初ではないと指摘しています。軍や遠隔通信の会社もそれを用いてきました。

　正直言って，音声から暗騒音を実際に標本化して除去すなわちサブトラクションすることは，どんなデジタル補聴器でも現在できる範囲を超えていることを強調せざるをえま

せん。暗騒音が背景の音声のざわめきのように定常的でない場合は，特にそれが当てはまります。数チャンネルあるデジタル補聴器は音声からかけ離れたものとして定常的な雑音を標本化することはできますが，変動している暗騒音を区別して除去するためには，デジタル補聴器の多くが現在採用しているよりも多くのチャンネル数が必要でしょう。第3章で述べたように，音声は振幅と周波数が時間によって絶えず変化する信号です。音声から暗騒音を除去するためには，今日補聴器で一般に用いられているよりも多くのチャンネル数を必要とします。その理由は音声と騒音が混じり合っている周波数領域が非常に狭いからかもしれません。細かな抽出を行うためには，今日のDSPの能力で可能なよりもさらに「細かい歯のくし」のようなものが必要です。さらに，音声と騒音の標本化は1秒間に高い割合のものを用いる必要があります。音節の終わりと始まりの間に標本化された騒音はどんなものでも抽出することができますが，このように雑音を除去してしまうと，同時に目標となる音声の弁別やカテゴリ化に最も重要な手がかりも知らないうちにいくつか除去してしまうことがあるかもしれません。必要とされるDSPの計算能力と，目標となる音声から背景の音声のざわめきを標本化する速さは，外耳道の中（あるいは耳の後ろ）に収まる小さなコンピュータチップには容易に収まりきらないのです。

今日のデジタル技術は暗騒音の中にある音声の問題を解決する可能性が高く，すなわち，騒音の抑制や減衰を行います。これはアナログ回路よりもDSPによって容易になされます。なぜならばデジタル補聴器は暗騒音が最も多いチャンネルの利得を積極的に低下させることができるからです。ところでどんなチャンネルにおいても，DNRのアルゴリズムは音声と雑音の両方を低下させてしまいます（赤ん坊が風呂の水と一緒に流されてしまうのです！）。これでは確かに騒音下の音声の認識は客観的に向上しません（指向性マイクロホンと同じようには）。しかし別の何かを達成しています。DNRはクライエントが騒音下で聞き取る際の主観的な快適性を高めることができるのです。

DNRの臨床上の利点

第7章でデジタル騒音抑制の基本的な働きを見ました。ここではその臨床上の利点について調べることにします。そうすることで，デジタル騒音抑制が指向性マイクロホンの利用とどのように異なり補っているかをより深く理解できます。DNRの核心は適材適所にあります。中心となる問題は，音声から騒音を除去することは「言うは易し行うは難し」だということです。音声と騒音は相互に密接にからみ合っています。デジタル騒音抑制は騒音を除去することですが，しかし同時に音声の手がかりも除去する傾向があります。音声の受聴がDNRによってどれだけ改善されたかを宣伝する代わりに，製造業者は騒音抑制のアルゴリズムによっていかに音声理解が損なわれないか，低下しないかを記述したり宣伝したりする方が望ましいのではないでしょうか。繰り返しますが，違う側面を強調すべきです。

学んだことを振り返ってみれば，音声知覚の不思議さと同時に今日のDNRが不完全なことがはっきりするでしょう。図8-8は三つの音節，「バ」「ダ」「ガ」のスペクトルの分析を示しています。二つの唇をくっつけて「バ」を作り，舌先を前歯の後ろのでこぼこの隆起部に付けることによって「ダ」を作り，舌の後ろを口の天井に強く押し付けることによって「ガ」を作ります。横軸は時間を示し，縦軸は周波数を示し，そして太い帯域はこれらの音節を発するときの声道の共鳴であるホルマントを示します。注意してほしいのは，いちばん低い共鳴つまりホルマントが三つの音節それぞれで同じであるということです。またいちばん下のホルマントの先端部の小さなポイントが同じであることにも注意してください。これらのポイントは遷移部で，似通った音の音節の違いを決定するのに役立つ小さいけれど重要な音声の手がかりです。

それでは第2つまり高い周波数のホルマントを見てみましょう。これらのホルマントも音節間で周波数が似ています。ここに示した三つの音節の音響的な違いを作っているのは高周波数ホルマントのわずかな遷移部なのです。「バ」の音を「ダ」のようにしたい場合は，その第2ホルマントの遷移部をいくらか切り取ればよいのです。「バ」の音節の高いホルマントの遷移部の先端を徐々に切り取ってみましょう。これら二つのホルマン

スペクトログラム上の重要な音声の手がかり

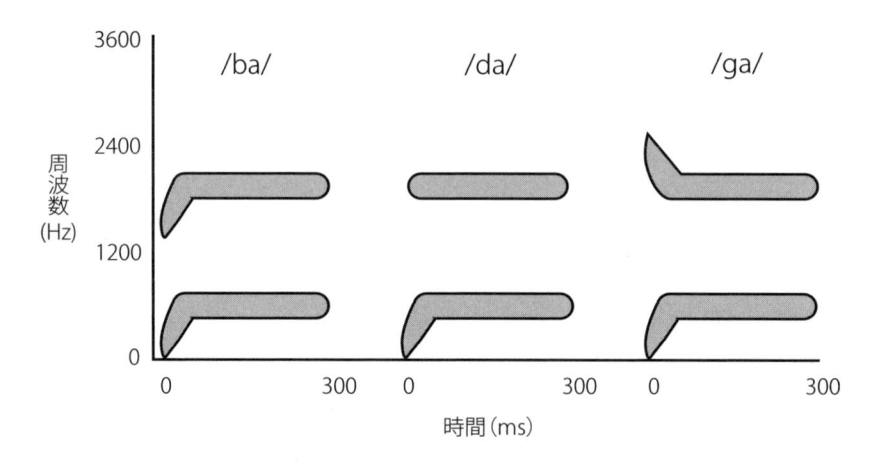

図8-8 スペクトログラムは音の周波数，強さ，そして時間の三次元を表示する。図の太いバーは/ba/，/da/，/ga/の三つの音節を発したときに作られる声道の共鳴（ホルマント）である。三つの音節のそれぞれについて示された二つの共鳴が同じ周波数で生じていることに注意してほしい。それぞれを他と区別する唯一の音響的な特徴が，/ba/と/ga/の第2以上の共鳴に現れる小さなしっぽ（ホルマント遷移部）である。どの音節についても（たとえば/ba/)，この遷移部の段階的なわずかな変化は，ある段階を過ぎるまで，異なった音節（たとえば/da/）の知覚を生じさせない。その段階を過ぎると，別の音節のみが（たとえば/da/）聞こえてくる。換言すると，我々がわずかな段階的な変化を聞かないのは，これらのわずかな変化を通常は生成しないからである。我々は/ba/か/da/のどちらかを話している。

トを鳴らせば，まだ「バ」が聞こえます。さらにちょっと切り取って二つのホルマントを鳴らしても，まだ「バ」が聞こえます。さらにちょっと切り取ると，今度は「ダ」が聞こえます。

　音声知覚の運動理論 (Denes & Pinson, 1993) によると，「バ」と「ダ」の間の遷移部の音が聞こえない理由は，それらを身体的に発声できないからです。より詳しく述べると，「バ」と「ダ」の生成の中間の音声の動きを身体的に作れないのです。それを「範疇的知覚」と呼んでいます。その中間に何かが聞こえると考えると，それをすぐにある範疇か別の範疇にまとめてしまいます。おそらく，犬や猫は「バ」と「ダ」の間の遷移部を聞くことができますが，これらの音節を話したりしゃべったりする我々にはできないのです。日本人が「r」と「l」の識別が困難であることを考えてみてください。これは，日本語ではそれらの音を生成したり区別したりしないのが普通だからです。

　いずれにしても，ここでの目的は音声知覚それ自体を論じることではありません。しかしDNRのアルゴリズムによって暗騒音を抑制する際に，これらちっぽけでもたいへん重要な音響的遷移部を風呂の水と一緒にいとも簡単に流してしまうかもしれないことを理解することはたいへん重要です。

　図8-9は同じことを別の見方から示したものです。どちらの図も小さな縦方向の点を組み合わせて示したものです。実際，それらを見ると会話音声のレベルで話された文章の

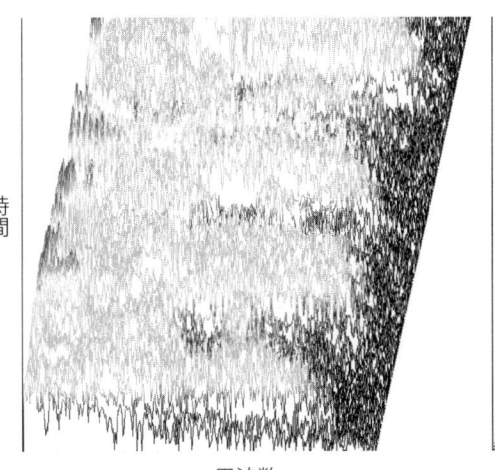

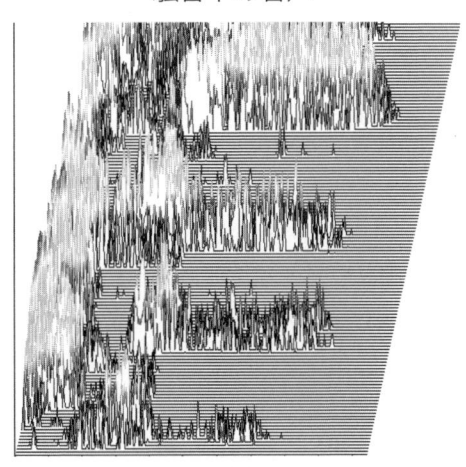

図 8-9　どちらの図においても，縦軸は時間を表し，横軸は周波数を表す。人間の音声の中で，生成される最も強い音は低周波数の母音と有声子音である。それに対して，無声子音は比較的周波数が高く，強さが弱い。左側に見えるスパイクは高く，右側に見えるスパイクは低い。静かなときの音声を左の図に示す。騒音下の音声を右の図に示す。騒音は黒い横線で描かれており，背の低いスパイク (弱い語音) をおおっている。

エネルギーについて視覚的に理解することができます。縦軸は時間で，横軸は周波数であり，点の高さは強さを示しています。音声の低周波数（各図の左側の高いスパイク）にほとんどのエネルギーがあり，一方，音声の高周波数（各図の右側の低い点）ではエネルギーが最も少なくなっています。想像を幾分働かせると，点を結んだものは海に向かって下る木のはえた山並みのように実際に見えます。左の図は静かなときにしゃべった音声のサンプルを示しています。右の図は暗騒音を伴った同じ音声サンプルを示します。再び，低い平原や谷を満たす洪水を想像します。デジタルの「魔法の杖」がどのようにして絵の中に入り込み，木を傷つけることなく雑音のすべてを取り去ろうとしているのか，質問するに違いありません。このシナリオはDNRが遭遇する困難や挑戦の視覚的なアナロジーと考えることができます。

　DNRのアルゴリズムは実際，人工知能の一種です。DNRは基本的に補聴器に入力する音の特徴を分析することによって働きます。入力音を標本化し，その標本が雑音の範疇か音声の範疇かどちらに入るかを判定します。第7章ですでに述べたように，雑音と判定されれば，補聴器はそれが感知されたどのチャンネルでも一時的に利得を約5〜20 dB低下させます。

どうして単チャンネルのデジタル補聴器にはDNRがないのか

　どうして単チャンネルのデジタル補聴器が通常手に入らないのか不思議に思った人はいないでしょうか。恐らくその理由は，デジタル補聴器技術は高級な多チャンネルアナログ補聴器の技術を超えるものと考えられており，時間を後戻りすることは無意味なことであったのでしょう。しかし他にも理由があるかもしれません。DNRに関してこれまで述べたことを覚えておいて，DNRが単チャンネルのデジタル補聴器でどのように動くかについて考えてみましょう。図8-10は入力音声の音を増幅する利得周波数レスポンスが広い，仮想上の単チャンネルのデジタル補聴器です。語音は強さが異なりますが（第2章で見たように），ここでは説明のために利得はどの周波数もかなりフラットです。

　それでは暗騒音が登場したと想像してください。そしてDNRのアルゴリズムが動き始めます。全体の周波数レスポンスについて利得が単純に約5〜20 dB低下します。このように単純に利得が低下してしまうと，まるで利得調整器を単に下げてしまったかのようになります。これでは暗騒音の中で音声の受聴や理解は改善しないでしょう。

　そこで，図8-11に示す仮想の多チャンネルデジタル補聴器について考えます。そのDNRのアルゴリズムは，それぞれどのチャンネルにおいても個々にそして独立に働くと考えます。騒音が再び登場したと想像してください。このデジタル補聴器においては，DNRが非常に狭い周波数バンドで働きます。その結果，利得を不必要に低減することは少なく，増幅された音声信号へのマイナスの影響が少なくなります。しかし，まだ音声の聴取が客観的に向上したとは言い難い状況です。多チャンネルデジタル補聴器の騒音抑制の

単チャンネルによる騒音抑制は
すべての音声周波数にわたって利得を下げることになる

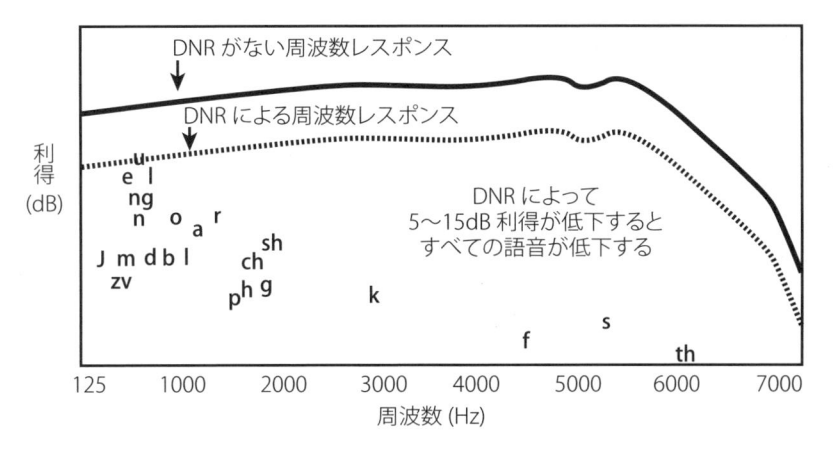

図8-10 DNRは単チャンネルのデジタル補聴器にはないのが普通である。なぜなら補聴器の全体の周波数範囲にわたって，利得全体を減衰させるだけだからである。これは単にVCを落すことと同じである。

複数のチャンネルによる騒音抑制は
狭い周波数範囲の利得を下げることになる

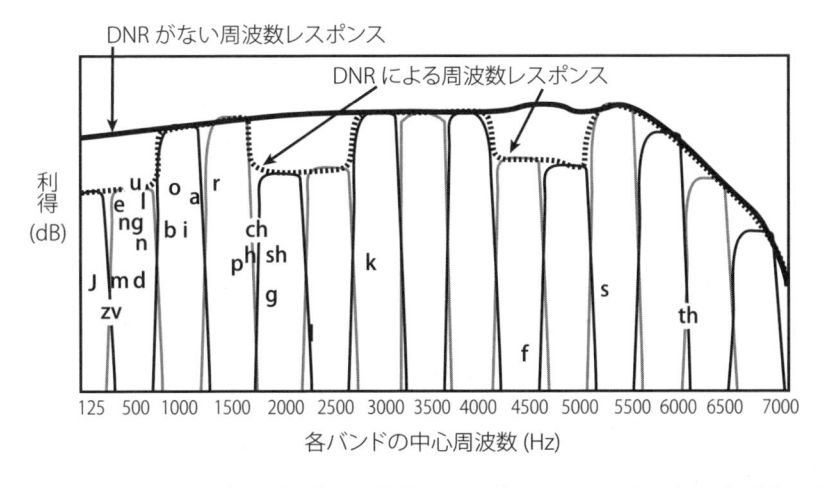

図8-11 DNRをデジタル補聴器の複数の周波数バンドのそれぞれで使用すると最も効果的である。複数の周波数バンドがあると，各バンドの帯域が比較的狭くなる。騒音がどれか一つのバンドで感知されると，利得がそれに応じて低下する。その結果，単チャンネルのデジタル補聴器で生じるよりも全体の利得の低下が少なくなる。

効果を推測するいちばん良い方法は,単チャンネルデジタル補聴器で同じことを行うより,増幅された音声信号を損傷や破壊する程度が低いということなのです。DNRを投資目的で車を購入することと考えると,あなたがお金を失うか失わないかの問題ではなく,むしろいかに早くお金をなくすかの問題になります。

著者の知識によると,ソニックイノベーションは音声に重み付けされた定常的な暗騒音の中で,音声の受聴がわずかですが客観的に向上した唯一のデジタル補聴器の製造業者です (Bray & Nilsson, 2000; Mueller & Ricketts, 2003)。しかし,補聴器の卓越した製造業者であるリサウンドは,かつて自社のDNRの宣伝において,それを上手に表現していました。騒音下の音声の受聴を最適にする挑戦は「……音声への影響を最小にすること」であると。

指向性マイクロホンとDNRをチームとして

従来から,指向性マイクロホンは暗騒音下の音声の認識を客観的に向上させ,一方DNRは暗騒音下の聴取の快適性を主観的に高めるものであると言われてきました。指向性マイクロホンを頭 (あるいは科学) と考えれば,DNRを心 (あるいは芸術) と考えることもできるでしょう。それらは一緒に,チームとしてうまく働くと解釈することができるのではないでしょうか (Venema, 1999)。

しかし,二つのうちDNRはかなり高価な選択です。徹底して指向性マイクロホンが高価な補聴器に普及しているのを見ることはたいへん興味ある (また同時に当惑させられる) ことです。多くの補聴器の特徴とそれぞれの価格について調べていたPunch (2001) は,指向性マイクロホンと高級な補聴器との結びつきが一貫して強いことを見いだしました。Kochkin (1993) によると,暗騒音の問題は補聴器を引き出しにしまいこんでしまう主な理由です。2001年のアメリカオージオロジー学会の呼び物の大きなセッションで (Laurel Christensen, Todd Ricketts, Victor Bray, Wouter Dreschler, それと著者が指向性マイクロホンとデジタル騒音抑制の特徴と臨床上の利点について発表を行いました),著者はコッキン氏が製造業者は高価な最上級の補聴器のために指向性マイクロホンをとっておくように常に見えるのかはどうしてかと質問したのを思い出します。彼の意見に私も同意せざるをえません。指向性マイクロホンはそれを搭載できるあらゆる補聴器に標準的な特徴として日常的に組み込まれる時が多分来ているのです。

デジタル騒音抑制と比較して,指向性マイクロホンは暗騒音の問題を比較的簡単に解決することができます。さらに,低価格の補聴器に組み込むことができます (Venema, 2001)。この章の前の方で述べたように,指向性の臨床上の利点が繰り返し示されています。暗騒音に比べて音声の強さを増加させる装置 (指向性) はどれでもエンドユーザーに膨大な利点をもたらすことができるのです。

デジタル補聴器が定着することは明らかです。さらに,高級なデジタル補聴器は特殊

な特徴や利点をたくさん含ませることができることを臨床家に説明する必要はありません。しかし，今日のデジタル補聴器に数千ドルを支払えないあるいは支払いたくない何百万人もの消費者にとって，低価格なデジタル補聴器に単純な指向性マイクロホンが含まれることは，我々の産業にとって素晴らしい成功をもたらす可能性があるのではないでしょうか。補聴器の製造業者が現在生じている動向について真剣に考えているということを臨床家に示すことになるでしょう。指向性を安価なアナログ補聴器の標準的な特徴にすることは，価格の低いデジタル製品を強化し販売を促進する良い方法にもなるのではないでしょうか。

　製造業者がこのステップを取ったならば，先進技術を低価格で選択できるものとして指向性を大胆に宣伝することによって，はっきりと表明することを希望します。こうすると，製造業者は顧客や常識のある消費者を驚かせるかもしれません。恐らく指向性はそれを含ませることができる補聴器すべてで，単なるオプションではなく標準の特徴になるべきです。製造業者や聴覚医療の専門家が返品を少なくし，より多くの聴覚障害者に届けたいと願うのであれば，低価格で単チャンネルのアナログ補聴器に指向性マイクロホンを付ける必要があります。最近の技術の進歩により補聴器が複雑化し，時には手に負えないくらいに達しています。多少とも効果的で単純なものが気分をほっとさせてくれるでしょう。

要約

- 指向性マイクロホンは古い技術で，今日に至るまで絶えず発展してきた。指向性マイクロホンは前方の音に最も敏感で，他の方向から来る音には感度が下がる。

- 指向性マイクロホンは信号（音声）が前から来て，騒音が他の方向から来ると，SNRを増加させる傾向がある。これが暗騒音下の音声理解をしばしば客観的に向上させる理由である。

- デジタル補聴器は音を数すなわちデジタルの情報に変える。これらの数値を「アルゴリズム」と呼ばれる長い命令の組み合わせによって操作することができる。数値がありとあらゆる方法で操作されるという事実によって，DSP補聴器はアナログ補聴器よりも異なる聴取環境に柔軟で適応的である。

- デジタル補聴器は通常，プログラムが可能で多チャンネルである。三つ以上のチャンネルを持っていることがしばしばである。固定的コンプレッションと動的コンプレッションの多くの形式を組み合わせている。エクスパンションとDNRも備えている。

- DNRは騒がしい環境で，主観的な聴取の快適性を高めることが知られている。聞き手はVCをあまり調整する必要がない。

- 指向性マイクロホンはSNRを客観的に向上させ，科学あるいは頭と考えることができる．DNRは主観的な快適性を増加させ，芸術あるいは心と考えることができる．それらは合わせて，デジタル補聴器でチームとして上手く働く．

復習問題

1. この本のアプローチによると，補聴器は次の二つのことをしなければならない．
    a. 騒音下の音声受聴の改善と，騒音下の快適な聴取の強化
    b. 可聴性を上げることと信号対雑音比（SNR）の向上
    c. 補聴器の選択の範囲をふやすこととコストを下げること
    d. 進行波の増幅と鋭敏化

2. 指向性マイクロホンが最初に発明されたのは＿＿＿＿である．
    a. 1998年で，DNRが出現したすぐ後
    b. 1960年代
    c. 約50年前，軍によって
    d. 以上に該当せず

3. 指向性マイクロホンは
    a. 騒音下での主観的な聴取の快適性を強化する
    b. SNRを客観的に向上させる
    c. 聞き手の音の方向定位を補助する
    d. デジタル補聴器のみにある

4. 指向性マイクロホンは，音声と騒音が＿＿＿＿ときに働きが一般に良くない．
    a. 同じ強さである
    b. 反対の方向から来る
    c. 同じ方向から来る
    d. 以上に該当せず

5. 指向性マイクロホンの人気が一般的に復活したのは＿＿＿＿である．
    a. 1998年，DNRが出現したすぐ後
    b. 1960年代
    c. 1980年代
    d. 約50年前，軍によって

6. 指向性のポーラプロット自体には＿＿＿＿が欠けている．
    a. 強さ
    b. 位相
    c. 周波数

d. デシベル

7. 音声理解のために最も重要な可聴周波数は＿＿＿である。

　a. 500 Hz
　b. 1000 Hz
　c. 2000 Hz
　d. 4000 Hz

8. DNRは次のように知られている。

　a. 騒音下での主観的な聴取の快適性を強化する
　b. SNRを客観的に向上させる
　c. 聞き手の音の方向定位を補助する
　d. 単チャンネルのデジタル補聴器に見られる

9. DNRは一般に＿＿＿である。

　a. デジタル補聴器における低価格なオプション
　b. 指向性マイクロホンよりも高価な特徴
　c. 音声から騒音を除去する効果的な方法
　d. SNRを向上させる効果的な方法

10. Kochkin (1993) によると，補聴器を拒否する最も大きな単一の理由は＿＿＿である。

　a. 過度な暗騒音
　b. 過度な閉塞効果
　c. 過度なフィードバック
　d. 以上に該当せず

【推薦図書】

Mueller, G., & Ricketts, T. (2005). Digital noise reduction: Much ado about nothing? *The Hearing Journal*, 58(1): 10–17.

Walden, B., Surr, R., & Cord, M. (2003). Real-world performance of directional microphones hearing aids. *The Hearing Journal*, 56(11): 40–47.

【引用文献】

Bray, V., & Nilsson, M. (2000). Objective test results support benefits of a DSP noise reduction system. *The Hearing Review*, 7(11): 60–65.

Bray, V., & Nilsson, M. (2001). Additive SNR benefits of signal processing features in a directional hearing aid. *The Hearing Review*, 8(12): 48–51, 62.

Denes, P., & Pinson, E. (1993). *The speech chain* (2nd ed). New York: W. H. Freeman and Company.

Dittberner, A. (2003). What's new in directional-microphone systems? How does it help the user? *The Hearing Journal*, 56(4): 10–18.

ER-44 D-MIC data sheet. (1997). Etymotic Research, 61 Martin Lane, Elk Grove Village, IL 60007.

Frye, G. (2005). Understanding the ANSI standard as a tool for assessing hearing instrument functionality. *The Hearing Review*, 12(5): 22–27.

Killion, M. C. (1997a). "I can hear what people say, but I can't understand them." *The Hearing Review*, 4(12): 8–14.

Killion, M. C. (1997b). The SIN report: Circuits haven't solved the hearing-innoise problem. *The Hearing Journal*, 50(10): 28–34.

Killion, M. C., Schulein, R., Christensen, L., Fabry, D., Revit, L., Niquette, P., & Chung, K. (1998). Real-world performance of an ITE directional microphone. *The Hearing Journal*, 51(4): 24–38.

Kochkin, S. (1993). MarkeTrac III identifies key factors in customer satisfaction. *The Hearing Journal*, 46(4): 36–37.

Kochkin, S. (2001). 私信.

Kuk, F. K. (1996). Real-world consumer satisfaction with a user-controlled, multimicrophone communication system. *Hearing Instruments*, 47(1): 24–28.

Levitt, H. (2001). Noise reduction in hearing aids: a review. *Journal of Rehabilitation Research and Development*, 38(1): 111–121.

Mueller, H., & Killion, M. C. (1990). An easy method for calculating the articulation index. *The Hearing Journal*, 43(9): 14–17.

Mueller, H., & Ricketts, T. (2000). Directional-microphone hearing aids: An update. *The Hearing Journal*, 53(5): 10–19.

Mueller, G., & Ricketts, T. (2005). Digital noise reduction: Much ado about nothing? *The Hearing Journal*, 58(1): 10–17.

Preves, D. (1997, July). Directional microphone use in ITE hearing instruments. *The Hearing Review*, 4(7): 21–27.

Punch, J. (2001). Technologic and functional features of hearing aids: What are their relative costs? *The Hearing Journal*, 54(6): 32–44.

Ricketts, T. (2003). How fitting, patient, and environmental factors affect directional benefit. *The Hearing Journal*, 56(11): 31–39.

Roberts, M., & Schulein, R. (1997). *Etymotic research. Objective measurement of the intelligibility performance of hearing aids*. Based on paper presented at the 103rd Convention at the Audio Engineering Society in New York City, September 26–29, 1997.

Schum, D. (2003). Noise reduction via signal processing: (1) Strategies used in other industries. *The Hearing Journal*, 56(5): 27–32.

Thompson, S. (2003). Tutorial on microphone technologies for directional hearing aids. *The Hearing Journal*, 56(11): 14–21.

Venema, T. (1999). Three ways to fight noise: Directional microphones, DSP algorithms, and expansion. *The Hearing Journal*, 52(10): 58–62.

Venema, T. (2001). Directional microphones for low-end hearing aids. *The Hearing Journal*, 54(10): 48.

Walden, B., Surr, R., & Cord, M. (2003). Real-world performance of directional microphone hearing aids. *The Hearing Journal*, 56(11): 40–47.

付録A

補聴器アンプのクラスA，B，D，H：Cクラスはどこに？

今日のデジタル補聴器はクラスDアンプを使用するのが普通で，さらにクラスDアンプは昨日のアナログ補聴器の場合のように，アンプとレシーバの両方を含んでいません。クラスDアンプについて以下でさらに述べます。ここからは読者の参考のために，アンプの講義概要を記述します。

アナログ（デジタルでない）補聴器の場合，アンプを分類する最も基本的な方法は，どのように増幅するかつまり利得を与えるかについて分析することです。アンプのクラスは，補聴器の特徴が作られる基本的な構成のことです。補聴器がリニア利得かコンプレッションかはアンプのクラスとは関係がありません。リニア補聴器あるいはコンプレッション補聴器の回路の根底に，そのアンプが属するクラスがあるのです。

補聴器アンプのそれぞれのタイプつまりクラスは，リニアかコンプレッションかのどちらかです。たとえば，多くの補聴器製造業者の特性シートはクラスAのリニア，クラスAのコンプレッション，クラスDのリニア，クラスDのコンプレッション，クラスDのWDRCなどを使用している補聴器を示すために用いていました。WDRCはWDRC回路としてクラスDとKアンプ（KAmp^{TM}）が通常組み合わされていましたが，クラスDのアンプとレシーバで作られていました。

クラスAアンプは最も古いアナログのアンプのタイプです。最も低価格でもあります。必要とされる利得が中程度である限り，クラスAアンプの歪は低いです（Longwell & Gawinski, 1992）。クラスAアンプのいちばんの問題は，入力音を増幅するしないにかかわらず，常に電池の電力を使用することです。クラスAアンプはしたがって，最も効率の良い補聴器アンプではありません。

クラスAアンプが電池の電力を常に消費する理由は，レシーバのダイヤフラムを中間の位置に保っておくために，電池からのバイアス電流を必要とするからです。補聴器のレシーバはその前にある回路部分から音を受け取り，音を聞き手の外耳道に送り出す所です。レシーバのダイヤフラムは前後に振動し，そうする中で回路の電気的なエネルギーを聞き手のために音に変換あるいは変化させます。ダイヤフラムは中間の位置から両側に自由に振動できるためには，中間の位置を保持していなければなりません。これをするのに必要な電力は補聴器のスイッチが入っている間，電池から入手します。もしダイヤ

フラムが振動するときに中間の位置にないと，レシーバの壁の端に当たり，ピーククリッピングや歪が生じます。

クラスBアンプはクラスAアンプが背中合わせに二つくっついているようなものです。その結果，クラスAアンプよりも大きいことがしばしばです。クラスBアンプの二つの動的な部分は，それぞれ交互に生じる音信号の両側に働きます。クラスBアンプの動作が等しくしかも反対なので，レシーバのダイヤフラムは中央の位置で静止します。バイアス電流は必要ありません。クラスBアンプはクラスAアンプより大きな利得と出力を供給することができます。その理由は補聴器の電池の全電圧がダイヤフラムの動きの各側面の揺れに投入されるからです。ダイヤフラムはそれで前後の動きを大きくすることができます。クラスBアンプがしばしば「プッシュプル」アンプと呼ばれる理由と，高出力補聴器と関係がある理由がここにあります。

ダイヤフラムを中央に保持するのにバイアス電流を必要としないので，クラスBアンプはクラスAアンプよりも電池の消耗が効率的です。補聴器に何も音が入ってこないときは，クラスBアンプは電力をあまり消費しません。電池の消耗が増加するのはアンプを通る信号が増えるときのみです。

クラスCは高周波数ラジオ送信機に見られる非常に効率の良いアンプのクラスを表しています。この種のアンプは補聴器の回路にはまったく適していないので，用いられていません。クラスCにはコンプレッションがありません。

アナログ補聴器では，クラスDアンプは補聴器のレシーバに統合されているところが特別です。実際に，クラスDアンプは小さなクラスAアンプが補聴器のレシーバ内にパルス幅変調機とともに搭載されています。高周波数パルスが入力音の信号と結合されて，その結果，変調パルスになります。この変調パルスが四つのスイッチの開閉を制御し，レシーバに流れる電流を制御します。二つのスイッチは電流の正の部分を通し，あと二つのスイッチは電流の負の部分を通します。最初に述べたとおり，クラスDアンプは今日のデジタル補聴器に一般に用いられています。

クラスDアンプはたいへん効率が良く，電池の電力の消耗が比較的抑えられています。クラスBアンプと同じように，ダイヤフラムを中央の位置に保持するためにバイアス電流を必要としません。実際，いくらかの電力がクラスDアンプの操作中に電池に戻って来ます。クラスDアンプの電池の全電圧はダイヤフラムの交互の揺れに半分ずつ投入されます。これによってクラスBアンプと同じように利得と出力が増加します。補聴器のクラスDアンプの他の利点は歪が少ないことと，高周波数強調が伸びていることです。これらによって聞き手に音質の向上をもたらします (Longwell & Gawinski, 1992)。

クラスHアンプが補聴器に比較的新しく加わりました。実際はクラスAアンプに特別な回路が付け加わったものです。付加された回路で，入力音の強さによってクラスAアンプのバイアス電流を調節します。入力音が増加するとバイアス電流（ダイヤフラムを

中間の位置に保つために必要とされる）も増加します。クラスHアンプは効率が良く，その理由はクラスBやクラスDアンプのように，その電池の電力の消費が入力音のレベルと補聴器が仕事をするのに実際必要とする電流に依存しているからです。

【引用文献】

Longwell, T. F., & Gawinski, M. J., (1992). Fitting strategies for the 90s: Class D amplification. *The Hearing Journal*, 45(0): 2–5.

付録B

復習問題の解答

第1章

1. b 2. c 3. a 4. d 5. a 6. d 7. c 8. b 9. c 10. d

第2章

1. c 2. a 3. b 4. a 5. b 6. c 7. a 8. d 9. b 10. d

第3章

1. b 2. a 3. d 4. b 5. a 6. b 7. b 8. a 9. c 10. d

第4章

1. c 2. a 3. c 4. c 5. d 6. a 7. c 8. d 9. b 10. a

第5章

1. a 2. a 3. c 4. d 5. b 6. a 7. a 8. c 9. a 10. b
11. c 12. b 13. c 14. 50 dB 15. 105 dB SPL 16. 45 dB
17. 70 dB 18. 141 dB SPL 19. 142 dB SPL 20. 35 dB

第6章

1. d 2. d 3. d 4. c 5. b 6. b 7. b 8. b 9. a 10. d

第7章

1. b 2. a 3. c 4. b 5. a 6. d 7. a 8. c 9. d 10. d

第8章

1. b 2. c 3. b 4. c 5. a 6. c 7. c 8. a 9. b 10. a

訳者あとがき

　本書は2006年に出版された "Compression for Clinicians, 2nd Edition" の邦訳です。著者が本文でも触れているように，デジタル補聴器の核心がコンプレッションにあることから，原書ではコンプレッションを題名に用いていますが，邦題ではあえて直訳をしませんでした。内容が補聴器に関する周辺領域の聴覚の生理・病理から始まり，音響学，音声科学，音響心理学の知識を総動員して，核心となるデジタル補聴器やコンプレッション，フィッティングまでを，一人の著者が比較的コンパクトにまとめ上げた意欲的な著作ではないかと思います。本書の初版が執筆された当時，著者はカナダにある補聴器メーカにオージオロジストとして勤務していました。現在はカナダのトロント郊外で補聴器技能者の養成を行っています。本書には様々な補聴器メーカや補聴器が登場しますが，極めて中立な立場からそれらについて率直な意見が述べられています。

　デジタル補聴器のフィッティングについて書かれた本が日本ではまだ数少ない中で，本書には著者の補聴器に関する長年の知識と経験が詰まっています。著者は日ごろから補聴器フィッティングの臨床活動や研修活動に携わっており，我々補聴器に色々な立場からかかわっている者に対して，熱きメッセージが伝わってきます。本書が補聴器の臨床にかかわっておられる方たちに少しでも参考になるところがあれば幸いです。補聴器を聞こえに合わせるだけのフィッティングに終わるのではなく，その背景にあるデジタル補聴器の働きや聴覚のメカニズム，音声の特徴などについても興味を持っていただくきっかけになることを期待しております。

　本文では患者という言葉を避けて「クライエント」という語を用いました。専門用語については『新版音響用語辞典』（日本音響学会編著）や『聴覚医学会用語集』（日本聴覚医学会編）に準拠しましたが，この分野の発展が目まぐるしいこと，ほとんどが海外からの輸入概念であることなどにより，定訳がなく片仮名書きが多くなってしまいました。和訳については英語索引を参照していただきたいと思います。細心の注意を払って翻訳したつもりですが，訳者の思い込みや勘違い，知識不足から意味の通らない文章になっているところがあるかもしれません。忌憚のないご批判をお願いします。

　本書を出版するにあたり，海文堂出版の岩本登志雄氏をはじめ編集部の方々に大変お世話になりました。記してお礼申し上げます。

平成20年8月　訳者記す

英語索引

【A】

adaptive compression
⇒ 適応的コンプレッション　*132*
adaptive directionality ⇒ 適応的指向性　*210*
adaptive dynamic range optimization (ADRO)
⇒ 適応的ダイナミックレンジの最適化
177–178
AGC ⇒ AGC　*102*
algorithm ⇒ アルゴリズム　*159*
analog hearing aids
⇒ アナログ補聴器　*158–159*
array microphones
⇒ アレイ・マイクロホン　*211*
articulation index (AI) ⇒ 明瞭度指数　*207*
articulation index-based directivity index (AI-DI) ⇒ 明瞭度指数を基にした指向性指標　*208*
attack time ⇒ アタックタイム　*128*
audibility ⇒ 可聴性　*83*
Audiozoom ⇒ オーディオズーム　*201*
automatic feedback reduction
⇒ 自動フィードバック抑制　*169–172*
automatic gain control (AGC)
⇒ 自動利得制御　*102*
automatic signal processing (ASP)
⇒ 自動信号処理　*120*
automatic volume control (AVC)
⇒ 自動音量制御　*130*
average detection ⇒ 平均検出　*132–134*

【B】

band ⇒ バンド　*163*
band splitting ⇒ バンド分割　*163*
basilar membrane ⇒ 基底膜　*4*
bass increase at low levels (BILL)
⇒ 低レベルでの低域強調　*120–122*
beam forming ⇒ ビームフォーミング　*211*
behind-the-ear (BTE) styles ⇒ 耳かけ形　*50*
Berger half-gain ⇒ バーガーのハーフゲイン　*58*

body-style hearing aids
⇒ ポケット形補聴器　*49*
bony labyrinth ⇒ 骨迷路　*2*
breathing (pumping) perception
⇒ 呼吸する（上下する）感覚　*129*

【C】

cardioid directional microphone
⇒ カーディオイド指向性マイクロホン　*206*
categorical perception ⇒ 範疇的知覚　*215*
channel ⇒ チャンネル　*163*
circum-aural headphones
⇒ 耳覆い形イヤホン　*26, 79*
closed platform
⇒ クローズドプラットフォーム　*161–162*
cochlea ⇒ 蝸牛　*1–6*
cochlea dead spots
⇒ 蝸牛死滅域　*23–26, 27–29, 35–38*
comodulation ⇒ 共変調　*188*
completely-in-canal (CIC) styles ⇒ CIC　*50*
compression ⇒ コンプレッション　*97–140*
cookie-bite SNHL ⇒ 谷型の感音難聴　*31*
curvilinear compression
⇒ カーブリニア・コンプレッション　*102*

【D】

desired sensation level (DSL) fitting method
⇒ DSLフィッティング法　*74–83, 86–90*
DigiFocus ⇒ デジフォーカス　*121, 130, 132, 134, 167, 177, 190*
digital architecture
⇒ デジタルアーキテクチャ　*163–169*
digital hearing aids
⇒ デジタル補聴器　*157–197*
digital noise reduction (DNR)
⇒ デジタル騒音抑制　*181–188*
digital signal processing (DSP)
⇒ デジタル信号処理 (DSP)　*141*

digitally programmable
　⇒ デジタルプログラマブル　*141*
directional index (DI) ⇒ 指向性指標　*206*
directional microphones
　⇒ 指向性マイクロホン　*200–212*
directionality ⇒ 指向性　*210*
DSP ⇒ DSP　*141*
dual-microphone processing
　⇒ デュアル・マイクロホン処理　*204*
dynamic range
　⇒ ダイナミックレンジ　*67, 69–72*

【E】
effective audibility ⇒ 効果的な可聴性　*85*
VIII nerve fibers ⇒ 第八神経線維　*12*
endolymph ⇒ 内リンパ　*2*
equal loudness contours
　⇒ 等ラウドネス曲線　*71*
expansion ⇒ エクスパンション　*179–181*

【F】
fast Fourier transform (FFT)
　⇒ 高速フーリエ変換 (FFT)　*167*
FDA Modernization Act ⇒ FDA近代化法　*201*
feedback reduction
　⇒ フィードバック抑制　*169–172*
finite impulse response (FIR)
　⇒ 有限インパルス応答 (FIR)　*165*
FIR filters ⇒ FIRフィルタ　*165–167*
fitting methods
　⇒ フィッティング法　*43–65, 90–92*
Fletcher-Munsen curves
　⇒ フレッチャー-マンソンの曲線　*71*
fluttering perception ⇒ ばたばたする感じ　*129*
formants ⇒ ホルマント　*214*
frequency band ⇒ 周波数バンド　*163*
frequency-dependent compression (FDC)
　⇒ 周波数依存のコンプレッション　*120, 154*
frequency domain FFT
　⇒ 周波数領域FFT　*166*
frequency responses ⇒ 周波数レスポンス　*106*

【G】
group delays ⇒ 群遅延時間　*167*

【H】
half-gain ⇒ ハーフゲイン　*57–59*
harmonics of speech ⇒ 音声の高調波　*188*
hearing aid ⇒ 補聴器　*16–18*
hearing aid amplifiers
　⇒ 補聴器アンプ　*223–225*
hearing aid formula ⇒ 補聴器の公式　*100*
helicotrema ⇒ 蝸牛孔　*4*
hereditary cochlear dead regions
　⇒ 遺伝性の蝸牛死滅領域　*25*
high-cut trimmers
　⇒ ハイカットトリマ　*147–148*
high-frequency dead spots
　⇒ 高周波数死滅域　*30*
HL ⇒ HL　*71*
hypercardioid directional microphone ⇒ ハイパーカーディオイド指向性マイクロホン　*206*

【I】
in situ testing ⇒ インシチュー検査　*162*
in-the-ear (ITE) styles ⇒ 耳あな形　*50*
inner hair cells (IHCs) ⇒ 内有毛細胞　*6–7*
input compression
　⇒ 入力コンプレッション　*103, 105–107*
input level dependent compression
　⇒ 入力レベル依存のコンプレッション　*154*
input-output graphs ⇒ 入出力図　*99–103*
insert headphones ⇒ 挿入形イヤホン　*26, 79*
insertion gain ⇒ 挿入利得　*86*
ipsilateral masking ⇒ 同側マスキング　*26*

【K】
KAmp ⇒ Kアンプ　*111, 132*
kneepoint ⇒ ニーポイント　*100–103*
Koop, Everett ⇒ エバーレット・クープ　*201*

【L】
lattice filter ⇒ ラティスフィルタ　*166, 168*
level-dependent frequency response (LDFR)
　⇒ レベル依存の周波数レスポンス　*120*
Libby one-third-two-thirds gain
　⇒ リビーの3分の1, 3分の2利得　*60*
linear compression
　⇒ リニアコンプレッション　*102*
linear hearing aids ⇒ リニア補聴器　*52–54*

loudness growth
⇒ ラウドネスの増加　*69–74, 116*
loudspeaker ⇒ スピーカ　*202*
LTASS
⇒ 長時間平均音声スペクトル (LTASS)　*74*
Lybarger's half-gain rule
⇒ ライバーガーのハーフゲイン法　*57*

【M】
membranous labyrinth ⇒ 膜迷路　*2–3*
microphone location effect (MLE)
⇒ マイクロホンの位置効果　*80*
Microzoom ⇒ マイクロズーム　*212*
middle ear ⇒ 中耳　*5*
millisecond ⇒ ms　*165*
minimal audibility curve ⇒ 最小可聴曲線　*71*
mirroring the audiogram
⇒ オージオグラムのミラーリング　*55–57*
moderate reverse SNHL
⇒ 中等度の低音障害型感音難聴　*28–29*
motor theory of speech perception
⇒ 音声知覚の運動理論　*215*
MPO ⇒ 最大出力音圧 (MPO)　*53, 100*
Multi-Focus ⇒ マルチフォーカス　*121, 132*
multi-kneepoint input/output functions
⇒ 複数のニーポイントのある入出力関数
175–176

【N】
NAL fitting method
⇒ NALフィッティング法　*60*
NAL-NL1 ⇒ NAL-NL1　*83–90*
NAL-R ⇒ NAL-R　*60–61*
NAL-RP ⇒ NAL-RP　*61*
notch filters ⇒ ノッチフィルタ　*170–171*
nulls ⇒ ヌル (ゼロ)　*209*

【O】
Occam's razor ⇒ オッカムのかみそり　*193*
off-frequency hearing ⇒ 離調聴取　*29*
olivo-cochlear bundle ⇒ オリーブ蝸牛束　*7*
omuni-directional microphone
⇒ 無指向性マイクロホン　*203, 206*
open fit hearing aids
⇒ オープンフィットの補聴器　*50–51*

open platform
⇒ オープンプラットフォーム　*161–162*
organ of Corti ⇒ コルチ器　*6*
oto-acoustic emissions ⇒ 耳音響放射　*5*
outer hair cells (OHCs)
⇒ 外有毛細胞　*6–7, 10–14*
output compression ⇒ 出力コンプレッション
103, 104–105, 106–107
output limiting compression ⇒ アウトプット・
リミッティング・コンプレッション
113–115, 116
oval window ⇒ 卵円窓　*4*

【P】
peak clipping ⇒ ピーククリッピング　*125*
peak detection ⇒ ピーク検出　*130*
perilymph ⇒ 外リンパ　*2*
petrous portion of temporal bone
⇒ 側頭骨の錐体部　*2*
phase cancellation
⇒ 位相キャンセレーション　*171, 182*
phon curves ⇒ フォン曲線　*71*
POGO method ⇒ POGO法　*59*
polar plots ⇒ ポーラプロット　*205–207*
precipious high-frequency SNHL
⇒ 高音急墜型感音難聴　*29–31*
presbycusis ⇒ 老人性難聴　*15–16*
probe tube (real-ear) microphone measures
⇒ プローブチューブ (実耳) マイクロホン測定
79–80
processing time delay ⇒ 処理時間の遅れ　*167*
psycho-physical tuning curves
⇒ 心理物理学的同調曲線　*12*
pumping perception ⇒ 上下する感覚　*129*
push/pull amplifiers
⇒ プッシュプルアンプ　*224*

【Q】
quantization ⇒ 量子化　*159*

【R】
real-ear (probe tube) test equipment
⇒ 実耳 (プローブチューブ) 検査装置　*80*
real-ear-aided gain ⇒ 実耳装用利得　*86*
real-ear-to-coupler difference (RECD)

⇒ 実耳とカプラの違い　79–80
real-ear-to-dial difference (REDD)
　⇒ 実耳とダイヤルの違い　79–80
Reissner's membrane ⇒ ライスネル膜　2
release time ⇒ リリースタイム　128–129
reverse SNHL ⇒ 低音障害型感音難聴　28–29
round window ⇒ 正円窓　4
roving notch filters
　⇒ ロービングノッチフィルタ　171

【S】
sampling rate ⇒ サンプリングレート　159–160
scala media ⇒ 中央階　3–4
scala tympani ⇒ 鼓室階　3–4
scala vestibuli ⇒ 前庭階　3–4
second-order directional microphone
　⇒ 第二次の指向性マイクロホン　206
Senso ⇒ センソ
　52, 134, 167, 176, 181, 188–189
severe precipitous high-frequency SNHL
　⇒ 高度の高音急墜型の感音難聴　29–31
single broad band masking noise
　⇒ 単一の広帯域マスキングノイズ　26
single-channel digital hearing aids
　⇒ 単チャンネルデジタル補聴器　216–218
slope ⇒ 傾斜　146
SNR ⇒ 信号対雑音比　193
soft noise squelch ⇒ ソフトノイズスケルチ　176
soft squelch ⇒ ソフトスケルチ　175
spectral enhancement ⇒ スペクトル強調　183
spectral subtraction
　⇒ スペクトルのサブトラクション　182, 184
speech enhancement ⇒ 音声強調　188
speech-in-noise problem
　⇒ 騒音下の音声の問題　46–49
speech-o-gram ⇒ スピーチ・オ・グラム　86
speech synthesis ⇒ 音声合成　183
SPL-o-gram ⇒ SPL・オ・グラム　75–77
stereocilia ⇒ 不動毛　6
super-cardioid directional microphone ⇒ スーパーカーディオイド指向性マイクロホン　206
suprathreshold fitting methods
　⇒ 閾値上のフィッティング法　67
syllabic compression
　⇒ 音節コンプレッション　131–132

symmetrical dead regions
　⇒ 死滅領域の左右対称性　25
synchrony detection ⇒ 同期性検出　188

【T】
TEN test ⇒ TEN 検査　23, 26–27
third-order directional microphone
　⇒ 第三次の指向性マイクロホン　206
threshold kneepoint (TK) control ⇒ スレッショルド・ニーポイント (TK) コントロール
　109–110, 110–113, 152–153
time delay ⇒ 時間遅れ　167
time domain FIR ⇒ 時間領域 FIR　166
time domain lattice filter
　⇒ 時間領域ラティスフィルタ　168
TK control ⇒ TK コントロール
　109–110, 110–113, 152–153
transducers ⇒ 変換器　159
traveling wave ⇒ 進行波　4, 7–14, 24
treble increases at low levels (TILL)
　⇒ 低レベルで高域強調　120–122

【U】
UCL ⇒ ラウドネスの不快レベル (UCL)　58
unity gain ⇒ 統一利得　152
upward spread of masking
　⇒ 上行性マスキング　9, 12, 24

【V】
volume control (VC) ⇒ 利得調整器　103
von Bekesy, George
　⇒ ジョージ・フォン・ベケシー　7–10

【W】
wide dynamic range compression (WDRC)
　⇒ ワイド・ダイナミック・レンジ・コンプレッション (WDRC)　113, 115–122, 124–128

【Z】
0 dB hearing level (HL)
　⇒ 0 dB 聴力レベル (HL)　71

日本語索引

【あ】
ITE 50
RECD 79–80
REDD 79–80
アウトプット・リミッティング・コンプレッション 113–115, 116
アタックタイム 128
アナログ補聴器 159
アルゴリズム 159
アレイ・マイクロホン 211

【い】
閾値上のフィッティング法 67
位相キャンセレーション 171, 182
遺伝性の蝸牛死滅領域 25
インシチュー検査 162

【え】
AGC 102
AVC 130
FDA近代化法 201
FDC 120, 154
FFT 167
FIRフィルタ 165–167
HL 71
LDFR 120
LTASS 74
MLE 80
MPO 53, 100
SNR 193
SPL・オ・グラム 75–77
エアー 51
エクスパンション 179–181
エバーレット・クープ 201

【お】
オージオグラムのミラーリング 55–57
オッカムのかみそり 193
オーディオズーム 201
音の知覚（有毛細胞の死滅領域) 37–38
オープンフィットの補聴器 50–51
オープンプラットフォーム 161–162
オリーブ蝸牛束 7
音質の低化 168
音声強調 188
音声合成 183
音声知覚の運動理論 215
音声の高調波 188
音声の強さ 186
音節コンプレッション 131–132

【か】
外有毛細胞（OHC) 6–7, 10–14
外リンパ 2
蝸牛 1–6
蝸牛孔 4
蝸牛死滅域 23–26, 27–29, 35–38
可聴性 83
可聴性の問題 45–46
カーディオイドのポーラプロット 206
カーブリニア・コンプレッション 102

【き】
基底膜 4
共変調 188

【く】
クラスAアンプ 223
クラスBアンプ 224
クラスCアンプ 224
クラスDアンプ 224
クラスHアンプ 224
クローズドプラットフォーム 161–162
群遅延時間 167

【け】
Kアンプ　111, 132
傾斜　146

【こ】
高音急墜型感音難聴　29–31
効果的な可聴性　85
高速フーリエ変換 (FFT)　167
鼓室階　3-4
骨迷路　2
コルチ器　6
コンプレッション　97–140
　BILL　120–122
　TILL　120–122
　TK コントロール　109–110, 110–113, 152–153
　WDRC　113, 115–122, 124–128
　アウトプット・リミッティング　113–115, 116
　アタックタイム　128
　音節　131–132
　カーブリニア　102
　組み合わせ　122–128
　固定的側面と動的側面の相互作用　134–135
　自動音量制御　130
　周波数レスポンス　106
　従来の制御　108–109
　出力　103, 104–105, 106–107
　適応的　132
　デジタル組み合わせ　172–178
　動的な側面　128–134
　入出力図　99–103
　入力　103, 105–107
　ピーク検出　130
　平均検出　132–134
　利得調整器 (VC)　103
　リニア　102
コンプレッションに基づいたフィッティング法　67

【さ】
最小可聴曲線　71
最大出力音圧 (MPO)　53, 100
サンプリングレート　159–160

【し】
CIC　50
耳音響放射 (OAE)　5
時間遅れ　167
時間領域 FIR　166
時間領域ラティスフィルタ　168
指向性　210
指向性指標 (DI)　206
指向性マイクロホン　200–212
　AI-DI　208
　DI　206
　DNR と一緒に　218–219
　機能　202–206
　指向性　210
　測定法　206–210
　第一世代　201
　第二世代　202
　適応的　210
　デュアル・マイクロホン処理　204
　ビームフォーミング　211
　ポーラプロット　205–207
　明瞭度指数 (AI)　207
　歴史的概観　200–202
実耳 (プローブチューブ) 検査装置　80
実耳装用利得　86
実耳とカプラの違い (RECD)　79–80
実耳とダイヤルの違い (REDD)　79–80
自動音量制御 (AVC)　130
自動信号処理 (ASP)　120
自動フィードバック抑制　169–172
自動利得制御 (AGC)　102
死滅領域の左右対称性　25
周波数依存のコンプレッション (FDC)　120, 154
周波数バンド　163
周波数レスポンス　106
従来のコンプレッション制御　108–109
出力コンプレッション　103, 104–105, 106–107
受動的なトリマ　147
上行性マスキング　9, 12, 24
ジョージ・フォン・ベケシー　7–10
症例研究
　DSL フィッティング法 (水平型感音難聴)　82
　DSL フィッティング法 (谷型の軽度–中等度感音難聴)　81

TEN 検査 (高音漸傾型感音難聴)　*33*
TEN 検査 (高度–重度感音難聴)　*34*
TEN 検査 (正常聴力)　*32*
処理時間の遅れ　*167*
信号対雑音比 (SNR)　*193*
進行波　*4, 7–14, 24*
心理物理学的同調曲線　*12*

【す】
スーパーカーディオイドのポーラプロット　*206*
スピーカ　*202*
スピーチ・オ・グラム　*86*
スペクトル強調　*183*
スペクトルのサブトラクション　*182, 184*
スレッショルド・ニーポイント (TK) コントロール　*109–110, 110–113, 152–153*

【せ】
正円窓　*4*
0 dB 聴力レベル (HL)　*71*
センソ　*52, 134, 167, 176, 181, 188–189*
前庭階　*3–4*

【そ】
騒音下の音声の問題　*46–49*
挿入形イヤホン　*26, 79*
挿入利得　*86*
側頭骨の錐体部　*2*
ソフトスケルチ　*175*
ソフトノイズスケルチ　*176*

【た】
第一次の指向性マイクロホン　*206*
第二次の指向性マイクロホン　*206*
第三次の指向性マイクロホン　*206*
ダイナミックレンジ　*67, 69–72*
第八神経線維　*12*
谷型感音難聴　*31*
単一の広帯域マスキングノイズ　*26*
単チャンネルデジタル補聴器　*216–218*

【ち】
チャンネル　*163*
中央階　*3–4*

中耳　*5*
中等度の低音障害型感音難聴　*28–29*
聴覚障害
　高度の高音急墜型の感音難聴　*29–31*
　損傷された有毛細胞　*14–18*
　谷型の感音難聴　*31*
　中等度の低音障害型の感音難聴　*28–29*
　老人性難聴　*15–16*
長時間平均音声スペクトル (LTASS)　*74*

【て】
DI　*206*
DSL フィッティング法　*74–83, 86–90*
DSP　*141*
TEN 検査　*23, 26–27*
　旧版　*31*
　高度の高音急墜型感音難聴　*29–31*
　症例研究　*32–35*
　新版　*38*
　中等度の低音障害型感音難聴　*28–29*
TILL　*120–122*
TK コントロール　*109–110, 111–113, 152–153*
低音障害型　*9*
低音障害型感音難聴　*28–29*
低レベルで高域強調 (TILL)　*120–122*
低レベルで低域強調 (BILL)　*120–122*
適応的コンプレッション　*132*
適応的指向性　*210*
適応的ダイナミックレンジの最適化 (ADRO)　*177–178*
デジタルアーキテクチャ　*163–169*
デジタル信号処理 (DSP)　*141*
デジタル騒音抑制 (DNR)　*181–188*
　位相キャンセレーション　*171, 182*
　音声強調　*188*
　音声合成　*183*
　指向性マイクロホンと一緒に　*218–219*
　スペクトル強調　*183*
　スペクトルのサブトラクション　*182, 184*
　単チャンネルデジタル補聴器　*216–218*
　デジタル補聴器　*184–197*
　臨床上の利点　*213–216*
デジタルプログラマブル　*141*
デジタル補聴器　*157–197*

ADRO　177–178
FFT　167
FIRフィルタ　165–167
　アーキテクチャ　163–169
　アナログ補聴器と対比して　158
　インシチュー検査　162
　エクスパンション　179–181
　オープンプラットフォームとクローズドプラットフォーム　161–162
　音声強調　188
　コンプレッションのデジタル組み合わせ　172–178
　サンプリングレート　159–160
　時間遅れ　167
　自動フィードバック抑制　169–172
　周波数領域と時間領域　167
　センサ　52, 134, 167, 176, 181, 188–189
　デジフォーカス　121, 130, 132, 134, 167, 177, 190
　用語　192
　ラティスフィルタ　166, 168
　量子化　159
　歴史的な概観　188–191
デュアル・マイクロホン処理　204

【と】
統一利得　152
同期性検出　188
同側マスキング　26
等ラウドネス曲線　71

【な】
NALフィッティング法　60
NAL-NL1　83–90
NAL-R　60–61
NAL-RP　61
内有毛細胞　6–7
内リンパ　2

【に】
ニーポイント　100–103
入出力図　99–103
入力コンプレッション　103, 105–107
入力レベル依存のコンプレッション　154

【ぬ】
ヌル（ゼロ）　209

【の】
ノッチフィルタ　170–171

【は】
ハイカットトリマ　147–148
ハイパーカーディオイドのポーラプロット　206
バーガーのハーフゲイン法　58
ハーフゲイン法　57–59
範疇的知覚　215
バンド　163
バンド分割　163

【ひ】
BILL　120–122
BTE　50
ピーククリッピング　125
ピーク検出　130
ビームフォーミング　211

【ふ】
VC　103
フィードバック抑制　169–172
フィッティング法　43–65, 90–92
　DSL　74–83, 86–90
　NAL-NL1　83–90
　NAL-R　60–61
　NAL-RP　61
　POGO法　59
　オージオグラムのミラーリング　55–57
　バーガーのハーフゲイン法　58
　ハーフゲイン法　57–59
　目に対するレンズ　44–45
　ライバーガーのハーフゲイン法　57
　リニア補聴器の歴史的概観　54–62
　リビーの3分の1, 3分の2利得　60
フォン曲線　71
複数のニーポイントのある入出力関数　175–176
プッシュプルアンプ　224
不動毛　6
フラッタリング　129
ブリージング　129

フレッチャー-マンソンの曲線　71
プローブチューブ (実耳) マイクロホン測定
　　79–80

【へ】
平均検出　132–134
変換器　159

【ほ】
POGO法　59
ポケット形　49
補聴器　16–18
　　アナログ　158–159
　　　　歴史的概観　49–52
　　アンプ　223–225
　　最新技術と将来　191–193
　　重要な公式　100
　　多チャンネル　145–154
　　デジタル　157–197
　　　　歴史的概観　188–191
　　プログラマブル　142–145
　　リニア　52–54
ポーラプロット (指向性マイクロホン)　205–207
ホルマント　214
ポンピング　129

【ま】
マイクロズーム　212
マイクロホンの位置効果 (MLE)　80
膜迷路　2–3
マスキング
　　上行性　9, 12, 24
　　同側　26
マルチフォーカス　121, 132

【み】
耳あな形 (ITE)　50
耳覆い形イヤホン　26, 79
耳かけ形 (BTE)　50

【む】
無指向性マイクロホン　203, 206

【め】
明瞭度指数 (AI)　207
明瞭度指数を基にした指向性指標 (AI-DI)　208

【ゆ】
UCL　58
有限インパルス応答 (FIR)　165
有毛細胞
　　IHC　6–7
　　OHC　6–7, 10–14
　　聴覚障害　14–18

【ら】
ライスネル膜　2
ライバーガーのハーフゲイン法　57
ラウドネスの増加　69–72, 116
ラウドネスの不快レベル (UCL)　58
ラティスフィルタ　166, 168
卵円窓　4

【り】
離調聴取　29
利得調整器 (VC)　103
リニアコンプレッション　102
リニア補聴器　52–54
リビーの3分の1, 3分の2利得　60
量子化　159
リリースタイム　128–129

【れ】
歴史的概観
　　指向性マイクロホン　200–202
　　デジタル補聴器　188–191
　　フィッティング法　54–62
　　補聴器技術　49–52
レベル依存の周波数レスポンス (LDFR)　120

【ろ】
老人性難聴　15–16
ロービングノッチフィルタ　171

【わ】
ワイド・ダイナミック・レンジ・コンプレッション (WDRC)　113, 115–122, 124–128

<訳者略歴>

中川 辰雄（なかがわ たつお）

1952年 三重県松阪市生まれ
横浜国立大学教育学部心理科卒業
筑波大学大学院心身障害学研究科中退
ニューヨーク市立大学大学院センター客員研究員
国立特殊教育総合研究所聴覚言語障害教育研究部室長を経て
現在　横浜国立大学教育人間科学部教授および
　　　横浜市立大学客員教授
　　　博士（心身障害学）
専門分野：オージオロジー（聴覚学），聴覚障害教育

ISBN978-4-303-61060-9

臨床家のためのデジタル補聴器入門

2008年 9月10日 初版発行　　　　　　　　　ⓒ T. NAKAGAWA 2008

訳　者　中川辰雄　　　　　　　　　　　　　　　　検印省略
発行者　岡田吉弘
発行所　海文堂出版株式会社

本　社　東京都文京区水道2-5-4（〒112-0005）
　　　　電話 03(3815)3292　FAX 03(3815)3953
　　　　http://www.kaibundo.jp/
支　社　神戸市中央区元町通3-5-10（〒650-0022）
　　　　電話 078(331)2664

日本書籍出版協会会員・工学書協会会員・自然科学書協会会員

PRINTED IN JAPAN　　　　　　　　印刷　田口整版／製本　小野寺製本

本書の無断複写は，著作権法上での例外を除き，禁じられています。本書は，(株)日本著作出版権管理システム(JCLS)への委託出版物です。本書を複写される場合は，そのつど事前にJCLS(電話03-3817-5670)を通して当社の許諾を得てください。

図 書 案 内

よい聞こえのために
—難聴と補聴器について—

C・エルバリング／K・ヴォース 著
加我君孝 監修
オーティコン・プロジェクトチーム 訳
A5・144頁・定価（本体1,800円＋税）
ISBN978-4-303-61050-0

聞こえや難聴、補聴器について、詳しく知りたいと思っている一般読者を対象に、豊富な図と写真を用いて、多くの情報を盛り込んだ。聴覚の仕組み、聴力検査とは何か、難聴の種類と障害を受けやすい部位、日常生活への影響、補聴器の仕組み、補聴器にできることとできないこと、難聴とのつきあいかたなどが理解できる。

言語聴覚士の音響学入門
（CD付き）

吉田友敬 著
A5・208頁・定価（本体2,600円＋税）
ISBN978-4-303-61040-1

リハビリ専門職などを目指す学生向けのコンパクトな音響学の教科書。多くの文科系出身者が高校で物理を履修せず、数学においても微積分の基本的知識を持ち合わせないという状況を前提に、高度な数学をまったく使わず、なおかつ音声・聴覚分野の立ち入った部分までを解説。本文で扱うさまざまな音響的現象を収めたCDを添付。

音声の音響分析

R・D・ケント／C・リード 著
荒井隆行・菅原勉 監訳
B5・304頁・定価（本体3,200円＋税）
ISBN978-4-303-61000-5

音声を音響信号と考える立場での最近の進歩について解説。音声生成の音響理論、音声信号のディジタル信号処理、音声の音響特徴、音声の音響構造の変動の諸要因、音声合成など、これまでは1冊の本では得られなかったトピックをまとめた。

音声・聴覚のための
信号とシステム —問題・解答付—

S・ローゼン／P・ハウエル 著
荒井隆行・菅原勉 監訳
B5・388頁・定価（本体4,200円＋税）
ISBN978-4-303-61010-4

言語聴覚士、言語病理学者、オーディオロジスト、音声学者、心理学者を目指す学生を対象に、音声科学・聴覚科学において重要な役割を果たす「信号分析・システム分析」の概念を詳しく紹介。数式はほとんど使わず、説明に図を多用。初心者にもやさしく、わかりやすい。

音入門
—聴覚・音声科学のための音響学—

チャールズ・E・スピークス 著
荒井隆行・菅原勉 監訳
B5・304頁・定価（本体3,500円＋税）
ISBN978-4-303-61020-3

音声・聴覚、とくに言語病理学を志す学生を対象に、「音」そのものに関する物理学的な側面を中心に、文系研究者にもわかりやすく解説。難しい物理学の数式などをなるべく使わず、なおかつ物理学の真実に迫る忠実な記述となっている。

音声知覚の基礎

ジャック・ライアルズ 著
今富摂子・荒井隆行・菅原勉 監訳
B5・168頁・定価（本体2,500円＋税）
ISBN978-4-303-61030-2

音声の知覚や認識研究の近年の動向を平易な形で紹介し、同分野に対する概論的なパースペクティブを与えてくれる。とくに若い学徒にとって将来的な展望を与えてくれるコンパクトな概論書。音声知覚に限らず音声一般を研究対象とする音声学、言語学、心理学はもとより音響音声学、言語障害学などの講義や授業用参考書に最適。

表示価格は2008年8月現在のものです。
目次などの詳しい内容はホームページでご覧いただけます。
http://www.kaibundo.jp/